東洋医学の原典

黄帝内経

素問訳注

第一巻

医道の日本社

はしがき

漢方の大家も鍼灸の長老も古典尊重を口にする。『素問』、『霊枢』読む可し、と。しかし読んだ人は少ない。読んでも何が書いてあるのかわからない。日常臨床に右から左へとすぐに役に立つわけでもない。

なぜ読む人が少ないのか。なぜ読んでもわからないのか。

理由は言葉がわからないからである。古代漢語の知識がない、医学の知識がないからである。

『素問』は中国古代の医学書である。古代漢語と医学の知識がなければ読めないのである。

徳川中期の医師、吉益東洞の『古書医言』にいう。

「陰陽は天地の道なり、医に於いて取るところ無し……唯に治に益無きのみにあらず、反って以て人を惑わす」。また「五行の説……素問、難経は是に由って以て天下の衆理を総《す》べ人身の百病を窮《きわ》めんと欲す、要は皆論説の言のみ、今其の説を執《と》り之を匙術《シジュツ》（医術）に施すときは則ち謬《あやまち》を千里に致す」と。

東洞は天地の道、自然界の真理が人体をも貫徹することを知らなかったのである。その著書から見て、『素問』、『霊枢』はもとより『傷寒論』すらまともに読めたとは思えない。

伊勢、松坂の医師、『古事記伝』の著者、本居宣長は若き日、京都にあって医学を学んだ。その学友の帰郷を送る文「送藤文輿還肥序（藤文輿の肥に還るを送る序）」にいう。

「素（問）霊（枢）は軒（黄帝）岐（岐伯）の大經にして寿世の大法なり、医を爲《な》す者、此を舍《お》きて奚《なに》に従い以て其の道を知らんや、而《しか》れども其の後世に益無き者は獨《ひと》り何ぞや、蓋《けだ》し其の旨遠く而《か》つ其の術亦奇、融会（理解）す可からざるを以ての故のみ」と。

宣長は正直に「わかりません」といっている。これが日本人一般にとって本当のところであろう。

明治の啓蒙思想家、福澤諭吉はその『文明論之概略』の第二章「西洋の文明を目的とする事」において旧弊を批判していう。「陰陽五行の惑溺《わくでき》を払わざれば窮理の道に入る可からず」と。

また『福翁自伝』の「緒方の塾風」の項には、「医者（漢方医）が憎ければ儒者までも憎くなって、何でも蚊でも支那流は一切打払い……殊に漢医書生は……之を罵詈《ばり》して少しも許さず……こんな奴等が二千年来垢染みた傷寒論を土産にして、国に帰て人を殺すとは恐ろしい……」などと罵っている。

諭吉は『福翁自伝』で「漢学者の前座ぐらいにはなっていた」というが、『素問』は読んだことはないのであろう。『素問』を読まなければ『傷寒論』はわからない。陰陽五行の内容も考えたことはなかったのであろう。二千年来、垢染みた書物の中に千古不易の真理が潜んでいようとは思いもしなかったに違いない。新しいばかりが良いわけではないのである。

以上、何れも偉い人あるいは偉いといわれている人々のいい加減さを物語っている。

宣長とともに『素問』はわからないと正直に述べた人がいる。田中吉左衛門氏である。春陽堂書店、昭和十一年八月発刊の『素問』第二冊の巻頭言にいう。

「訳している私自身にも原文の内容がさっぱりわからない。何遍繰り返し読んでも原文全体が悉《ことごと》く難解であって原文の儘《まま》を以てしては内容の真意を捕捉《ホソク》する事が全然出来ない」と。

田中氏の『素問』は第二冊の「平人気象論篇第十八」で終わり、結局続刊はなかった。

『素問』の注釈としては江戸医学館の仕事がある。古くは『皇漢医学叢書』に納められ、今中国で覆刻されている。何れも言葉の注釈で、翻訳ではない。

丸山昌朗氏には『校勘和訓黄帝素問』と『校勘和訓黄帝霊枢』の著書がある。原文と校勘、訓読と語釈から成る。謄写版刷の原稿を製本したものである。湯島の聖堂で行われた講義には私も出席して聴講した。丁寧な解説であったが、これも語句の注釈で翻訳ではない。訓読は正確な翻訳の代用にはならないのである。

小曽戸丈夫氏と浜田善利氏は『意釈黄帝内経素問』（筑地書館）と『意釈黄帝内経霊枢』（筑地書館）を著された。原文を現代語で翻訳してある。術語は訳文中に取り込んで解説してある。現代文なので読みやすい。しかし漢代の医学が如何なるものであったかは、この翻訳からは理解できない。

今入手しやすい注釈書は『現代語訳・黄帝内経素問』（東洋学術出版社）三巻である。本書は南京中医学院医経教研組編著の『黄帝内経素問訳釈（第二版）』の翻訳である。原文、訓読、注釈（語釈）、現代語訳と解説から成る。訓読、現代語訳ともに原文の正確な理解に欠けるところが多い。何をいっているのかわからないのである。

柴崎保三氏は昭和四十三年、『黄帝内経素問新義解』（学校法人呉竹学園）巻一を発刊した。その巻頭で、従来の注釈書が、原文を正確に読めなかったために、こじ付けや訳のわからない解釈をしている様子を批判し、正しく読む方法を提示していた。

『素問』は漢代の医学書である。上古漢語で書かれている。故に『素問』を正確に読むためには、漢代に流通した上古漢語をその語源にさかのぼって理解することが必要なのだと説いた。そしてそれによって医学としての合理性を追求した。

柴崎氏は『素問』の原文を藤堂明保氏の漢語語源学に基づいて、その意味を確定しながら、一語一語解析していった。これにより従来読めなかったところが正確に理解できるようになった。画期的な仕事である。『黄帝内経素問新義解』十二巻は後に改訂されて『鍼灸医学大系黄帝内経素問』（雄渾社）として刊行されている。現在最も頼りになる注釈書である。

私は柴崎氏の著書を基礎にして、その医学的事項について注解を施した。これにより医学書としての『素問』の内容が一層明確に理解できるようになったと自負している。その注解の適否また正解か誤解かについては読者の判定を待つ。

柴崎氏の語源学的研究と相まって『素問』の真相が明らかになることを願っている。

平成二十年八月十五日

家本誠一

黄帝内経素問訳注　第一巻　目次

はしがき iii
凡　例 viii
素問概説 1
重廣補注黄帝内経素問序（宋臣） 24
重廣補注黄帝内経素問序（王冰） 32
上古天眞論篇　第一 41
四氣調神大論篇　第二 67
生氣通天論篇　第三 93
金匱眞言論篇　第四 135
陰陽應象大論篇　第五 163
陰陽離合論篇　第六 225
陰陽別論篇　第七 239
靈蘭秘典論篇　第八 263
六節藏象論篇　第九 275
五藏生成篇　第十 307
五藏別論篇　第十一 335
異法方宜論篇　第十二 349
移精變氣論篇　第十三 361
湯液醪醴論篇　第十四 377
玉版論要篇　第十五 391
診要經終論篇　第十六 403
脉要精微論篇　第十七 427
平人氣象論篇　第十八 479
玉機眞藏論篇　第十九 513

素問　第二巻

三部九候論篇　第二十
經脉別論篇　第二十一
藏氣法時論篇　第二十二
宣明五氣篇　第二十三
血氣形志篇　第二十四
寳命全形論篇　第二十五
八正神明論篇　第二十六
離合眞邪論篇　第二十七
通評虚實論篇　第二十八
太陰陽明論篇　第二十九
陽明脉解篇　第三十
熱論篇　第三十一
刺熱篇　第三十二
評熱病論篇　第三十三
逆調論篇　第三十四
瘧論篇　第三十五
刺瘧篇　第三十六
氣厥論篇　第三十七
欬論篇　第三十八
擧痛論篇　第三十九
腹中論篇　第四十
刺腰痛篇　第四十一
風論篇　第四十二
痺論篇　第四十三
痿論篇　第四十四

素問　第三巻

厥論篇　第四十五
病能論篇　第四十六
奇病論篇　第四十七
大奇論篇　第四十八
脉解篇　第四十九
刺要論篇　第五十
刺齊論篇　第五十一
刺禁論篇　第五十二
刺志論篇　第五十三
鍼解篇　第五十四
長刺節論篇　第五十五
皮部論篇　第五十六
經絡論篇　第五十七
氣穴論篇　第五十八
氣府論篇　第五十九
骨空論篇　第六十
水熱穴論篇　第六十一
調經論篇　第六十二
繆刺論篇　第六十三
四時刺逆從論篇　第六十四
標本病傳論篇　第六十五
著至教論篇　第七十五
示從容論篇　第七十六
疏五過論篇　第七十七
徴四失論篇　第七十八
陰陽類論篇　第七十九
方盛衰論篇　第八十
解精微論篇　第八十一

付録
運気概説
素霊研究
一、氣の医学
二、五乱の研究
三、肉苛なるもの
四、素問の医師たち

凡例

一、本書の底本は郭靄春主編黄帝内経校注所載の『顧従徳翻刻宋本』（人民衛生出版社）である。

一、訓読と訳注の文字は各種の字体を混用しており、特に統一していない。

一、漢字のふりがなについては、音読みはかたかなで、訓読みはひらがなで示した。

一、校正で※に示した「～に作る」という表現は校勘用語で、「『太素』『甲乙経』では～と書いてある」という意味である。

一、校正で※に示した「新校正にいう～」という表現は、宋臣たちが『王冰注黄帝素問』に校正を加えた文章のことである。

一、素問概説内の・印は『素問』あるいは『霊枢』からの引用文である。

一、運気七篇は王冰の付加するものである。本来の『素問』の文章ではない。故に訳注は作らない。

一、運気論の要約を作り、運気概説と名付けて第三巻の巻末に附載し、読者の参考に供する。

一、訳注に当たっては主として次の書物を参照した。

『鍼灸医学大系・黄帝内経素問』柴崎保三著、一九七九～八〇年、雄渾社刊

『黄帝内経素問校注』郭靄春主編、一九九二年、人民衛生出版社刊

『素問攷注』森立之著、一九八五年、オリエント出版社刊

『漢語大詞典』一九九一年、漢語大詞典出版社刊

素問概説

第一部　序説

第一章

第一　『素問』とは何か

『素問』は中国の漢代（前二〇二—後二二〇年）の医学書である。『霊枢』と合わせて、中国古代の総合的体系的医学を構成する。

第二　中国古代医学

漢代の医学書には、『素問』、『霊枢』の他に『傷寒論』、『金匱要略』と『神農本草経』がある。これらの医書は寄り集まって整然たる医学体系を作っている。漢代の医学の総合的体系は『漢書《カンジョ》』「藝文志《ゲイモンシ》」の「方技略《ホウギリャク》」に見ることができる。

『漢書』（八二年頃）は、前漢（前二〇二—後八）一代の歴史を記した書物である。「藝文志」は秘府すなわち帝室図書館の図書目録である。漢代、医学は方技と呼ばれた。そこで医学書の目録は「方技略」に載せられている。

「方技略」は医学を四種に分類する。

一、医経　医学の総合的体系を記す。『黄帝内経』十八巻など七家の書が著録されている。『素問』と『霊枢』はその遺篇である。

二、経方　疾病各論と治療法を記す。『風寒熱十六病方』二十六巻など十一家を載せている。『傷寒論』と『金匱要略』はここに属する。

三、房中　医学的セックス学である。『医心方』巻二十八の「房内」はその一端を示している。

四、神遷　遷は三国、六朝期（二二〇—五八九）からは仙と書く。仙人は山中に入り、不老不死の術を修行した人である。神遷とは仙人となる道を記したものである。導引《ドウイン》、行気《コウキ》、吐納《トノウ》、絶穀《ゼッコク》など不老長生の技術である。

第三　書誌

『素問』、『霊枢』はその内容より見て医経に所属する。

西晋（二六五—三一六年）の皇甫謐《コウホヒツ》は『黄帝三部鍼灸甲乙経』の序において次のように述べている。「按ずるに七略藝文志に黄帝内経十八巻有り、今鍼経《シンケイ》九巻、素問九巻有り、二九、十八巻、即ち内経なり、亦た亡失する所有り、其の論遐遠《カエン》（深遠なこと）、然れども称述（理論的記述）多くして切事（臨床的要事）少なし……、素問は病を論ずること精微なり、九巻（鍼経）は原《もと》経脈を本とす、其の義深奥《ギシンオウ》にして覚《さと》り易からざるなり」と述べている。

皇甫謐は『黄帝内経』を見たわけではない。従って、『素問』、『霊枢』を合わせたものが内経であるというのは一つの仮説である。『素問』、『霊枢』はそれぞれ一部の医学書ではあるが、その内容を見ると、両書を合わせて一個の総合的体系的医学書となっている。両書を一括して呼ぶ場合、黄帝内経は便利な名称である。

第四　名称

『素問』の名は後漢（二五—二二〇年）に始まる。すなわち『傷寒論』の序文である「傷寒卒病論集」に「勤めて古訓を求め、博く衆方を采《と》り、素問、九巻……を撰用し傷寒雑病論合わせて十六巻を為《つく》る」とある。

また『重廣補注黄帝内経素問』にいう。「新校正に云う、按ずるに王氏は素問と名づくる所以の義と素問の名は何れの代に起れるかを解せず、按ずるに隋書経籍志に始めて素問の名有り、甲乙経の序に晋の皇甫謐の文已《すで》に云う、素問病を論ずること精辨と、王叔和は西晋の人なり、脈経を撰して云う、素問、鍼経に出づと、漢の張仲景は傷寒雑病論集を撰して云う、素問を撰用すと、是れ則ち素問の名は隋志に著《あらわ》れ、漢代に見《あらわ》れるなり」と。『素問』と名付けられた理由は未詳である。

第五　内容

以下の内容が記されている。詳細は本文で述べる。

一、形と気、陰陽、五行、三才
二、世界観、人間観、医学観
三、医学の体系、解剖、生理、病因、病理、症状、疾病、診断、治療、養生、歴史と地理
四、医師の評価
五、運気論

第六　文献

主なものは以下の通りである。

一、黄帝内経太素
　唐の楊上善撰注《ヨウジョウゼンセンチュウ》（六二〇―三〇年頃）。『素問』と『霊枢』の両書を合体編集したもの。
二、全元起注素問
　全元起は斉梁の間（五〇〇年頃）の人。その注釈は四の新校正に引用されている。
三、王冰注黄帝素問
　唐の寶應元年（七六二年）に成る。
四、重廣補注黄帝内経素問　二十四巻
　宋の林億等が王冰注黄帝素問に校正、補注を加えたもの（一〇六八年）。
五、黄帝三部鍼灸甲乙経
　晋の皇甫謐が『素問』、『霊枢』、『明堂孔穴鍼灸治要』の三部の書より撰集した書物である。注釈書ではないが、『素問』、『霊枢』の校勘に参考される。

第二章　陰陽、五行、三才

第一　世界

現代物理学によれば、世界は物質とエネルギーから成る。物質とエネルギーの存在様式を情報という。物質とは体積と質量を持つ存在である。エネルギーとは物を動かす力である。またそのような力を持つ物である。

中国古代の思想家は、世界は形と気より成ると考えた。『荘子《ソウジ》』の則陽《ソクヨウ》二十五に「天地は形の大なる者なり、陰陽は気の大なる者なり」とある。

天地の間に存在するすべての物を形という。

陰陽とは自然界においては太陽エネルギーの存在様式である。生体ではエネルギーの生産と消費を制御するシステムである。

形と気の存在様式を三才、陰陽、五行という。形とは形態である。気とは仕事をする能力、また機能ないし機能を持った物質を意味する。また精神、心理、神経の機能を含む。

・「気合して形有り」（六節藏象論篇第九）。

ここでの気とは飲食物の持つ栄養素である。

第二　三才

天地人である。物質世界を構成する三つの要素である。

天とは日月星辰とその運行である。

地とは海陸島嶼《トウショ》の地勢、山川草木、鳥獣虫魚の生態をいう。

人は地上の生物の代表である。

医学では、病因論と養生論に利用されている。

第三　陰陽

一、字義

昜《ヨウ》は日が高く上がること。陽は日の当たる丘である。明温乾動の性質を持つ。陰とは、雲霧の立ちこめる丘の日陰である。暗寒湿静の性質を持つ。

二、定義

自然界では、陽とは太陽の光と熱のエネルギーである。陰はエネルギーの不足ないし欠乏である。生物界ではエネルギー代謝の制御機構である。また自律神経に相当する機能を持つ。

陰は形態としては内藏、消化器である。機能としてはエネルギーの担体（栄養物、グルコース）を生産し、貯蔵し、必要に応じて放出する働きを持つ。陽は形態としては頭と手足と体表である。皮肉筋肉より成る。機能としては陰が放出したエネルギーの担体（グルコース、ＡＴＰ）を分解し、そこから得たエネルギーを使って生活活動を行う。すなわちエネルギー代謝である。また陰は夜と睡眠、安静を支配する。陽は昼と覚醒、活動を支配する。すなわち自律神経機能である。

医学では、藏府経脈の陰陽分類、生理、病理の説明原理に利用されている。また臨床上では脈状が陰陽に分類されている。

三、合理性

陰陽は『易経』に基づき、天地と人事にわたる深遠な理法を説いたものだという人がある。医学の陰陽は易とは関係がない。深遠な哲理でもない。合理的な自然科学上の概念である。

徳川中期の医界の豪傑、吉益東洞は「陰陽は天地の道なり、医に於いて取るところ無し……反って以て人を惑わす」としてこれを否定した。天地の道（この場合はエネルギー理論）は天地とともに人体にも通用する。東洞には天地の道も陰陽の何たるかもわからなかったのである。

第四　五行

一　意味

木火土金水をいう。

陰陽は寒熱、明暗を意味する。サイン曲線の基線の上を陽、熱、明とし、下を陰、寒、暗とすると、一日の明暗、四季の寒熱のリズムが描かれる。これに土用を加えると五行の時間枠となる。円を描いて東西南北の点を決める。東は春、温とし、南を夏、熱とし、西を秋、冷とし、北を冬、寒とし、中央を土用とすると四方が定まり、五行の空間枠となる。この五つの時間枠と空間枠のなかに天地と人事、人体の物事を分類することができる。すなわち五行は陰陽を時間的、空間的に展開すると成立する。

そして物事を分類する基準であり、また運動の原理となる。

二　機能

一、分類

自然と生体に関する事項を分類する基準となる。

陰陽を時間軸に沿って展開すると四季が生成する。空間的に散開すると四方が成立する。四季に土曜を加えると五行になる。四方に中央を加えると五行になる。この五つの時間と空間の作る枠組が自然と人事、人体の分類の基準となる。

二、運動

五行の要素間には相生相剋の原理が働いている。これは運動におけるフィードバックシステムである。肝木から腎水の方向に動く促通と肝木から脾土に働く抑制とから成る動的システムを意味する。生体機能の暴走と停滞を防ぐ装置となる。医学では疾病の経過、転帰の動因となる。

三、合理性

陰陽五行は迷信の塊と考えられて来た。明治の啓蒙思想家、福澤諭吉は『文明論之概略』において「陰陽五行の惑溺《ワクデキ》を払わざれば窮理《キュウリ》の道に入る可からず」とこれを非難した。

しかしながら、『素問』と『霊枢』における五行の分類と相生相剋は、世評に反して合理的である。その詳細は解剖学の項で述べる。福沢諭吉には陰陽五行はもとより、窮理の道すらもわからなかったのである。

第三章

第一　世界観

世界は物質とエネルギー、形と気より成る。この形と気が合体して地上の万物が生成する。生物はその一つである。生物は、太陽と地球の公転と自転により生ずる昼夜と四季の陰陽の推移に応じて、生長収蔵の生体リズムを刻む。

・天に精（精気、太陽のエネルギー）有り、地に形（物質）有り、天に八紀（八節の時候・時間軸）有り、地に五里（四方の景観・空間軸）有り、故に能《よ》く万物の父母と為《な》る（陰陽応象大論篇第五）。

・凡《およ》そ人の生ずるや、天は其の精（気）を出し、地は其の形を出す、此（気と形）を合して以て人と為《な》る（『管子』内業四九）。

第二　人間観

地上の生命は原始の地球の海において太陽のエネルギーと地上の物質が合体して生成した。人の生命はここに淵源する。故に天地は人の父母である。故にその影響の下にあり、能《よ》くその天文気象の推移に対応する。

・天は覆い、地は載す、人より貴きは無し、人は天地の気（物質とエネルギー）を以て生まれ、四時（四季）の法をもって成る……（宝命全形論篇第二十五）。

・人は地に生まれ、命を天に懸《か》く、天地、気を合す、之を命《なづ》けて人と曰《い》う、人が能く四時（の気候の推移）に応ずるは天地が之の父母爲《た》ればなり（宝命全形論篇第二十五）。

第三　医学観

一、三才

・（医の）道は上は天文を知り、下は地理を知り、中は人事を知れば、以て長久なる可し、以て衆庶に教えて亦疑殆《ギタイ》せず、医道の論篇は後世に伝う可く、以て宝と爲《な》す可し（著至教論篇第七十五）。

ここの天文とは日月星辰の運行と風雨寒暑の変動である。人はこの風雨寒暑に適応して生きている。病もまたこれによって起こる。

地理とは東西南北の風土と生計をいう。人はこの風土のなかに生業を営み、風俗習慣に従って生活を送る。病もまたそれによって生ずる。

人事とは陰陽（男女の葛藤）、喜怒（情動異常）、憂患、苦形（労働）などを指す。病はその肉体的精神的ストレスによって発生する。

二、陰陽

・陰陽は天地（自然）の道（真理）なり、万物の綱紀（分類の基準）、変化の父母、生殺の本始（運動の原理）、神明の府（霊妙な働きの本）なり、病を治するには必ず本を求む（陰陽は治病の根本の原理である）（陰陽応象大論篇第五）。

三、五行

・針には天下に懸布《ケンプ》（スローガンとして掲げる）する者五有り、黔首《ケンシュ》（一般人民）共に餘食（飽食）し之を知ること莫《な》きなり（そのスローガンは以下の通り）。

一に曰く、神《シン》を治す　　精神の安定
二に曰く、身を養うことを知る　　養生の重視
三に曰く、毒薬の眞爲《た》ることを知る　　薬物療法
四に曰く、砭石《ヘンセキ》の小大を制す　　鍼灸療法
五に曰く、府藏血気の診を知る　　生理と病理

（宝命全形論篇第二十五）。

第二部　医学

第一章　解剖学

第一　「解剖」という言葉

出典は『霊枢』経水十二である。解は刀で牛のからだをバラバラに分けることである。剖は刀で物を切って二つにすることである。

・八尺の士《おとこ》、皮肉此に在り、外は度量、切循して之を得可し、其の死するや解剖して之を視る可し（『霊枢』経水十二）。

・上古の聖人が人の形（からだ）を論理するに、藏府を列（裂）別し、経絡を端絡《タンラク》し、六合《リクゴウ》を会通《カイツウ》す（陰陽応象大論篇第五）。

第二　構成

人体は表裏、内外、陰陽、皮肉筋骨、藏府経絡に分けられる。

表は体表の皮肉である。裏は口から肛門に至る消化管である。

内は胸腔と腹腔の内にある内藏である。外は人体から内藏を取り除いた部分である。頭と手足と体表の皮肉筋骨から成る。陰は内藏をいう。裏と内を兼ねる。陽は頭、四肢と体表の皮肉筋骨をいう。

表と外を兼ねる。

内藏にも陰陽の濃度の厚薄がある。府は陽で藏は陰である。

経絡は血管と神経から成る血管神経複合体である。表裏、内外の各部を連絡している。本章「第五　経脈と経穴」を参照。

第三　構造

人体は三層構造を持つ。体表は皮肉筋骨から成る。内藏は五藏六府から成る。体表と内藏は経絡によって連結している。外因性の病原は表から経絡を経過して内藏に侵入する。病は表から裏に行くに従って慢性化し重症化する。典型は皮膚の化膿巣から敗血症に至る経過である。

第四　配列

人体の皮肉筋骨、藏府経絡は五行によって系統化される。これを藏府経絡の五行配当と呼ぶ。現代医学の器官系統に対応するものである。

五行配当表

木	肝	胆	肝経・胆経	筋	目	爪
火	心	小腸	心経・小腸経	脈	舌	色
土	脾	胃	脾経・胃経	肉	口	唇
金	肺	大腸	肺経・大腸経	皮	鼻	毛
水	腎	膀胱	腎経・膀胱経	骨	耳	髪

肝、胆、厥陰肝経、少陽胆経、筋、目、爪は協同して一つの機能を遂行する合同器官系を作っている。木系統あるいは肝系統というべきものである。現代医学の器官系統と当価のものである。他の系統も同じ。中国古代医学はこの器官系統を中心にして構成されている。

器官相互の関係については合理性を欠くという批判があるが、当たらない。肝胆、脾胃、腎膀胱は形態的に近接し、機能的にも連携しており、当然の配当である。

肺と大腸は薬理学的に関係がある。麻杏甘石湯は気管支喘息にも脱肛や大腸炎にも有効である。心と小腸については、小腸は広範な腸間膜血管を持っており、血行動態において心と密接な関係がある。その他の藏器組織の五行配当にも合理性がある。腎と骨のごときは、近年に至ってその相関性が発見された。中国古代は二千年前に認識していたのである。

第五　経脈と経穴

経脈は動脈である。絡脈は静脈である。孫絡は毛細血管である。

経穴は内藏皮膚反射による内藏病態の反応点である。皮膚内藏反射による内藏病変に対する治療点である。経穴は、その機能から推定して毛細血管と神経終末から構成されていると考えられる。その中枢側に存在する経脈も当然血管と神経の複合体となる。

経脈、経穴の形態モデルとしては、西アジアの乾燥地帯に見られるカナートあるいはカーレーズと呼ばれる灌漑、水道施設が適当かと思われる。地下の水が流れるトンネルが経脈に当たり、数十メートルおきに地上に掘られた井戸が経穴に当たる。

経脈は皮下結合組織間を走り、皮膚表層に経穴を発現する。『霊枢』九針十二原第一には「節とは神気（神経反応）の遊行出入（発現）する所なり」とある。ここに節とは経穴を指す。

経脈と経穴は、中国古代医学が発見した独特の構造物である。この医学の臨床は、この構造物を中心にして展開する。ヨーロッパ現代医学も知らないところで、中国古代医学を特徴付ける構造である。

第六　藏府

『素問』には身体各部の五行的体系はあるが、その形態についての記述や計測値はない。これに関する詳細なデータは『霊枢』に記されている。

第二章　生理学

第一　藏象　藏府の機能

心　生（命）の本　神作用　合同器官は顔面と血管

肺　（精）気の（循環）本　魄作用　合同器官は毛髪と皮膚

腎　封藏（長期スタミナ）の本　精作用　合同器官は髪毛と骨髄

肝　罷極《ヒキョク》（エネルギー代謝）の本　魂作用　合同器官は爪と筋膜（筋肉の運動に関係）

脾胃大腸小腸三焦　消化機能　合同器官は唇と肌肉（筋肉の栄養に関係）

三焦　決瀆《ケットク》の官、水道これより出づ（下焦は排尿に関係する）

膀胱　州都の官、津液ここに藏す、気化する時は則ち能く出づ（排尿機転）

第二　生理システム

藏府経絡は、バラバラに存在するのではなく、生命活動を営む一つのシステムを構成している。

・五味は口に入り、胃に藏《おさ》まり、以て五藏の（精）気を養う……五気は鼻に入り、心肺に藏まる（五藏別論十一）。

・食（物の精）気は胃に入り、（その）精（気）を肝に散（布）し、（その精）気は筋に淫《イン》（しみこむ）す、食気は胃に入り、（その）濁気は心に（回）帰し、（その）精（気）は（血）脈に淫す。（血）脈の（精）気は経（脈の中）を流れ、経（脈の中の精）気は肺に帰（着）す、肺は百脈を朝（見）し、精を皮毛に輸（送）す、（皮）毛と（経）脈は精を（集）合し、精を（六）府に行《や》る、府の精は神明となり、（その精気は肺以外の）四つの藏に留まり、（人体の）（精）気は権衡（平衡状態）に帰す……飲（物）は胃に入り、精気を游溢し、上って脾に輸（送）す、脾気は精を散らし、上って肺に帰す、（このようにして）水（の流通する）道が通調し、下って膀胱に輸す、水（の持つ）精は四（方に散）布し、五つの経（脈）は并《なら》んで行く（経脈別論篇第二十一）。

第三　生体リズム

地上の生命は太陽の光と熱と地球の物質とによって発生した。故にその生存は天地の環境の影響の下にある。日の明暗、月の朔望《サクボウ》、歳の寒暑に応じて、その生理にもリズムが生じる。

・陽気は一日にして外を主《つかさど》る、平旦（夜明け）に人気生ず、日中にして陽気隆し、日西して陽気は已《すで》に虚し、気門乃ち閉ず（生気通天論篇第三）。

月周リズムは八正神明論篇第二十六に、月の盈虚《エイキョ》による血気、肌肉、経脈の変化が記されている。

年周リズムとしては診要経終論篇第十六に、十二カ月の天気、地気、人気の推移について記載がある。

第四　加齢現象

上古天眞論篇第一には、女子は七歳刻み、男子は八歳刻みの生命の生長曲線が描かれている。陰陽応象大論篇第五には四十歳、五十歳、六十歳という衰退期の特徴が記されている。

第五　陰陽の生理

一、エネルギーの産生と消費

・陰は精（エネルギーを産生し、それ）を（グリコーゲンとして）藏して（これを必要に応じてグルコースに変えて筋肉に送り、筋肉はこれを分解してエネルギーを取り出し）亟《キョク》（活動）を起こすなり、陽は外を衛《エイ》（パトロール）して固めを爲《な》すなり（生気通天論篇第三）。

・陰は内（内藏）に在って陽の守りなり、陽は外（皮肉筋骨）に在って陰の使いなり（陰陽応象大論篇第五）。

・植物の場合、陽（生長点）は之に正（征、生長力）を予《あた》え、陰（根茎）は之が主（エネルギーの供給源）と爲る（陰陽離合論篇第六）。

・陰は静、陽は躁（動）、陽は（発）生、陰は（生）長、陽は（枯）殺、陰は（収）藏（陰陽応象大論篇第五）。

二、セックス

・（男女における）陰陽の要（諦）は陽密なるときは乃ち固し、陽強くして密なること能わざるときは陰気絶す、陰平にして陽秘なるときは精神乃ち治まる、陰陽離決すれば精気乃ち絶す（生気通天論篇第三）。

第六　気

一、字義

気は米を蒸《ふ》かす時に出る蒸気である。ものを動かす力がある。

二、定義

ものを動かす力である。またその力を持った物質である。

三、種類

・眞気　生命発生以来受け継いできた充実した生命力。

・穀気　飲食物の持つ栄養素。

・精気　穀気を転換して作った人の栄養素。衛気と営気から成る。液体である。故に津液ともいう。

・衛気　胃の上焦で作られたリンパ液。経脈の外周を運行する。神経としての機能を持つ。

・営気　胃の中焦で作られた乳糜《ビ》である。胸管を上り左静脈角で血管内に入り血となる。
血管内を循環して皮肉筋骨、五藏六府に栄養を与える。
・神気　ほぼ生命力と同じ意味に使われている。
・正気　生命力また病邪に対する抵抗力をいう。
・胃気　胃の働きであるが、それに止まらず、より高度の生命力を意味する。
・藏気　五藏六府の機能、またそれぞれの藏器の機能物質である。
・経気　経脈の機能である。
・神経機能、反応
・心理　憂患喜怒、魂魄
・精神　知慮意志
・人気　以上の諸気。ことに衛気の自律神経機能をいう。
・天気　天文気象の人体に及ぼす影響、作用。風寒暑湿燥。
・地気　地勢、地理。山川草木、鳥獣虫魚の人体に及ぼす影響、作用。
・邪気　人体にストレスを与えるもの。ストレッサー。天気、地気の中にある障害因子。
病原微生物、細菌、ウイルスなど。

第七　その他

血液循環については五藏生成篇第十参照。

営気、衛気については痺論篇第四十三参照。

半身優位の生理については陰陽応象大論篇第五参照。

第三章　病因論

第一　病因

疾病を発生させる要因を病因という。

外から侵入してくるものを外因という。外邪、邪気、虚邪、賊風などと呼ぶ。

内から生体の機構を崩壊させる因子を内因という。いわゆる成人病、また飲食、居処という生活習慣病を起こす因子もこれに属する。

第二　三才的病因論

・夫れ百病の始生するや、皆風雨寒暑、陰陽喜怒、飲食居処より生ず（『霊枢』口問二十八）。
風雨寒暑が外因であり、邪気に当たる。陰陽とは男女のことである。喜怒とともに情動障害の原因となる。飲食は食生活の偏り、居処は風土、職業、生活の様式による病因である。本書にはその様々な姿が描かれている。

第三　邪

邪とは人体に食い違い、歪み、ストレスを起こす外来性の因子をいう。ストレッサーである。寒暑燥湿の気象、地勢風土の地理などの人体に対する作用である。現代医学的には病原微生物や環境因子がこれに当たる。病としては感染症、季節病や地方病などの原因となる。

邪の種類。正邪とは冷たい風に当たって寒い思いをした結果、微熱や悪寒がした場合で、特別医療を受けるまでもなく治癒してしまうような、軽微な病原因子をいう。虚邪とは人体に軽重様々な傷害をもたらす病原因子である。細菌、ウイルスなどがこれである。

第四　各論

・寒（冷）に因って枢《とぼそ》（扉の回転軸）を運《めぐ》らすが如くせんと欲す、起居（生活の動静）は驚（軽い痙攣）するが如く、神気（精神状態）は乃《すなわ》ち（次第に）浮（朦朧《もうろう》となってい）く（生気通天論篇第三）。

寒冷により、動作が緩慢になり、時々軽い痙攣を起こし、やがて精神が朦朧としてきて、やがて凍死へ至る過程が記されている。

・暑に因って汗いで、煩するときは則ち喘喝《ゼンカツ》（ハアハアとあえぐ）す、静なるときは多言（うわごと）す、からだは燔炭《ハンタン》（燃え盛る炭火）の如く、汗出でて散ず（同右）。これは熱射病である。

・因って飽食するときは筋脈は横解《オウカイ》（ばらばらになる）し、腸澼《チョウヘキ》（下痢）して痔となる。因って大飲（大酒）すれば則ち気逆（のぼせ、脳症）す、因って強力（淫乱、房事過度）すれば腎気（性的スタミナ）乃《すなわ》ち傷《やぶ》れ高骨（腎の協同器官）乃《すなわ》ち壊《くず》る（同右）。

飲む搏つ買うの病因性である。

五味、飲食の病因性については五藏生成篇第十、藏気法時論篇第二十二参照。

居処、動静の病因性については異法方宜論篇第十二（地方病）、経脈別論篇第二十一参照。

喜怒哀楽の病因性については挙痛論篇第三十九に、百病気より起こる、と各種の情動異常による病状が記されている。

第四章　病理学

第一　病理

病理とは、疾病の発生、進展、転帰の機構を明らかにする理論である。

外因性疾病の場合は、邪気の侵入、人体の抵抗、疾病の展開と結末について検討する。

内因性疾病の場合は内部的に人体の機構が崩壊する過程を追及する。

第二　傳病

一、経絡の連続的展開

・百病の始生（発生）するや、必ず皮毛を先にす、邪、之に中《あた》るときは腠理（発汗機構）開く、開くときは（邪は）入りて絡脈に客《やど》る……（皮部論篇第五十六）。

・夫れ邪の形《からだ》に客るや、必ず先ず皮毛に舎《やど》る、留まって去らざれば入りて孫絡（毛細血管）に舎る、留まって去らざれば入りて絡脈（静脈）に舎る、留まって去らざれば入りて経脈（動脈）に舎る、（それより）五藏に連なり腸胃に散る、陰陽（内外）倶に感じ、五藏乃ち傷る、此れ邪の皮毛より入りて五藏に極まる次（第）なり（繆刺論篇第六十三）。

皮膚の化膿巣から細菌が血管内に流入し敗血症を起こして内藏を傷害するに至る過程である。

・邪が皮毛に客《やど》り、入りて孫絡に舎り、留まって去らず、（絡脈が）閉塞して通ぜず、（そのために邪は）経（脈）に入ることを得ず、

（逆流して）大絡に流溢（溢れる）し奇病を生ず（同上）。蜘蛛状毛細血管腫の形成である。繆刺（血絡刺）の対象となる奇病の発生病理である。

二、五藏の相剋的展開

・風は百病の長なり、今風寒の人に客るや、人の毫毛《ゴウモウ》をして畢《ことごと》く直《なお》くせしむ、皮膚閉じて熱を爲《おこ》す……治せざれば病は入りて肺に舎る……治せざれば肺は即ち伝えて行きて肝に之《ゆ》く……治せざれば肝より伝えて脾に之く……治せざれば脾より伝えて腎に之く……治せざれば腎より伝えて心に之く……心は即ち復た反って伝えて行きて肺に之き、寒熱を発す、法として当に三歳にして死すべし（玉機眞藏論篇第十九）。

五行の相克関係に従って五藏の間を伝染していく。

三、藏病の季節的相剋的展開

・病、肝に在れば夏に愈《い》ゆ、夏に愈えざれば秋に甚《はなは》だし、秋に死せざれば冬に持《ジ》す、春に起つ……夫れ邪気の身に客るや、（一般原則として）勝ち（相剋関係）を以て相加わる（経過する）、其の生ずる所に至って愈ゆ、其の勝たざる所（剋される時）に至って甚だし（重症化）、生ずる所に至って持す（持ち直す）、自ら其の位を得て起つ（軽快する）（藏気法時論篇第二十二）。

肝の病でこの通りの経過をたどった症例がある。

四、風寒湿による痺病の成立と重感（染）による慢性・重病化

・痺論四十三に詳しい記載がある。

五、并の病理

陰陽、血気の片方が上下左右の一方に偏在すると、そこは実するが他の場所は虚する。このために種々の病変が起きてくる。詳細は調経論篇第六十二に詳しい。

第三　抵抗力

病邪に対する抵抗力を精気という。また眞気あるいは正気という。抵抗力の存在する状態を胃気があるという。胃気は脈状に現れる（平人気象論篇第十八）。

・邪気勝つ者は精気の衰えるなり（玉機眞藏論篇第十九）。

・人の汗出づる所以の者は皆穀（物）より生ず、穀は精を生ず、今邪気骨肉に交争して汗を得る者は是れ邪 却《しりぞ》いて精勝つなり（評熱論篇第三十三）。

経脈と五藏の間には邪気に対する抵抗力がある。『霊枢』邪気藏府病形第四に記されている。

第四　虚実

虚実の定義について述べる。

・（脈診において）其の気の来たること実にして強、太過と謂う…其の気の来ること実ならずして微、不及と謂う（太過が実で不及が虚）（玉機眞藏論篇第十九）。

・邪気盛んなるときは則ち実す、精気奪するときは則ち虚す（通評虚実論篇第二十八）。

・実とは気が入るなり、虚とは気が出るなり、気が実する者は熱するなり、気が虚する者は寒《ひえ》るなり（針解篇第五十四）。

第五　病成りて変ず

感染症の初期は発熱と悪寒などが主症で診断が難しい。経過に従って特異症状が出てくると鑑別が可能になる。この状況を「病成りて変ず」という。

・病成りて変ず……風成りて寒熱と爲る、癉《タン》成りて消中と爲る、厥《ケツ》成りて癲疾《テンシツ》と爲る、久風成りて飧泄《ソンセツ》と爲る、脈風成りて癘《レイ》（癩《ライ》）と爲る、病の変化は数えるに勝《た》う可からず（脈要精微論篇第十七）

・風（邪）の人を傷るや、或いは寒熱と為り、或いは熱中（肝炎）と為り、或は寒中（下痢、腸炎）と為り、或は癘風（ハンセン氏病）と為り、或は偏枯（半身不随）と為り、或は風と爲る、其の病各々異なる……風は善くゆき數々《しばしば》変ず（風論篇第四十二）。

第六　熱と痛み

・陽虚するときは則ち外寒す、陰虚するときは則ち内熱す、陽盛んなるときは則ち外熱す、陰盛んなるきは則ち内寒す（調経論篇第六十二）。

・人の五藏の卒痛《ソツツウ》するは何の気然らしむるか……（正常時には）経脈は流行して止まず、環周して休まず、（然るに）寒気が経（脈）に入りて稽遅《ケイチ》し、（経脈の中の血気の流れが）泣《キュウ》（すすり泣くように滞り）して行かず（という状況になる）、（寒気が経）脈の外に客《やど》るときは則ち血（液の流れ）が少《へ》り、脈の中に客るときは則ち（血）気が通ぜず、故に卒然として痛む（挙痛論篇第三十九）。

第七　内部崩壊

情動異常（精神的ストレス）によるものは挙痛論篇第三十九、痿論篇第四十四参照。

五味によるものは生気通天論篇第三に記載がある。

居処すなわち生活状況によるものは移精変気論篇第十三、湯液醪醴論篇第十四、経脈別論篇第二十一参照。

飲食居処、憂患喜怒また富貴貴賤、身分の変動による傷害については疏五過論篇第七十七、徴四失論篇第七十八を参照。

第八　各論

各疾病論にその病態生理が記されている。

第五章　症候論

第一　定義

症候は、また証候とも症状ともいう。心身に現れる病的現象である。自覚的な苦痛と他覚的所見とがある。疾病を構成する一つの現象である。

第二　藏府経絡の特異的症状

一、皮肉筋骨

・皮膚—癮疹《インシン》（発疹）（四時刺逆従論篇第六十四）。肌膚（筋肉）—肌膚 盡《ことごと》く痛む。筋（膜）—筋 攣《ひきつ》れ節痛む。骨—骨重くして上げる可からず、骨髓痠痛《サンツウ》（だるく痛む）す（長刺節論篇第五十五）。

二、経脈

経脈の特異的症状は『霊枢』経脈第十に詳細かつ典型的に記されている。本書では疾病自身の特徴が加わるので純粋の経脈の症状とはいえないが、おおよその見当を付けるには十分であると考える。ここにはより一般的なものと傷寒の場合を挙げておく。

・診病の初めは五決を紀（糸口）と爲す……五決とは（病が）五脈（の何処にあるかを判決すること）なり、是を以て頭痛癲疾《テンシツ》は過（病）は足の少陰（腎経）、巨陽（膀胱経）に在り、徇蒙《ジュンモウ》（めまい）招尤《ショウユウ》（フラフラ感）、目冥耳聾《モクメイジロウ》は過は足の少陽（胆経）厥陰（肝経）に在り、腹満䐜脹支鬲胠脇《シンチョウシカクキョキョウ》は過は足の太陰（脾経）陽明（胃経）に在り、咳嗽上気は過は手の陽明（大腸経）太陰（肺経）に在り、心煩頭痛は過は手の太陽（小腸経）少陰（心経）に在り（五藏生成篇第十）。

・傷寒一日、巨陽之を受く、頭項痛み腰脊強ばる。二日、陽明之を受く、陽明は肉を主る、其の脈は鼻を侠《はさ》み目に絡《まと》う、故に身熱し目痛み鼻乾き、臥することを得ず。三日、少陽之を受く、其の脈は脇に循《したが》い耳に絡う、故に胸脇痛み耳聾す。四日、太陰之を受く、太陰の脈は胃中に布《し》き嗌《エキ》（のど）に絡う、故に腹満して嗌乾く。五日、少陰之を受く、少陰の脈は腎を貫き肺に絡い舌本に繋がる、故に口燥《かわ》き舌乾いて渇く。六日、厥陰之を受く、厥陰の脈は陰器に循って肝に絡う、故に煩満して（陰）嚢縮む（熱論篇第三十一）。

三、絡脈の症状については繆刺論篇第六十三に詳細に記されている。急性疾患の症状である。

四、六府

咳の場合を記す。

・胃咳の状は咳して嘔く。胆咳の状は咳して胆汁を嘔く。大腸の咳の状は咳して遺矢（大便失禁）す。小腸の咳の状は咳して失気（放屁）す。膀胱の咳の状は咳して遺溺（遺尿）す。三焦の咳の状は咳して腹満（腹水）す（欬論篇第三十八）。

五、五藏

・肝の病の者は、両脇の下痛み少腹に引く、人をして善く怒らしむ、虚するときは目䀮䀮《コウコウ》（ぼっー）として見る所無く、耳聞く所無し、善く恐れ、人の将に之を捕らえんとするが如し（藏気法時論篇第二十二）。

・心の病の者は、胸中痛み（心臓痛）、脇支満（肝腫張）す、脇の下痛む、膺背肩甲の間痛む（心兪の痛み）、両臂（上肢）の内痛む（少陰心経に沿った心の放散痛）、虚するときは則ち胸腹大（腹水）（同右）。

・脾の病の者は、身重く、善く飢え（病的食欲亢進）、肉痿（弱し、足収まらず（運動障害）、行くときは善く瘈《ケイ》（痙攣）し、脚下痛む、虚するときは則ち腹満、腸鳴、飧泄《ソンセツ》（下痢）して食化せず（同右）。

・肺の病の者は、喘咳、逆気し、肩背痛む、汗出づ……虚するときは則ち少気して報息する能わず、耳聾して嗌乾く（同右）。

・腎の病の者は、腹大（腹水）に脛腫れ（浮腫）、喘咳（肺水腫）して身重し、虚するときは則ち胸中痛む（心痛）、大腹、少腹痛む（同右）。

第三　各論

痛み（挙痛論篇第三十九）、寒熱（熱論篇第三十一、瘧論篇第三十五）、痿論篇第四十四、厥論篇第四十五、欬論篇第三十八など参照。

第六章　疾病論

第一　定義

ここに疾病とは単位疾患をいう。他と区別される特定の病因、病理を持ち、特異的な症状を示す一つのまとまった病的現象である。現象的には各種症状の集合である。

第二　疾病記載論

本書における疾病の記載は次のような様式をとる。

一つの疾病は皮肉筋骨の病、経脈の病、六府の病、五藏の病の一つあるいは複合として記載されている。その各部位の症状は疾病ごとの病因や病理によって特異的に修飾されている。

例えば以下のようである。

傷寒（腸チフス）は経脈の病である。故に六経脈の症状が記載されている。『傷寒論』の三陽三陰は病期（時間軸）ではない。病位（空間軸）である。太陽は太陽膀胱経である。

五藏の熱病は当然五藏の症状が記されている。『金匱要略』に記された疾病は筋骨と五藏の病である。『傷寒論』の経脈の病と合わせて疾病全体を網羅することになる。

瘧《ギャク》（マラリア）には経脈の侵されている瘧と五藏の侵されている瘧がある。

痺《ヒ》は現代のアレルギー性疾患に相当する。皮肉筋骨の痺として、皮膚の湿疹、筋肉リウマチ、関節リウマチなど。五藏の痺としてはリウマチ性の心炎、腎炎や肝硬変、間質性肺炎など。経脈の痺は脈痺というが、詳細は未詳である。経脈の病は厥、厥逆となる。

厥《ケツ》は経脈の疾病である。経脈は血管神経複合体である。故に脳血管障害や神経、血管の病を含む。

第三　分類

一、病理的分類

奇形　素問には奇形の記載はない。胎病として先天性癲癇《テンカン》が記載されている（奇病論）。

炎症　風寒の病（感染症）とその展開としての痺病（アレルギー性疾患群）。

変性　痿（成人病、不定愁訴）、厥（神経、血管病）。

腫瘍　癥瘕《チョウカ》積聚。

二、三才的分類

天文の病　風雨寒暑による病—中風、傷寒、寒中、熱中など感染症。

感染症の展開としてアレルギー性疾患群がある。痺《ヒ》病。

中風には血管、神経の病を含む。脳血管障害など。

季節病。

地理の病　地方病、風土病（異法方宜論篇第十二）。

五味の病（栄養病理）。

人事の病　情動異常による病（百病気より起こる）（挙痛論篇第三十九、経脈別論篇第二十一、疏五過論篇第七十七、徴四失論篇第七十八）。

社会生活による病（移精変気論篇第十三、湯液醪醴論篇第十四）。

第四　特論

離合眞邪論篇第二十七には顎口虫症が記されている。長江浮腫ともいう。他の邪気と違って形態を見ることができるので眞邪と呼ばれている。

逆調論篇第三十四には肢端紅痛症（四肢熱）や錐体外路症候群（肉苛《にくカ》なる者）など特異の病症の記載がある。また、起臥不安のものとして胃不和と水病（腎疾患による肺水腫）が挙げられている。

腹中論篇第四十には血枯という肝障害に合併した出血性疾患がある。伏梁は腹部血管の血栓症と考えられる。熱中消中は糖尿病であろう。

病態論篇第四十六の胃脘癰《ヨウ》は胃癌と思われる。厥病の一つとして左右不同脈の記載がある。

奇病論篇第四十七の脾癉《タン》も糖尿病である。また本篇にも厥病の一つとして脈なし病が記されている。頚部ないし上空静脈領域の血栓症に起因すると思われる記述である。

第七章　診断学

第一　定義

彡《シン》は髪の毛がすき間なく生えている様を示す文字である。診は手抜かりなく隅々までよく観察して判断を下すことである。察は細かく隅々まで調べて考えることである。

診断、診察とは、単に病名を付けることではない。病に関する一切のことを観察、検査して判断を下す作業である。判断する項目は、病因、病位、病情（病理）、病勢、転帰、予後である。終わりに病名を付ける。

第二　方法

診断は脈、色、症状を観察して病に関する情報を集め、これを一定の方式に従って分析し上記の諸項目を判定していく。

・善く診《み》る者は、色を（観）察して脈を按じ、先ず陰陽を別《わか》つ、清濁を審《つまびら》かにして部分を知る、喘息を視、音声を聞いて苦しむ所を知る、権衡規矩《ケンコウキク》を視て病の主る所を知る、尺寸を按じ、浮沈滑濇《ショク》を視て病の生ずる所を知る、以て治すれば過ち無く、以て診れば失（敗）せず（陰陽応象大論篇第五）。

・診法は何如《いか》にするか……診法は常に平旦を以てす、陰気未だ動かず、陽気未だ散ぜず、飲食未だ進まず、経脈未だ盛んならず、絡脈調匀《チョウキン》（ととのう）し、血気未だ乱れず、すなわち有過の脈を診る可し（脈要精微論篇第十七）。

・脈の動静を切《セツ》し、精明（目の光り、意識の状態）を視、五色を察し、五藏の有余不足、六府の強弱、（体）形の盛衰（大小肥痩）を視、此を以て参伍して死生の分を決す（脈要精微論篇第十七）。

・夫れ脈の小大滑濇浮沈は指を以て別つ可し、五藏の象は類を以て推す可し、五藏の相音は意を以て識る可し、五色の微診は目を以て察す可し、能く脈と色とを合すれば以て万全なる可し（五藏生成篇第十）。

第三　脈診

一、脈診

脈とは細く分かれて走る血管を意味する。脈診とは脈の拍動を接触して（脈診）、体表における経脈の状態を観察し（切経）、病に関する各種の情報を得る診断の方法である。

二、何処で見るか

（一）寸口あるいは気口―橈骨動脈の拍動部、太淵の所

・気口は何を以て独り五藏の主と為《な》るか……胃は水穀の海、六府の太源なり、五味（飲食物）は口に入り、胃に藏《おさ》まり、以て五藏の気を養う、気口も亦太陰（肺経上の太淵穴のある所）なり、是を以て五藏六府の気味（機能物質）は皆胃より出で、（その機能の）変（化）は気口に見《あらわ》る（五藏別論篇第十一）。

・寸口診は平人気象論十八参照。

（二）人迎気口診は頚動脈の拍動部と寸口の脈状を比較して病位を決める。

（三）三部九候診は三部九候論篇第二十参照。

（四）六部定位診は脈要精微論篇第十七参照。

三、種類

（一）平人

・人一呼脈再動、一吸脈亦再動、呼吸（四動）と定息（呼気と吸気の間の一休みに一動）で、脈は五動、閏《ジュン》するに太息（ためいき）を以てす、命《なず》けて平人と曰《い》う、平人は病まず、常に不病を以て病人を調《ととの》う、医は病まず、故に病人のために平（常の）息（呼吸）を以て之を調うるを法《きまり》と為す（平人気象論篇第十八）。

（二）四時（四季）の脈と五藏の脈は同じである。玉機眞藏論篇第十九、宣明五気篇第二十三参照。

・春、肝は弦。夏、心は鈎、洪。秋、肺は浮、毛。冬は営、石、沈。土用、脾は代、軟弱。

（三）胃気と眞藏

人の生命は生まれながらに持っている眞気と生後摂取する飲食物によって維持されている。飲食物から栄養を取り出す力を胃気という。取り出された栄養物を精気という。この眞気と胃気と精気が生命力の基本である。

胃気のある時人は生き、胃気を失うと死ぬ。

・平人の（正）常の（精）気は胃より禀《う》く、胃は平人の常気（を供給する所）なり（平人気象論篇第十八）。

眞藏とは胃気を欠いた藏特有の脈状をいう。肝なら弦、心なら鈎《コウ》など。現れる時は予後不良である。玉機眞藏論篇第十九参照。

（四）病脈

・人に胃気なきを逆と曰う、逆する者は死す（平人気象論篇第十八）。

・人、一呼に脈一動、一吸に脈一動、少気と曰う（徐脈）。人一呼に脈三動、一吸に脈三動にして躁、尺（前腕の皮膚）が熱しているときは温病と曰う、尺が熱せず、脈が滑なるときは風病と曰う（頻脈）、人一呼に脈四動以上は死と曰う（発作性頻脈）。脈絶して至らざるは死と曰う（アダムス・ストークス症候群）。乍《たちま》ち疎、乍ち数なるは死と曰う（いわゆる絶対性不整脈）。（玉機眞藏論篇第十九）

四時の病脈は玉機眞藏論篇第十九参照。

五藏の病脈は脈要精微論篇第十七参照。

諸々の病症の脈については同上参照。熱中、厥癲疾、悪風、少陰の厥、寒熱、胸仆、熱、下痢、血便などの脈状が記されている。

四、何を見るか

・病位　病がどの藏府経脈にあるかを見る。病位は病名に優る。
・病情　病の正確真実の有様を病情という。病理の洞察である。
・病勢　病の新久、軽重、劇易を判定する。虚実の決定である。
・予後　病の転帰を知り、予後を判定する。死生を決すという。

第四　色診

『霊枢』には色診に関する詳細な記事があるが、本書には少ない。色とは主として顔の色艶を意味する。また静脈や毛細血管の色も対象になる。

・五藏の色　肺は白。心は赤。肝は青。脾は黄。腎は黒。
・生死の色　色によって生死の判定をする（五藏生成篇第十、脈要精微論篇第十七）。
生気のない色を示すものは予後不良である。これが色診の原則。
・経絡の色　経絡論篇第五十七参照。
・色の出現場所の上下左右と色調の深浅と予後については玉版論要篇第十五参照。

第五　症状

診断の資料となる症状については以下の諸篇に記載されている。

・経脈の特徴的病状は五藏生成篇第十参照。
・五藏の特徴的病状は藏気法時論篇第二十二参照。
・脈要精微論篇第十七には精神障害の言語、衣服の異常、下痢、遺尿など、頭、背、腰、膝、骨の傷害が記されている。
・平人気象論篇第十八には水症、風水、黄疸、胃疸が挙げられている。

第六　死徴、経終、死期

古代ギリシャの医師、ヒポクラテス（前四百年頃の人）の全集に病人の末期の顔貌を記したものがある。本書にも診要経終論篇第十六と玉機眞藏論篇第十九に末期症状の記載がある。

・大骨枯槁《ココウ》（やせ細り）し、大肉陷下（落ち込み）し、胸中に（邪）気満ち、喘息して便ならず、其の気形を動ず（肩で息をする）……
……（肺の病の末期症状）（玉機眞藏論篇第十九）。
・死期については三部九候論篇第二十に記載がある。

第七　予後

病気の転帰をその初期において予見することを予後という。現代でも大切な診断事項であるが、古代においては医師の評価を決める重要な仕事であった。

本書の予後論には三種類ある。

一、胃気と眞藏　胃気のない脈、眞藏の脈は予後不良である（平人気象論篇第十八、玉機眞藏論篇第十九）。

二、形気相失　形と気のバランスが失われている時は予後不良（玉機眞藏論篇第十九、三部九候論篇第二十）。ここに形とは外から見える体格の大小肥痩、症状の劇易をいう。気とは脈の虚実、顔色の色艶などに現れる身体内部の機能状況である。病気の時は顔色も悪く脈も虚しているのが正常である。脈が強く実しているのは予後がよくない。

二、逆四時の脈　春に秋の特徴的な脈状を示し、夏に冬に特有の脈状を呈するなど、季節に反する脈を見る時は予後不良である。

四、色と予後　脈要精微論篇第十七参照。

五、死期

・一日のうちの何時死ぬかは三部九候論篇第二十に記されている。一年の草木の花葉の盛衰と同調する死期についての記事は大奇論篇第四十八にある。

第八　誤診

『素問』、『霊枢』の診断法は望問切である。何れも主観的で客観性や再現性に乏しく、正確さを保つことはかなり困難であったと思われる。従って誤診も多くあったであろう。その一斑が疏五過論篇第七十七と徴四失論篇第七十八に記されている。

第八章　治療学

第一　字義

治とは人工や作為を加えて、事態を改善、調整することである。医学の場合では、病人に処置を加えて病苦を除き、健康を回復する作業をいう。

療のやまいだれの内部は、「ばらばらにしてもみつぶす」意味を持っている。療は病気を「ばらばらにして取り除く」ことをいう。

第二　原則

・未病　聖人は已病《イビョウ》を治せず、未病《ミビョウ》を治す（四気調神大論篇第二）。

・天文　凡そ刺の法、必ず日月星辰、四時八正の気を候《うかが》い、気定まって乃《すなわ》ち之を刺す（八正神明論篇第二十六）。

・手順　凡そ病を治するには、必ず先ず其の血を去る、乃ち其の苦しむ所を去る、之が欲する所を伺う、然る後、有余を瀉し、不足を補う（血気形志篇第二十四）。

血を去るとは、血絡を刺して出血させることである。刺絡という。これが治療の第一着手である。それからおもむろに虚実の調整をする。

・病位　善く治する者は皮毛を治す、其の次は肌膚を治す、其の次は筋脈を治す、其の次は六府を治す、其の次は五藏を治す、五藏を治する者は半死半生なり（陰陽応象大論篇第五）。

早期治療のすすめである。病は初期、表在の時に治療せよ。

・病位　経病の者は其の経を治す（経刺）、孫絡の病は其の孫絡の血を治す（刺絡）、血病んで身の痛む者は其の経絡を治す、病奇邪に在り、奇邪の脈は即ち之を繆刺《ビュウシ》す（三部九候論篇第二十）。

・病位　病の五藏に在るときは、該当する陰陽の経脈上のツボを取って処置する。

・深浅　病に浮沈有り、刺に浅深有り、各々其の理に至る、其の道を過ぎること無れ、之を過ぎるときは則ち内傷《やぶ》れ、及ばざるときは則ち外壅を生ず……浅深を得ざれば、反って大賊と為る（刺要論五篇第十）。

・反対　善く鍼を用いる者は、陰より陽を引き、陽より陰を引く、左を以て右を治し、右を以て左を治す（巨刺）（陰陽応象大論篇第五）。

・病期　病の始起するや、刺す可きのみ、其の盛んなるや、衰えるを待つ可きのみ（陰陽応象大論篇第五）

・形気　形不足の者は之を温めるに気を以てす、精不足の者は之を補うに味を以てす、中満の者は之を内に瀉す（同右）。

・その他　疏五過論篇第七十七、徴四失論篇第七十八には診断、治療の両面にわたって懇篤詳細な注意事項の記載がある。

第三　種類

・地理　東方……其の病皆癰瘍を爲す、其の治は砭石《ヘンセキ》に宜し、西方……其の病は内より生ず、其の治は毒薬に宜し、北方……藏寒《ひえ》て満病を生ず、其の治は灸焫《ゼツ》（お灸と焼き針）に宜し、南方……其の病は攣痺、其の治は微鍼に宜し、中央……其の病は痿厥寒熱多し、其の治は導引按蹻に宜し、聖人は雑合して以て治し、各々其の宜しき所を得、故に治（療の方法が）異にして病の皆愈ゆる所以の者は、病の（正確な事）情を得て治の大体を知ればなり（異法方宜論篇第十二）。

・歴史　古《いにしえ》の治病は惟《ただ》其れ移精変気し祝由す可きのみ、今世の治病は毒薬其の内を治し、鍼石其の外を治す（移精変気論篇第十三）。

・歴史　上古、聖人は湯液醪醴《ロウレイ》を作る、以て備えと爲す、中古の世は之を万全に服す、当今の世は必斉《ヒサイ》毒薬其の中を攻め、鑱《ザン》（鍼、砭）石《セキ》、鍼艾其の外を治するなり（湯液醪醴論篇第十四）。

・食事　食事療法は藏気法時論篇第二十二、宣明五気篇第二十三に見える。

・毒薬が邪を攻め、五穀は養いと爲《な》る、五果は助けと爲る、五畜は（利）益と爲る、五菜は（補）充と爲る、気味合して之を服すれば以て精を補い、気を益す、此の五者には辛酸甘苦鹹有り、各々利する所有り……四時五藏の病は五味の宜しき所に随うなり（藏気法時論篇第二十二）。

第四　心得

・虚を刺す者は其の実を須《ま》つ、実を刺す者は其の虚を須つ、経気（すで）に至らば慎しんで守って失うこと勿れ、（刺の）深浅は志《こころ》に在り、遠近は一の如し、（刺針に際しては）深淵に臨むが如く、手に虎を握るが如（く慎重に）し、（精）神を衆物に営《めぐ》らすこと無《なか》れ（宝命全形論篇第二十五）。

第五　気穴

経脈は血気の流通路であり、経穴は神気（神経反射機能）の発現する場所である。鍼灸とは、経脈とその所属の経穴を刺激して病を治する医療技術である。

・五藏の道は皆経隧《ケイスイ》に出で、以て血気を行《や》る、血気不和なれば百病変化して生ず、是の故に経隧を守るなり（調経論篇第六十二）。

・気穴三百六十五以て一歳に応ず……藏兪五十八穴、府兪七十二穴……凡そ三百六十五穴、鍼の由って行く所なり……孫絡三百六十五穴会、亦以て一歳に応ず、以て奇邪を溢れしめ、以て栄衛を通ず……谿谷三百六十五穴会、亦一歳に応ず、其の小痺淫溢し、脈に随って往来す、微鍼の及ぶ所なり（気穴論篇第五十八）。

第六　手技

一、経刺

・邪が皮毛より入り、五藏に極まるときは其の経を刺す（繆刺論篇第六十三）。

・病の経に在る者は其の経を刺す（三部九候論篇第二十）。

・肝の熱病……足の厥陰と陽明を刺す（他藏も同様）（刺熱篇第三十二）。

二、巨刺

・痛みが左に在りて右の脈が病む者は之を巨刺す（調経論篇第六十二）。

・繆刺は左を以て右を取り、右を以て左を取る、巨刺とは何を以て之を別けるか……邪が経に客《やど》るや、左が盛んなるときは則ち右が病む、右か盛んなる時は則ち左が病む、亦た移易《イエキ》（移りかわり）すること有り、左の痛み未だ已《や》まざるに右の脈先ず病む、是の如きときは必ず之を巨刺す、必ず其の経に中つ、絡脈に非ざるなり、絡が病む者は其の痛みが経脈と繆処《ビュウショ》す、故に命じて繆刺と曰う（繆刺篇第六十三）。

三、繆刺

・今邪が皮毛に客り、入りて孫絡に舎《やど》る、留まって去らず、（経脈との通路が）閉塞して通ぜず、経に入ることを得ず、流れて大絡に溢れ、而して奇病を生ずるなり、左は右に注ぎ、右は左に注ぐ、上下左右、経と相干《あいカン》して四末に布《し》く、其の氣は常処無く、経兪に入らず、命じて繆刺と曰う（繆刺篇第六十三）。

四、四時刺

・春は絡脈、分肉を取る、夏は盛経、分腠を取る、秋は経兪を取る、冬は井栄《セイケイ》を取る（診要経終論篇第十六、水熱穴論篇第六十一、四時刺逆従論篇第六十四）。

五、補瀉

補とは、衣服の破れ目に布を置きあてがい縫い合わせる意味である。訓の「おぎなう」は「置き縫う」から生じたものである。精気の不足を補充することである。

瀉は寫と同系の言葉である。寫とは場所を移す意味である。邪気を体外に移動させることである。

・瀉には必ず方（四方にパンパンに張っている状態）に用う、方とは気の方盛を以てするなり、月の方満を以てするなり、日の方温を以てするなり、身の方定を以てするなり、息の方吸（十分に吸った状態）を以て鍼を内《い》れ、乃ち復《ま》た其の方吸を候《うかが》って鍼を転ず、乃ち復た其の方呼（息を十分に吐いた状態）を候って徐《おもむろ》に鍼を引く、故に曰う、瀉には必ず方を用う、と、其の気乃ち行く（八正神明論篇第二十六）。

・補には必ず員《エン》を用う、員とは行なり、行とは移なり、刺は必ず其の栄に中つ、復《あ》た（息を）吸うを以て鍼を排するなり（同右）。

第七　刺禁

『素問』、『霊枢』には多くの医療過誤に関する記事がある。三つの種類がある。一つは禁止、二つは過誤、三つは逆四時刺である。診要経終論篇第十六、瘧論篇第三十五、刺禁論篇第五十二、四時刺逆従論篇第六十四に記されている。

・刺禁

熇熇《カクカク》の熱を刺す勿れ、渾渾《コンコン》の脈を刺す勿れ、漉漉《ロクロク》の汗を刺す勿れ（瘧論篇第三十五）。大酔を刺す勿れ、大怒を刺す勿れ、大労の人を刺す勿れ……（刺禁論篇第五十二）。

・過誤　五藏を刺して心に中《あた》れば一日にして死す……（四時刺逆従篇第六十四）。

・逆四時刺（診要経終論篇第十六）。

第八　各論

・霍乱　足の陽明（通評虚実論篇第二十八）。

・刺十指間　諸瘧で脈の見《あらわ》れざる者は十指間を刺して血を出す（刺瘧篇第三十六）。

・傷寒　之を治する者は各々其の藏脈を通ずれば病は日に日に衰えて已《や》む、其の三日に満たざる者は汗す可きのみ、其の三日に満つる者は泄《もら》す可きのみ（熱論篇第三十一）。

・熱病　諸々の熱病を治するには、以て之に寒水を飲ましめ乃ち之を刺す、必ず之に寒衣せしめ、寒処に居止せしめ、身寒《ひ》えて止む（刺熱論篇第三十二）。

・五兪穴　藏を治する者は其の兪（穴）を治す、府を治する者は其の合（穴）を治す、浮腫は其の経（穴）を治す（欬論篇第三十八）。

・九針　針解篇第五十四に簡単な説明がある。『霊枢』の詳細な記事には及ばない。

・同病異治　頚癰を病む者有り、或いは（砭）石して之を治し、或いは鍼灸して之を治す……此れ所謂同病異治なり（病態論篇第四十六）。

第九章　養生論

・老荘的養生論

恬淡《テンタン》虚無なれば眞気之に従う、精神内に守るれば病は安《いずこ》より来らん、是を以て志（何かをやる気）閑《カン》（かんぬきを鎖して気を散さない）にして少欲、心安《やす》らかにして懼《おそ》れず（きょろきょろ気を使わない）（上古天眞論篇第一）。

・術数的養生論

上古の人、其の道を知る者、陰陽（四時の法則）に法《のっと》り、術数（養生術）に和し、食飲節有り、起居には常《きまり》有り、妄《みだ》りに労を作《な》さず、故に形（からだ）と神（こころ）と倶にして盡き、其の天年を終え、百歳を度（渡）って（この世から立ち）去る（同右）。

・三才的養生論

天　四気調神大論篇第二には四季の天気、地気のリズムと人の季節的行動規則が記載されている。

生気通天論篇第三には一日の人気《じんき》の盛衰と生活上の注意が記されている。

地　謹んで五味を和すれば骨正しく肉柔かく、気血以て流れ、腠《ソウ》理《リ》以て密なり、是の如くなれば骨気以て精なり、道を謹み法の如くすれば長く天命を有《たも》たん（生気通天論篇第三）。

人　賢人は天に配して以て頭を養い、地に象《かたど》って以て足を養い、中は人事に傍《そっ》て以て五藏を養う（陰陽応象大論篇第五）。

第十章　医師

・伝授　余は九鍼を夫子に聞く、衆多博大にして数うるに勝（耐）う可からず、余願わくは要道を聞き、以て子孫に屬《ショク》（委託）して之を後世に伝えん、之を骨髄に著し、之を肝肺に藏《おさ》む、血を歃《すす》って受け、敢《あ》えて妄《みだ》りに泄《もら》さず、天道に合し、終始有らしめん（三部九候論篇第二十）。

・学習　（教科書を暗）誦して頗《やや》能く解す、解するも未だ能く（正否を判）別《わか》たず、別つもまだ能く（事柄の本質を闡《セン》）明《あきら》かにせず、明かにするも未だ（実地の上で効能を顕）彰《あきら》かにせず、以て群僚（仲間の者）を治するに足るも、侯王に至るに足らず（著至教論篇第七十五）。

・実践　斎戒して吉日を選び、血を啜《すす》る盟を立てて秘伝を伝授され、諷誦《フウショウ》解明して学習をかさねた上で実地の診療に臨む。それは困難に満ちた修行の道である。

願わくば受けて天の度を樹《た》て、四時陰陽を之に合し……以て経術を彰にし、後世益々明かにし、上は神農に通じ、至教を著して二皇（伏羲《フクギ》、神農）に疑（擬）す（著至教論篇第七十五）。

・評価

冥冥を視るとは、形気営衛の外に形《あらわ》れざるに而かも（医）工独り之を知る、日の寒温、月の虚盛、四時気の浮沈を以て参伍相合して之を調う、工は常に之を見る、然れども外には形れず、故に冥冥を視ると曰うなり、無窮（の真理）に通ずる者は以て後世に伝う可きなり、是の故に工は（世の人々とは）異なる所以なり（八正神明論篇第二十六）。

・上工は其（病）の萌芽を救う、必ず三部九候の気を見て尽《ことごと》く調え、（病を）不敗（の状況）にして之を救う、故に上工と曰《い》う。下工は其の已《すで》に（病情の完）成（せ）るものを救い其の已に敗れ（て予後不良な）るものを救う（八正神明論篇第二十六）。

・過誤　刺して心に中れば一日にして死す、……肝に中れば五日にして死す云々（刺禁論篇第五十二）。

・失意

形の疾病、其の情（正確な病理）を知ること莫《な》く、留淫し日に深くして骨髄に著《つ》く、心私《ひそか》に之を慮《おもんばか》る……余は其の痛みを念《おも》い心之が為に乱惑す、反って其の病を甚だしくし、更代（ピンシャンと立ち直らせる）する可からず、百姓之を聞きて以て残賊と爲《な》す、之を爲すこと奈何《いかん》（宝命全形論篇第二十五）。

・批判　当今の世、必齊《ヒサイ》毒薬、其の中を攻め、鑱石針艾《ザンセキシンガイ》、其の外を攻む……形弊《かたちやぶ》れ血尽きて而《しか》も功立たざるは何ぞや……神不使なればなり（精神がたるんでいるからだ）（湯液醪醴論篇第十四）。

師（の教え）を受けて卒《おえ》ず、妄《みだ》りに（あれこれと原則のない）雑術を作《な》す、謬言《ビュウゲン》（でたらめをいう）して道（理）と爲《な》す、妄りに砭石《ヘンセキ》（石製のメス）を用いて身の咎《とが》（過失責任）を遺《のこ》す（徴四失論篇第七十八）。

——重廣補注黄帝内経素問序（宋臣）——

臣聞
安不忘危、存不忘亡者
往聖之先務、
求民之瘼、恤民之隠者
上主之深仁

臣聞く
安（樂）にして危（急）を忘れず、存（続）にありて
（滅）亡を忘れざるは、往（昔の）聖（人）の先務なり
民の瘼《バク》（病）を求め、民の隠（隠れた苦痛）を恤《うれ》うる者は
上主（君主）の深（厚な）仁（愛）なり、と

【注】 **○瘼** 音バク。病。**○隠** 苦痛（国語・周）。
以上、君主の仁恵を述べる。

在昔黄帝之御極也
以理身緒餘治天下
坐於明堂之上
臨観八極、考建五常

在昔《むかし》黄帝の極に御《ギョ》（即位）するや
身を理《おさ》める緒餘《ショヨ》（あまり）を以て天下を治む
明堂（天子の政堂）の上に坐り
八極を臨観し、五常（五行の運行）を考（察）建（立）す

【注】 **○極** 最高の位。帝位。**○御** 治める。
以上、黄帝の登場。

以謂人之生也
負陰而抱陽
食味而被色
外有寒暑之相盪
内有喜怒之交侵
夭昏札瘥、國家有代
将欲斂時五福
以敷錫厥庶民

以謂《おもえらく》、人の生や
陰を負いて陽を抱き（老子・四十二章）
（五）味を食して（五）色（の衣服）を被り（生理）
外には寒暑の相い盪《ゆる》がす有り（外因）
内には喜怒の交《こも》ごも侵す有り（内因）
夭《ヨウ》、昏《コン》、札《サツ》、瘥《サ》、國家代々《ヨヨ》有り（疾病）
（そこで）将《まさ》に時の五福を斂《あつ》め
以て厥《そ》の庶民に敷《し》き錫《あた》えんと欲す（尚書・洪範）、と（対策）

【注】 **〇夭昏**　音ヨウコン。若死に。**〇札瘥**　音サッサ。流行病による死（国語・周）。**〇五福**　壽、富、康寧、好徳、高齢の死（尚書・洪範）。壽、富、貴、安楽、子孫繁昌（漢の垣譚・新論）。

以上、疾病の対策について述べる。

乃與岐伯
上窮天紀、下極地理
遠取諸物、近取諸身
更相問難、垂法以福萬世
於是雷公之倫、授業傳之
而内経作矣

乃《すなわ》ち岐伯とともに
上は天紀（天文）を窮《きわ》め、下は地理を極む
遠くは諸《これ》を物に取り、近くは諸を身に取り（易・繋辞下）
更《こも》ごも相い問難し、法を垂れ以て萬世に福す
是に於いて雷公の倫《ともがら》、業を授かりて之を伝え
而して内經作《おこ》る

歴代寶之、未有失墜

歴代之を宝とし未だ失墜すること有らず

【注】　**○雷公**　神話中の神。『素問』では著至教論篇第七十五以下の諸篇、『霊枢』では経脈第十、禁服第四十八、五色第四十九に登場して黄帝と問答する。

以上、内経の成立について述べる。

蒼周之興
秦和述六氣之論、具明左史
厥後越人得其一二演而作難経
西漢倉公、傳其舊学
東漢仲景、撰其遺論
晋皇甫謐、刺而爲甲乙
及隋楊上善纂而爲太素
時則有全元起者
始爲之訓解、欠第七一通
迄唐寶應中、太僕王冰篤好之
得先師所蔵之巻、大爲次註

蒼周（王朝）の興るや、秦の（医）和、
六気の論を述べること具《つぶさ》に左史（春秋左氏傳）に明らかなり
厥の後、越人（扁鵲）其の一二を得て演《の》べて難経を作る
西漢の倉公（淳于意）は其の旧学を伝え（前一五〇年頃）
東漢の（張）仲景は其の遺論を撰す（二〇〇年頃）
晋の皇甫謐《コウホヒツ》は刺（採取）して甲乙（経）を爲《つく》る（二八〇年頃）
隋の楊上善に及んで纂《サン》して太素を爲る（隋は誤り、唐の初期）
時に則ち全元起なる者有り（斉梁《セイリョウ》の間、五〇〇年頃の人）
始めて之が訓解を爲るも（すでに）第七（巻）の一通を欠く
唐の宝応中（七六二年）に迄《いた》り太僕《タイボク》の王冰篤《あつ》く之を好み
先師の藏する所の巻を得て大いに次註を爲る

【注】 **○秦和** 春秋時代、秦の名医、医和。**○六氣** 陰陽風雨晦冥をいう。それぞれ過度の時は病を生ずる。医和の説（左傳・昭公元年、西暦紀元前五四一年）。**○左史** 春秋左氏傳。**○太僕** 官名。朝廷の車馬、牧畜を司る。

以上、医学の歴史を述べる。

猶是三皇之遺文爛然可觀	猶《なお》是れ三皇の遺文にして爛然《ランゼン》（輝かしい）として観る可し
惜乎唐令列之醫學	惜しいかな、唐令（法律）之を医学に列《つら》ね
付之執技之流	之を執技の流（身分の低い技術者の仲間）に付す
而薦紳先生罕言之	而《しか》れば薦紳《センシン》（高官）先生（学者）の之を言うこと罕《まれ》なり
去聖已遠、其術晻昧	聖を去ること已《すで》に遠く、其の術晻昧《アンマイ》（不明）なり
是以文注紛錯、義理混淆	是を以て文注紛錯（入り混じる）し義理混淆（こんがらがる）す

【注】 **○三皇** 伏羲、神農、黄帝（周礼・春官・外史）。**○薦紳** 身分の高い人。**○先生** 先輩の学者。

以上、内経の軽視されたことを述べる。

殊不知三墳之餘	殊に知らず、（素問は）三墳《サンプン》（三皇の古書）の餘（遺篇）にして
帝王之高致、聖賢之能事	帝王（堯、舜、禹）の高致、聖賢（伊尹《イイン》、箕子《キシ》）の能事（功績）

唐堯之授四時
虞舜之齊七政
神禹修六府以興帝功
文王推六子以敍卦氣
伊尹調五味以致君
箕子陳五行以佐世
其致一也

唐堯《トウギョウ》の四時（こよみ）を授け
虞舜《グシュン》の七政（日月五星の運行）を齊《ととの》え
神禹《シンウ》の六府（治民の六つの事）を修めて以て帝功（事業）を興し
文王の六子（乾坤《ケンコン》以外の六卦）を推して以て卦氣《カキ》（卦辞）を敍し
伊尹《イイン》の五味を調《ととの》えて（調理）以て君に致し
箕子《キシ》の五行を陳《つら》ねて以て世を佐《たす》けしことと
其致は一なり（同じ意義があることを知らない）

以上、内経の聖賢の教えに等しいことを述べる。

奈何以至精至微之道
傳之以至下至浅之人
其不廢絶爲已幸矣

奈何《いかん》ぞ至精至微の道を以て
之を伝えるに至下至浅の人を以てせんや
其の廃絶せざること已《すで》に幸と爲《な》すのみ

以上、伝授の絶えなかったことを述べる。

頃在嘉祐中
仁宗念聖祖之遺事将墜於地

頃《ちかごろ》嘉祐《カユウ》中（宋・仁宗の年代、一〇五六―六三年）に在って
仁宗は聖祖の遺事（医書出版の遺業）将に地に墜ちんことを念い

乃詔通知其学者俾之是正
臣等承乏典校
伏念旬歳
遂乃搜訪中外、裒集衆本
寖尋其義、正其訛舛
十得其三四、餘不能具
竊謂未足以稱明詔、副聖意

乃《すなわ》ち詔《みことのり》して其の学者に通知して之を是正せしむ
臣等乏しき（才能を以て詔）を承《う》けて校（正）を典《つかさど》る
伏して念ずること旬歳（まる一年）
遂に乃ち中外を捜訪し衆本を裒集《ホウシュウ》（あつめ）し
其の義を寖尋《シンジン》（研究）し、其の訛舛《カセン》（あやまり）を正し
十に其の三四を得たり、餘は具（備）する能わず
窃《ひそか》に謂《おも》うに、未だ以て明詔に称《かな》い聖意に副《そ》うに足らずと

以上、宋臣校正の由来について述べる。

而
又採漢唐書録古醫經之存於世者
得數十家、敍而考正焉
貫穿錯綜
磅礴會通
或端本以尋支
或泝流而討源
定其可知、次以舊目
正繆誤者六千餘字

而《しか》れども
又漢唐の書録、古醫經の世に存する者を採《と》り
数十家を得、叙して考正す
錯綜（まぜこぜ）を貫穿《カンセン》（筋を通して整理）し
磅礴《ホウハク》（広く集め）し會通（取り纏《まと》め理解しやすく）す
或は本を端《ただ》し以て支を尋ね
或は流を泝《さかのぼ》って源を討《たず》ね
其の知る可きを定め、次するに（並べ順は）旧目を以てす
繆誤《ビュウゴ》（間違い）を正す者六千余字

増注義者二千餘條
一言去取必有稽考
舛文疑義於是詳明
以之治身可以消患於未兆
施於有政可以廣生於無窮

注義を増す者二千余条
一言の去取も必ず稽考《ケイコウ》（比較検討）有り
舛文《センブン》（間違い）疑義（疑問）は是において詳明なり
之を以て身を治すれば以て患を未だ兆《きざ》さざるに消す可し
有政（政治）に施せば以て生（福利厚生）を無窮《ムキュウ》に広む可し

以上、宋臣校正の功績について述べる。

恭惟皇帝
撫大同之運
擁無彊之休
述先志以奉成
興微學而永正
則和氣可召、災害不生
陶一世之民、同躋于壽域矣

恭《うやうや》しく惟《おも》うに皇帝
大同（太平）の（世）運を撫し
無彊（無限）の休《さいわい》を擁し
先（帝の）志を述べて以て成（業）を奉じて
（衰）微（せる）學を興して永く正しければ
則ち（温）和（な）気（運を）召（招来）す可く、災害生ぜず
一世の民を陶《みちび》き同じく（長）壽（の）域に躋《のぼ》らん

【注】 **○大同** 戦国、秦漢の儒者の太平公平の理想社会（礼記・礼運）。**○運** 成り行き。

以上、皇帝の偉業を讃える。

國子博士臣高保衡
光禄卿直秘閣臣林億等謹上

國子博士臣高保衡
光禄卿直秘閣臣林億等謹上

——重廣補注黄帝内経素問序（王冰）——

啓玄子王冰撰　　啓玄子王冰撰す

【訳】新校正にいう。按ずるに唐人物志に冰《ひょう》は唐に仕えて太僕令と爲《な》る、年八十余寿を以て終わる、と。

【注】**〇撰**　文章を作る。編集する。

夫釋縛脱艱　　夫れ（束）縛を釋《と》き艱《カン》（難）を脱し（自由の境地）
全眞導氣　　眞（性）を（保）全し、（行）気を導（引）き（全神、全形）
拯黎元於仁壽　　黎元《レイゲン》（一般人民）を仁壽（長生）に拯《すく》い
濟羸劣以獲安者　　羸劣《ルイレツ》（疲れ衰えた人）を濟《すく》い以て安（樂）を獲《え》しめる者は
非三聖道則不能致之矣　　三聖の道に非らざれば則ち之を致すこと能わず
孔安國序尚書曰　　孔安國は尚書《ショウショ》に序して曰く
伏羲神農黄帝之書　　伏羲《フツギ》、神農、黄帝の書は
謂之三墳言大道也　　之を三墳と謂う、大道（偉大な真理）を言うなり、と

以上、人民の福祉厚生は聖王の事業であることを述べる。

班固漢書藝文志曰
黄帝内経十八巻
素問即其經之九巻也
兼霊樞九巻廼其數焉

班固は漢書藝文志《カンジョゲイモンシ》に曰く
黄帝内経十八巻、と
素問は即ち其の経の九巻なり
霊枢九巻を兼ねれば廼《すなわ》ち其の數なり

【訳】 新校正にいう。詳するに王氏のこの説は、蓋《けだ》し皇甫士安の『甲乙経』の序に基づく。
彼にいう、『七略《シチリャク》 藝文志』に黄帝内経十八巻と有り、今『鍼経』九巻、『素問』九巻有り、ともに十八巻、即ち内経なり、と。
故に王氏遵《したが》って之を用う。また『素問』の外の九巻、漢の張仲景及び西晋の王叔和の脈経はただ之を『九巻』と爲《な》す。

皇甫士安は名付けて『鍼経』と爲し、また専ら『九巻』と名付く。
楊玄操はいう、黄帝内経二帙《チツ》、帙毎に九巻、と。『隋書経籍志《ケイセキシ》』を按ずるに之を『九霊』と謂《い》う、王冰名付けて『霊枢』と爲す。

【注】 **○七略** 漢の劉歆《リュウキン》著。西暦紀元前六年頃成立。中国最古の図書目録。

雖復年移代革而授學猶存
懼非其人而時有所隠
故第七一巻師氏藏之
今之奉行惟八巻爾

復た年移り代革《かわ》ると雖《いえど》も而《しか》も学を授けること猶《な》お存す
其の人に非らざるを懼《おそ》れて時に隠す所有り
故に第七の一巻、師氏（医師の師匠）之を藏《かく》す
今の奉行（通用）するものは惟《た》だ八巻のみ

以上、第七巻の欠落について述べる。

然而其文簡、其意博
然《しか》り而《しか》して其の文は簡、其の意は博し

其理奥、其趣深
其の理は奥ふかく、其の趣は深し

天地之象分
天（文）地（象）の（現）象は分（明）れ

陰陽之候列
陰陽（虚実）の（症）候は列《つら》ぬ

変化之由表
変化（病変）の（因）由は表れ

死生之兆彰
死生（転帰）の兆（候）は彰《あきら》か

不謀而遐邇自同
謀《はか》らずして遐邇《カジ》（遠近）自ら同じ

勿約而幽明斯契
約すること勿《な》くして幽明斯《ここ》に契《かの》う

稽其言有徴、験之事不忒
其の言を稽《かんが》えるに徴有り、之を事に験するに忒《たが》わず

誠可謂至道之宗奉生之始矣
誠に至道の宗《もと》、奉生の始と謂《い》う可し

【注】 **○遐邇** 遐《カ》は遠、天地の動き。邇《ジ》は近、人身の働き。天人相応をいう。**○幽明** 幽は暗い、奥深く隠れている意。本質また原理。明は外に現れた現象。病理（幽）と症状（明）。**○契** 符合する。

以上、内経の優秀について述べる。

假若天機迅發
もし天機（生まれつき）迅發（利発）にして

妙識玄通
（精）妙（な学）識（を持ち、幽）玄（な事に精）通なれば

蔵謀雖屬乎生知
蔵謀《テンボウ》（完全な智謀）は生知に屬《ゾク》すと雖《いえど》も

標格亦資於詁訓
標格（優秀な品格）も亦詁訓（古典の解釈）に資（助）す

未嘗有行不由逕
出不由戸者也
然刻意研精
探微索隠
或識契眞要
則目牛無全
故動則有成
猶鬼神幽贊

未だ嘗《かつ》て行くに逕《こみち》に由《よ》らず
出づるに戸に由らざる者有らず（論語・雍也）
然《しか》して意を刻し精を研《と》ぎ
微を探り隠を索《もと》め
或は眞（実の）要（点）を（認）識契《シキケイ》（合）すれば
則ち牛を目《モク》して全《まった》きこと無し
故に動けば則ち成ること有り
猶鬼神の幽贊《ユウサン》するがごとし

【注】〇蕆　音テン。完備して完成すること。〇全牛　物事に熟練すること（荘子）。〇幽賛　神仏の隠れた援助。〇行不由逕、出不由戸　『論語』雍也の言葉。行動の公明正大なこと。ここでは研究には適切な道筋があることをいう。
以上、古典研究の方法について述べる。

而命世奇傑、時時間出焉
則周有秦公、漢有淳于意
魏有張公華公
皆得斯妙道者也
咸日新其用、大濟烝人
華葉遞榮、聲實相副
蓋教之著矣、亦天之假也

而《しか》して命世（天命を受けた）の奇傑（優れた人）、時時間《ま》ま出づ
則ち周に秦公（医和）有り、漢に（倉公）淳于意《ジュンウイ》有り
魏に張公（仲景）、華公（華佗《カダ》）有り
皆斯の妙道を得たる者なり
咸《みな》日に日に其の用を新にし大いに烝人《ジョウジン》（人民）を濟《すく》う
華葉遞《たがい》に榮え、聲實相い副《そ》う（理論と実際が整合する）
蓋《けだ》し教えの著しきものなり、亦天の假《たまもの》なり

【注】　**○命世**　天命に応じて世に出てきた優秀な人物。

以上、古代の名医について述べる。

冰弱齢慕道、夙好養生　冰弱齢《ジャクレイ》より道を慕い、夙《つと》に（はやくから）養生を好む

幸遇眞經、式爲亀鏡　幸にして眞經に遇い、式《もっ》て亀鏡《キキョウ》（基準書）と爲《な》す

而世本紕繆、篇目重疊　而《しか》れども世本は紕繆《ヒビュウ》（もつれ間違い）し、篇目は重疊《チョウジョウ》す

前後不倫、文義懸隔　前後倫《つながら》ず、文義懸隔《へだたる》す

施行不易、披會亦難　施行易からず、披（見して諒）會（すること）も亦難し

歳月既淹、襲以積弊　歳月既に淹《おお》い、襲《かさ》ぬるに積（年の）弊（害）を以てす

或一篇重出而別立二名　或は一篇重出して別に二名を立て

或兩論併呑而都爲一目　或は兩論併呑して都《あつめ》て一目と爲す

或問答未已、別樹篇題　或は問答未だ已《おわ》らざるに、別に篇題を樹《た》つ

或脱簡不書、而云世闕　或は脱簡するも書せず、而して云う、世々闕《か》く、と

重合經而冠鍼服　經合を重ねて鍼服を冠す

并方宜而爲欬論　方宜を并せて欬論と爲《な》す

隔虚實而爲逆從　虚實を隔てて逆從と爲す

合經絡而爲論要　經絡を合して論要と爲す

節皮部爲經絡　皮部を節して經絡と爲す

退至教以先鍼　至教を退けて以て鍼を先にす

諸如此流、不可勝數　諸々の此の如き流《たぐい》、数うるに勝う可からず

【注】 **○弱齢** 二十を弱と曰う（礼記・曲礼上）。
以上、世（に流通する）本の編集の乱れを訂正改編したことを述べる。

且將升岱嶽、非逕奚爲
欲詣扶桑、無舟莫適
乃精勤博訪、而并有其人
歷十二年、方臻理要
詢謀得失、深遂夙心

且つ將《まさ》に岱嶽《タイガク》に升《のぼ》らんとするも、逕《ケイ》に非ざれば奚《なに》をか爲さん
扶桑《フソウ》に詣《いた》らんと欲するも、舟無くんば適《ゆ》くこと莫《な》し
乃《すなわ》ち精勤博訪す、而《しか》して并《あわ》せて其の人有り
十二年を歴て、方に理要（要点を理解する）に臻《いた》る
得失を詢《と》い謀《はか》り、深く夙心《シュクシン》を遂ぐ（初志貫徹す）

【注】 **○岱嶽** 泰山。山東の名山。**○扶桑** 東海の島にある神木。
以上、努力勉強して目的を達成したことを述べる。

時於先生郭子齋堂
受得先師張公秘本
文字昭晰、義理環周
一以参詳、群疑冰釋
恐散於末學、絶彼師資
因而撰註、用傳不朽

時に先生郭子の齋堂（書斎）に於いて
先師張公の秘本を受け得たり（運気七篇）
文字昭晰《ショウセキ》（あきらか）にして、義理環周（周到）す
一たび以て参詳すれば、群疑冰釋《グンギヒョウシャク》す
末學に散じ、彼の師資（相承）の絶えんことを恐れ
因って註を撰し、用って不朽に伝えんとす

兼舊藏之巻、合八十一篇
二十四巻、勒成一部
冀乎究尾明首、尋註會經
開發童蒙、宣揚至理而已

舊《キュウ》藏の巻を兼《あわ》せ、合して八十一篇
二十四巻、勒《ロク》（文章を石に刻む）して一部と成せり
冀《ねがわく》は尾を究《きわ》め首を明らめ、註を尋ね經を会し
童蒙を開発し、至理を宣揚して已《や》まんことを

【訳】　新校正にいう。詳するに『素問』の第七巻の亡《うしな》われしこと已《すで》に久し。按ずるに皇甫士安は晋の人なり。『甲乙経』に叙していう。また亡失あり、と。『隋書経籍志』は梁の七録を載せ、また止《ただ》八巻を存すという。全元起は隋（隋は誤り、正しくは斉梁の間）の人なり。注する所の本には第七なし。王冰は唐の宝応中の人なり。上って晋の皇甫士安の甘露（三国呉の年号、晋の武帝の泰始元年に当たる、二五六年）中に至るまでに已に六〇〇余年なり。而《しか》るに冰は自ら（先師の）旧藏の巻を得たりと爲す。今竊《ひそ》かに之を疑う。仍《な》お天元紀大論、五運行論、六微旨論、気交変論、五常政論、六元正紀論、至眞要論の七篇を観るに、今の『素問』の四巻に居る。篇巻洪大にして、『素問』の前後の篇巻等と與《くみ》せず。またかつ載する所の事、『素問』の余篇と略相通ぜず。竊かに疑うらくはこの七篇はすなわち陰陽大論の文にして王氏が取りて以って亡びし所を補いしならん。なお、周官の亡《ほろ》びし冬官《トウカン》を考工記を以て之を補いしの類のごときなり。また漢の張仲景は傷寒論に序していう。『素問』九巻、『八十一難経』『陰陽大論』を撰用す、と。これ『素問』と『陰陽大論』の両書甚《はなは》だ明らかなり。すなわち王氏は『陰陽大論』を『素問』中に并《あわ》せたるなり。之を要するに『陰陽大論』もまた古の医経なるも、終に『素問』の第七には非ざるなり。

【注】　**○梁**　南朝の国。五〇二—五五六年。**○七録**　梁の阮孝緒撰の図書目録。

以上、先師の秘本を得て欠漏を補ったことを述べる。

其中脱簡文斷、義不相接者
捜求經論所有、遷移以補其處

其の中の脱簡、文斷、義の相い接せざる者は
經論の有る所を捜求し、遷移して以て其の處を補う

篇目墜缺、指事不明者
量其意趣、加字以昭其義
篇論呑并、義不相渉
闕漏名目者
區分事類、別目以冠篇首
君臣請問、禮儀乖失者
考校尊卑、増益以光其意
錯簡碎文、前後重疊者
詳其指趣、削去繁雜、以存其要
辭理秘密、難粗論述者
別撰玄珠、以陳其道

篇目の墜缺《ツイケツ》し、指事の不明の者は
其の意趣を量《はか》り、字を加えて以て其の義を昭かにす
篇論の呑并《ドンヘイ》し、義の相い渉らず
名目を闕漏《ケツロウ》する者は
事類を区分し、目を別って篇首に冠す
君臣の請問にして、禮儀《レイギ》の乖失《カイシツ》（失礼）する者は
尊卑を考校し、増益して以て其の意を光《あき》らかにす
錯簡《サッカン》、碎文《サイブン》、前後の重疊《チョウジョウ》する者は
其の指趣を詳くし、繁雑を削去し、以て其の要を存す
辭理《ジリ》秘密にして、論述を粗《ソ》（分析理解）し難き者は
別に玄珠《ゲンシュ》を撰し、以て其の道を陳《の》ぶ

【訳】　新校正にいう。詳するに王氏の玄珠は世に存する者無し。今玄珠十巻、照明隠旨三巻有り。蓋《けだ》し、後人の附託の文なり。王氏の書に非ずと雖《いえど》もまた『素問』の第十九巻より二十二巻において頗《すこぶ》る発明あり。その隠旨三巻と今の世の所謂《いわゆる》天元玉冊とは正に相表裏す。而《しか》れども王冰の義とは多く同じからず。

凡所加字、皆朱書其文
使今古必分、字不雑糅（揉）

凡《およ》そ字を加える所は皆其の文を朱書し
今古を必ず分かち、字を雑糅《ザツジュウ》（ごちゃまぜ）せしめず

庶厥昭彰聖旨、敷暢玄言
有如列宿高懸、奎張不亂
深泉淨瀅、鱗介咸分

庶《こいねかわ》くは厥《そ》の聖旨を昭彰し、玄言を敷暢《フチョウ》（わかりやすく）すること
列宿（星座）の高く懸り、奎《ケイ》、張《チョウ》（二十八宿の星宿）の亂《みだ》れず
深泉淨瀅《ジョウエイ》（透明に）して、鱗介《リンカイ》の咸《みな》分かれるが如く有らんことを

以上、王冰の補注の方法について述べる。

君臣無夭枉之期
夷夏有延齢之望
俾工徒勿誤
學者惟明
至道流行、徽音累屬
千載之後、方知大聖之慈恵無窮

君臣に夭《ヨウ》（若死に）枉《オウ》（事故死）の期無く
夷《イ》（外国）夏《カ》（中華）に延齢の望有り
（医）工をして徒《いたずら》に誤らしむること勿《な》く
學ぶ者をして惟《こ》れ明かならしむ
至道流行し、徽音《キイン》（福音）累屬《ルイショク》（連続）し
千載《センザイ》の後、方《まさ》に大聖の慈恵の無窮なることを知らん

【注】 **○深泉淨瀅、鱗介咸分**　淨は清浄。瀅は透明。鱗は魚類。介は貝類。分は分明。**○工**　技術者。『素問』、『霊枢』では医工すなわち医師のことである。

時大唐寶應元年歳次壬寅序

時に大唐の寶應元年、歳壬寅に次《やど》るとき序す。

上古天眞論篇　第一

上古とは『素問』が作られた時代から見ての昔である。『素問』の時代とは、自然の環境も社会の構造も異なり、人々の価値観も違う。堕落した今とは違う理想的な世の中であると考えられていた。その頃の人々は天地自然の法則を把握し、それに基づいて生活し、眞気を養った。そこで篇名を「上古天眞」という。眞気とは充実した生命力である。

本篇は四つの部分から成る。

第一　黄帝の紹介。本書の主役である黄帝を紹介する。黄帝が神秘的で霊妙不可思議な能力を持つことを述べる。

第二　養生の方法。陰陽四時すなわち季節の気象的変動に対する適応法、健康術への習熟、規律ある日常生活の維持、欲望の節制などを説く。『甲乙経』巻十一の第七に一部が見える。

第三　人の成長と老化に関する成長曲線と、それを演出する腎と肝の機能の盛衰を述べる。加齢現象の追跡である。『甲乙経』巻六の第十二、『太素』巻二の寿限に略同文が見える。

第四　養生の原理、原則を体得した人、道者の階層。眞人、至人、聖人、賢人の特徴と生活。

新校正にいう。按ずるに全元起注本では第九巻にあり、王氏重ねて篇第《ヘンテイ》を次《つ》いで、移して篇首に冠す、今の注で篇を逐《お》って必ず全元起本の巻第を具えるは素問の舊《もと》の第目を存せんと欲すればなり、今の篇次を見るに皆王氏の移す所なり。

第一章

昔在黄帝
生而神霊
弱而能言
幼而徇齊
長而敦敏

昔《むかし》在、黄帝は
生れながらにして神霊
弱《ジャク》にして能く言（ものい）い
幼《ヨウ》にして徇斉《ジュンセイ》
長じて敦敏《トンビン》

成而登天
迺問於天師曰

成りて天に登る
迺《すなわ》ち天師（岐伯）に問うて曰く

【訳】　昔むかし、黄帝という人がいた。その人は生まれた時から神秘的で霊妙不可思議な能力を持っていた。たおやかな二、三歳の年頃で大人の様にはっきりとした物言いができた。幼い五、六歳の年頃では欠点のない均斉のとれた人柄であった。年長《た》けてからはどっしりと落ち着いていて、しかも慧敏《ケイビン》であった。修業が完成して天に登り仙人になった。さてその黄帝が天子の師（範）である岐伯に質問した。

【注】　〇黄帝が摩訶不思議な能力の持ち主であったことを述べる。これと略、同文が『大戴礼記』、『史記』五帝本紀に見える。恐らく王冰《オウヒョウ》がこれらの文献より移して付加したものであろう。〇**成而登天**　仙人になって白日の下に天に登ったという伝説を記したものと考える。〇**幼弱長成**　『礼記』曲礼上に男子の十歳刻みの年の呼び方が記されている。それによると、十歳を幼といい、二十歳を弱という。本文の弱や幼はもっと若い年齢の様である。〇**弱**　なよなよと柔らかいことで、二、三歳の子供であろう。幺《ヨウ》は糸気があるかないかの細く小さい糸のことをいう。幼とは、力が糸気がない様にか細い状態のことである。そこで五、六歳の子供であろう。これが、舌足らずの幼児語ではなくて、大人の様な明確な物言いをする、というのである。〇**長**　年長にも長老にも使う。ここは壮年である。『礼記』では三十歳を壮という。〇**徇**　したがう、めぐる。ここは一から十まで全部に行き渡り欠け目のないこと、調和のとれたこと。〇**齊**　多くのものが頭をそろえた状態。よくそろっている様子。

第二章

第一節

余聞
上古之人
春秋皆度百歳而動作不衰
今時之人
年半百而動作皆衰者
時世異耶人将失之耶

余聞く
上古の人は
春秋（年齢）、皆、百歳を度《わた》って而《しか》も動作衰えず
今時の人は
年、百に半《なか》ばにして而も動作皆衰うるは
時世異なるか、人、将《は》た、之を失うか

【注】○古今に寿命の違いのあることを述べ、その理由を問う。

【訳】私の聞く所では、昔の人は年齢が百歳になっても動作が衰えなかったのに、今どきの人は、頭が白髪混じりになる五十歳位で動作が皆衰えてしまう、と。それは世の中の仕組みが違ってきたのか、あるいはまた人が正しい暮らしの方法を見失ってしまったのか。

第二節

岐伯對曰
上古之人
其知道者

岐伯対《こた》えて曰く
上古の人
其の道を知る者は

法於陰陽
和於術數
食飲有節
起居有常
不妄作勞
故能形與神倶而盡
終其天年
度百歳乃去

陰陽に法《のっと》り
術数に和し
食飲に節（度）有り
起居に常（規）有り
妄《みだ》りに労（消耗的な労働）を作《な》さず
故に能《よ》く形《からだ》と神《こころ》と倶にして尽き
その天年を終え
百歳を度《わた》って乃ち去る

【訳】　岐伯が答えていう。

昔の人はその（天地自然の真理に基づく）正しい暮らしの方法を知っていた（その方法というのは次の通りである）。

自然の四季に基づく生物の生長収藏のリズムの法則に従う。

健康保持の技術方法に熟達する。

飲食には節度がある。生活には規範がある。無闇に疲労困憊する様な労働はしない。

そこで生涯を閉じるにあたっても肉体と精神は一緒にその活動を止め、天から与えられた寿命を終わり、百年の歳月を渡ってそこでやっとこの世から姿を消した。

【注】　**○上古**の人の養生の方法を述べる。**○陰陽**　太陽エネルギーの地上における存在様式を陰陽という。北半球においては、太陽が北半球にある時を陽という。春と夏である。南半球にある時を陰という。秋と冬である。これを陰陽四時《シイジ》という。四時とは四季である。四季の天文、地象に順応して生きることを陰陽に法《のっと》るという。**○術數**　術、『説文』には「邑《ユウ》中の道なり」とある。邑とは都市のことである。術とは人々の通い慣れた町中の道をいう。転じて伝統的な物事のやり方、方法をいう。ここでは養生の技術、方法である。飲食、起居、労作はその日常生活における具体的表現である。**○形と神**　人は形《からだ》と気から成る。形また物を動かすもの、それを気という。人体における気には四つの種類がある。第一は生まれた時から持っている眞気である。遺伝的な生命力である。第二は精気（エネルギー）である。精気は、胃の上焦と中焦という場所で飲食物から抽出された栄養素である。これは経脈に従って全身を循環し、皮肉筋骨、五藏六府に供給されて、その活動の原動力となる。中焦で作

られた営は経脈すなわち血管に入って変化して血となるので営血という。上焦で作られた衛は神経機能を持つので衛気という。第三は神経、心理、精神である。第四に臓器組織の機能をいう。そこで気の高度のものを神と呼ぶ。すなわち神とは神経の高度統合系であり、現代日本語で精神と呼ぶものである。なお人体の外には天気、地気がある。病原因子は邪気という。**○能形與神倶而盡終其天年**　『霊枢』天年五十四には「百歳、五藏皆虚し、神気皆去り、形骸《ケイガイ》獨り居《キョ》して終わる」とある。藏器の機能は衰弱し、精神は耗弱《コウジャク》して肉体のみ残る。すなわち形と気の分離である。これが百歳の現実である。しかし、上古の道者は心身ともに健全という理想を実現したというのである。

第三節

今時之人不然也	今時の人は然らざるなり
以酒爲漿	酒を以て漿《ショウ》（飲み物一般）と為《な》し
以※1妄爲常	妄《モウ》を以て常と為《な》し
酔以入房	酔って以て（閨）房に入り
以欲竭其精	欲を以て其の精（気）を竭し
以※2耗散眞	耗を以て其の真（気）を散ず
不知持満	満を持することを知らず
不時御神	神を御するに時ならず
務快其心	務めて其の心を快《こころよ》くし
逆於生樂	生の楽しみに逆《むか》う
起居無節	起居に節（度）無し
故半百而衰也	故に半百にして衰うるなり

※1　妄　『甲乙経』巻十一第七は「安」に作る。好逸、安逸の意味である。安逸を以て日常茶飯のこととする、の意味になる。

※2　耗　『甲乙経』は「好」に作る。嗜好の意味である。娯楽遊興に耽ることである。

【訳】　今どきの人はそうではない。酒を湯水の様に気やすく飲む。日常茶飯の様にでたらめの振る舞いをする。酔って寝室に入って房事に耽《ふけ》る。欲望を恣《ほしいまま》にしてその精力を竭乏《ケツボウ》させる。消耗する様な事をして充実した生命力を消散させてしまう。力の充実した状態を持続することを知らない。タイムリーに精神を制御することができない。心の赴くままに勝手気儘に振る舞う。人生の楽しみに耽ることに迎合する。日常動作に節度がない。そこで五十歳で衰えてしまうのである。

【注】　〇今の人は欲望を恣にして行動に節度がなく、精力を消耗してしまうために早老を来すことを述べる。**〇逆**　さからう、むかえる。ここはむかえる、迎合の意と解する。王注には「養生の楽しみに逆らうなり」とある。快楽の追求は反って生の楽しみを妨げる、というのである。

第四節

夫※1上古聖人之教下也　　夫《そ》れ上古の聖人の下を教うるや

皆謂之　　皆之を謂《い》う

虚邪賊風　　虚（をもたらす）邪、賊（法則破り、季節外れの）風

避之有時　　之を避けるに時有り

恬惔虚無　　恬惔《テンタン》虚無なれば

眞氣從之　　眞気之《これ》に従う

精神内守　　精神を内に守れば

病安從來　　病は安《いずこ》より来らん

※1　上古聖人之教下也皆謂之　全元起注本では「上古聖人之教也（上古の聖人の教うるや）、下皆為之（下、皆、之を為す）」となっている。『太素』、『千金方』（唐、孫思邈の医学全書）も同じ。この方が意味がよくわかる。訳はこれに従った。

【訳】　いったい昔の偉い人が人民を教化する時は、人々は皆その教えに従い実行した。

抵抗力を減弱させて発病させる（細菌やウイルスの様な）病原因子や季節外れの風は、それに傷害されない様に、季節の気候に応じた行動をとる。

心が落ち着いて安定しており、無心で何らの欲望もなければ、充実した生命力は自然にその後からついて来る。

精すなわち活動の源泉であるエネルギーや神すなわち心身を統合制御する精神を内部にしっかり確保して外に離れ去っていかない様にする。（そうすれば内部が充実するから）病気はどこから身体の中に入り込んでこれようか（入り込む余地はない）。

【注】　○養生の方法を述べる。一、風雨寒暑の外因を避ける。二、欲望を節制して情動、意欲を安定させる。三、精と神の保守確保。この三つである。第三項において、精は肉体を代表し、神は精神を代表する。すなわちこの項は心身両面における充実安定を意味する。**○虚**　虚無の虚は空っぽ、中身がないこと。虚邪の虚は身体の虚で、全身あるいは局所の機能または抵抗力の減弱を意味する。**○邪**　牙は犬歯で、食い違うことを示す。外から生体を襲ってその機能に食違い、病的変化、歪み（ストレス）を起こす因子を邪という。風雨寒暑などがこれである。英語のストレッサーに当たる。**○賊**　戎は戈《ほこ》と甲《かぶと》の会意文字。賊は武器で人を脅して社会の秩序や倫理を乱すこと（者）。ここでは法則破りの風すなわち季節外れの風のこと。**○眞氣**　眞は充填、充実の意。眞気とは、充実した生命力。**○恬惔**　恬も惔も『説文』には「安きなり」とある。心が安らかに落ち着いて静かなことである。

第五節

是以
志閑而少欲
心安而不懼

是《これ》を以て
志は閑《カン》にして欲を少なくし
心は安らかにして懼《おそ》れず

形勞而不倦
氣從以順
各從其欲
皆得所願

形《からだ》は労すれども倦《う》まず
気は従って以て順に
各々其の欲に従って
皆、願う所を得《う》

【訳】 そこで、あれもしたい、これもしたいという望み事には、かんぬきを掛けて欲望を少なくし、心は安静にしてキョロキョロと物事に気を散らすことなく、肉体労働はしてもぐったりと疲れ果てる様なことはしない。かくして気血は経脈（血管）に従って順調に流れ、心身は健全となる。そうすればそれぞれのほしいと思うものは、皆願い通りになる。

【注】 ○養生の方法を述べる。一、節欲により心を安定させる。二、過労を避ける。この二つである。そうすれば心の欲するままに所願は成就する（心身の制御により反って精神の自由を得る）。
○閑 牛馬が勝手に外に出ない様に、出入口にかけるかんぬきである。心にかんぬきを掛けて欲望をほしいままにしないことである。
○懼 瞿は鳥が目をキョロキョロすることである。懼は不安、心配で、目をおどおどと動かすこと。

第六節
故
美其食
任其服
樂其俗
高下不相慕
其民故曰朴

故に
其の食を美《うまし》とし
其の服を任じ
其の俗を楽しみ
高下相い慕《した》わず
其の民を故に朴と曰う

【訳】　そこで、日常の食事をおいしいと思って満足し、普段着を（文句をいわないで）大事に着こなし、世の仕来りに溶け込んで人々と和《なご》み楽しむ。身分の高い人も低い人も互いにない物ねだりをして相手を羨まない。そこでその様な人民を素朴と呼ぶ。

【注】　〇平安な人民の生活態度を述べる。『老子』八十章は小国寡民の理想郷を述べている。その中に「甘其食（其の食を甘しとす）、美其服（其の服を美とす）、安其居（其の居に安んず）、樂其俗（其の俗を楽しむ）」と略同文がある。為政者、体制の保持者にすれば理想的な穏健な人民である。老子的政治思想の表現であって養生論とは直接の関係はない。〇故　ここでは、「一般に」の意味。原因を示す「それ故に」ではない。〇任　『説文』には「保なり」とある。保とは両手で包む様に抱えること。『詩経』生民「是れ任じ、是れ負う」の毛注に「任とは抱なり」とある。抱き込むとは、自分のものとして大切にすることである。

第七節

是以　　是を以て
嗜欲不能勞其目　　嗜欲《ショク》は其の目を労すること能《あた》わず
淫邪不能惑其心　　淫邪は其の心を惑わすこと能わず
愚智賢不肖　　愚智、賢不肖
不懼於物　　物に懼《おそ》れず
故合於道　　故に道に合す
所以　　ゆえに
能年皆度百歲　　能く年皆百歳を度《わた》って
而動作不衰者　　而《しか》も動作衰えざるは
以其徳全不危也　　其の徳全くして危ふからざればなり

【訳】　そこで、旨いもの、欲しいものも目移りさせることがなく、酒や女というよこしま事も心を惑わすことができない。愚かな人も智恵のある者も、賢い人も標準に足りない人も、みんな、物事に気をとられてキョロキョロする様なことはしない。そこで天地自然の道理に合致する。故に年が百歳になって、しかも動作が衰えないでいることができるのは、その行為が正しく完全で不安な所がないからである。

【注】　○欲望を節制し、生活に節度を持ち、天地自然の道理に従って生活すれば、百年の寿命を保つことができることを述べる。

○危　人が崖ふちにうずくまっている様子で、高く険しく、不安な状態を示す。

以上一章。養生の方法を述べる。

養生論は予防医学より範囲が広い。単に肉体と精神の健全を保持することだけを目的としない。さらに深く人間存在の根源的意味を問い、その実現を求める。肉体、精神を越えた生命、「いのち」の実存を探求する。しかし『素問』の養生論はそこまでは立ち入らないこと、前述に見る通りである。第四章には全道、全神の語があるが、なお不老長生、長生久視という、より多く、肉体的生存を志向する傾向が強い。故に老荘学派の人々から「養形の徒」と罵られることになる。形とは肉体のことである。

予防医学は病気の原因論の裏返しである。『素問』、『霊枢』の病因論は天地人の三才に基づく。

一、天の変動、風雨寒暑である。これに対する養生は、「之を避けるに時有り」である。ことに夏の酷暑、冬の酷寒を避ける。君子は固密にして賊風、虚邪を犯さない。

二、飲食、居処である。すなわち気候、風土に基づく衣食住を始めとする日常生活である。地に対応する。ここでは節度と規律が求められる。

三、陰陽喜怒である。人事の葛藤に基づくストレス的病因である。ここに陰陽とは男女のことである。喜怒は感情、情動の激発である。セックスには節制が求められ、情動には安定が求められる。

第三章

第一節

帝曰　帝曰く

人年老而無子者　人、年老いて子無き者は

材力盡邪　材力尽きたるか

将天數然也　将《は》た天数（天命）然るか

岐伯曰　岐伯曰く

女子七歳　女子は七歳にして

腎氣盛、歯更髪長　腎気盛んにして歯更《かわ》り、髪長ず

二七而　二七（十四）にして

天癸至、任脈通　天癸《テンキ》至り、任脈通ず

太衝脈盛　太衝《タイショウ》の脈盛んにして

月事以時下　月事《ゲツジ》（月経）時を以て下る

故有子　故に子有り

三七　三七（二十一）にして

腎氣平均　腎気平均す

故眞牙生而長極　故に真牙生じて長極す

四七　四七（二十八）にして

筋骨堅髪長極　筋骨は堅く、髪は長じ極《きわま》る

身體盛壯
五七
陽明脈衰
面始焦、髪始堕
六七
三陽脈衰於上
面皆焦、髪始白
七七
任脈虚、太衝脈衰少
天癸竭
地道不通
故形壊而無子也

身体盛壮なり
五七（三十五）にして
（顔の正面を支配する）陽明（胃経）の脈が衰え
面始めて焦《やつ》れ、髪始めて堕《お》つ
六七（四十二）にして
（頭、顔面を支配する）三陽（胃・胆・膀胱経）の脈が上に衰え
面皆焦れ、髪は始めて白し
七七（四十九）にして
任脈虚し、太衝の脈衰少し
天癸竭《つ》く
地道《チドウ》通ぜず
故に形壊《くず》れて子無きなり

【訳】　帝がいう。

　人が年をとってから子供ができないのは、持って生まれた生殖力が尽きたのか、あるいは自然の決まり（天の与えた限界）でそうなるのか。

　岐伯がいう。

　女子は七歳で、腎の精気が盛り上がってくる。（その精気を使って）歯が生え変わり髪が美しく成長する。
　二七、十四歳で、天癸《テンキ》すなわち生殖現象を起こさせる自然の巡《めぐ》りがやってくる。任（妊娠に関係する）脈が開通する。太衝の脈（内生殖器に分布する血管系の流通）が盛んになる。月経が規則正しく起こってくる。そこで子供ができる様になる。
　三七、二十一歳で、腎の精気（の充実度）は（高い水準で）平衡状態に達する。そこで永久歯が出てきて生え揃う。
　四七、二十八歳で、筋骨が堅固となる。髪は長く生い茂る。身体は縦横ともに立派に大きくなる。
　五七、三十五歳で、顔面を支配領域とする陽明胃経の脈の力が衰

え、顔面がやつれ始める。髪が抜け始める。

六七、四十二歳で、頭部の太陽経、顔面の陽明経、耳や目を流注する少陽経の力が衰え、顔面はどこもやつれて艶がなくなり、髪の毛が白くなり始める。

七七、四十九歳で、任脈は空っぽになり、太衝の脈は力が衰えて流れも枯れてくる。生殖の原動力である自然の巡りも力が竭きてしまう。月経は通り道が塞がって閉止する。そこでからだは（体形、体力ともに）崩れて（生殖機能を失い）子供ができなくなる。

【注】　〇女子の一生の肉体的成長曲線を述べる。

三七までが上昇曲線、三七から五七までが極期の平衡線、五七以後、下降曲線に入る。この曲線の経過を主宰するのは腎気である。腎気とは腎に貯えられた精気であり、それによる機能である。現代医学の副腎がこれに相当する。

腎の機能について、六節藏象論九は次の様に記す。「腎は蟄《チツ》を主る。封藏《ホウゾウ》の本にして精（気）の（貯藏）処なり。その華は髪に在り。その充は骨に在り」と。腎の働きの精華は髪に現れる。またその力の充実の程度は骨に現れる。そこで生後七年を経て、漸く腎が働き始めて、歯（骨）が生え変わり、髪が立派に成育する。

腎は精気を藏する。精気には二つの意味がある。

一つは肉体を動かす力、エネルギーあるいはエネルギーを担う物質すなわち栄養素である。胃の上焦、中焦で作られる営衛《エイエ》である。エネルギーの塊りなので精気といい、液体なので津液《シンエキ》という。

二つは生殖に関係する液である。陰精ともいう（『霊枢』刺節眞邪第七十五）。

陰陽には性交、生殖の意味もある。この内、陰は精液を意味し、陽は勃起、射精の力を意味する。女子で精液に相当するものは月経である。二七で腎気はいよいよ盛り上がってきて、月経が始まる。月経に関係する経脈は任（娠に関係する）脈と（種の植え付けを意味する）衝脈である。この二つの経脈の開通、機能開始で子供ができる様になる。この状況を天癸至るという。

腎気は二十代を通じて最盛を維持する。その余波は三十代前半におよび、身体盛壮の状況を示すが、それ以後は衰微に向かう。最終的に生殖機能を失うのは七七の歳であるが、この時、任脈、太衝の脈は虚衰し機能は廃絶する。太衝の脈は少陰腎経とその走行をともにする経脈であり、両者は表裏一体の関係にある（衝脈の経路、走行路については『霊枢』逆順肥痩第三十八、動輪第六十二に詳しい）。

また、筋の状態は肝の機能の充実度を示す。筋骨堅は、この時、肝の働きもまた盛んなことを意味している。

下降曲線の身体的指標は頭髪と顔面の色艶の減退である。これを演出するのは頭面に集まる足の陽経である。『霊枢』の邪気藏府病形第四に「諸陽の会は面に在り」とあるが、手の陽経は陽明大腸経を除いて直接には顔面に関係がない。従って、髪と面に関係するのは足の三つの陽経である。これが何故に降退期に関係するのかはよくわからない。

なお、人の五藏六府十二経脈の盛衰は『霊枢』の天年第五十四にも記載がある。また『礼記』の曲礼上には男子の社会的経歴が十歳刻みで記されている。そして『論語』の為政第二には精神的発達の段階が略十五歳刻みで述べられている。全文をこの章の第三節の後に掲げる。比較参照されたい。

○天癸　癸は刃が四方に張り出したほこ（矛）。回転させる意味を持つ。十干（甲乙……癸）が一回りする十番目。天癸は日の明暗、月の朔望《サクボウ》という様な自然の回り。それが人体に組み込まれて睡眠と覚醒（日周）、月経（月周）、四季の体調の変化（年周）という様な生体リズムとなる。ここでは生殖に関する巡り。女子の月経。男子についても天癸を挙げているが、女子の様な明確な周期性は認められない。ここでは十六歳で生殖能力がつき、五十六歳でそれが消失することを述べている。**○任脈**　任は機織りの梭の中に納める糸巻きの象形である。その形は妊婦の腹部に似ている。任は両手で腹を抱き込むことであるが、ここでは妊の意に解すべきである。任脈は会陰部の中極に始まり、身体前面の中央の腹裏を通って下唇の下の承漿に終わる経脈である。妊娠に関係すると考えられている。**○太衝脈**　衝は上下に突き通す意味を持つ。衝脈は上は顔面を灌流し、下は胸腹部を縦に貫き、臍部で左右に分かれ、下肢の先端にまで至る血管系である。衝は種と同じく、種を植え付ける意を含む。**○地道**　三部九候論篇第二十に「下部の地は少陰腎なり」とある。ここの地道はこれに当たる。すなわち月経の通路の意味である。

第二節

丈夫八歳	丈夫《ジョウフ》は八歳にして
腎氣實、髮長歯更	腎気実し、髪長じ歯更《かわ》る
二八	二八（十六）にして
腎氣盛、天癸至	腎気盛んにして天癸《テンキ》至り
精氣溢寫	精気（は充）溢（し）瀉（出）す
陰陽和	陰陽和す
故能有子	故に能く子有り
三八	三八（二十四）にして

腎氣平均
筋骨勁強
故眞牙生而長極
四八
筋骨隆盛、肌肉滿壯
五八
腎氣衰、髮墮齒槁
六八
陽氣衰竭於上
面焦、髮鬢頒白
七八
肝氣衰、筋不能動
天癸竭、精少
腎藏衰、形體皆極
八八
則齒髮去
腎主水
受五藏六府之精而藏之
故五藏盛乃能寫
今五藏皆衰

腎気平均し
筋骨勁強なり
故に真牙生じて長極す
四八（三十二）にして
筋骨隆盛にして肌肉《キニク》（筋肉）満壮なり
五八（四十）にして
腎気衰え、髪堕《お》ち歯槁《かれ》る
六八（四十八）にして
陽気は上に衰え竭《つ》き
面焦《やつ》れ、髪鬢頒白《ハッピンハンパク》す
七八（五十六）にして
肝気衰え、筋（筋膜、腱）、動ずる能わず
天癸竭き、精少《へ》り
腎藏衰え、形体皆極《つか》る
八八（六十四）にして
則ち歯髪去る
腎は水を主《つかさど》る
五藏六府の精を受けて之を藏す
故に五藏盛んなるときは乃ち能く瀉す
今、五藏皆衰え

筋骨解堕、天癸盡矣
故髪鬢白
身體重、行歩不正
而無子耳

筋骨解堕《カイダ》し、天癸尽く
故に髪鬢白く
身体重く、行歩《コウホ》正しからず
而して子無きのみ

【訳】　男子は八歳で腎の精気が充実してくる。そこで髪が立派に成育し歯が生え変わる。

　二八、十六歳で、腎の精気が盛り上がってきて、生殖に関する自然の巡りがやってくる。腎に充満してきた精気（液）が溢れ放出される様になる。精液（陰）と勃起機能（陽）がともに揃う。そこで子供ができる様になる。

　三八、二十四歳で、腎の精気は充実し、高い水準で平衡状態になる。筋骨はピンと張り切ってがっしりと固い。そこで永久歯が生え揃う。

　四八、三十二歳で、筋骨は豊かに盛り上がり、筋肉は充満し張り切っている。

　五八、四十歳では、腎の精気は衰え減る。髪は抜け、歯も痩せて抜けやすくなる。

　六八、四十八歳で、顔面に登ってくる陽気は衰え竭き、顔面はやつれ、髪や鬢には白いものが交じる様になる。

　七八、五十六歳で、肝の働きが衰え、（肝の協同器官である）筋がうまく動かなくなる。生殖に関する自然の巡りを起こす源泉が枯れてきて、精液が減る。腎の働きも衰え、肉体の諸部分は皆（長年の緊張した活動の結果）疲れてくる。

　八八、六十四歳で、そこで歯や髪が抜け落ちる。

腎は体内の水の生成、排泄を統御している。五藏六府の精を受けて、それを貯藏している（精、精気も水、液体である）。故に五藏が盛んな時はそこで放出することができる。今、五藏が皆衰えると、筋骨はだらりと弛んで力は抜け落ち、生殖に関する自然の巡りの材料も尽き果てる。そこで髪は白くなり、からだは重くなり、歩行はよろける様になる。こうして子供ができなくなる。

【注】　○男子の肉体的成長曲線について述べる。この過程を統御しているのは女子の場合と同じ様に腎である。そこで腎の機能についての説明がある。**○腎**　腎は水を主るという。体内の水、体液の運行を考えるに、水と穀物、すなわち飲食物は口から胃に入り、胃の上焦、中焦で吸収、消化、代謝されて精気（栄養素）に変換される。この過程を制御しているのは脾（現代の膵に当たる）と胃である。上・中焦で生成した精気はリンパ液である。液体である。故に

津液ともいう。この津液は経脈すなわち血管に入り変化して血となり、全身を巡る。現代医学の血液循環に当たるが、この過程を調節しているのは心ではなくて、脾と肺（呼吸）である。

精気を抽出された後の水穀は糟粕《ソウハク》となって腸管を下る間に水（小便）と大便に分けられて、それぞれ膀胱と肛門から排泄される。この過程を担当しているのが下焦《ゲショウ》であり、これを制御しているのが腎である。故に腎は水を主っているのには違いがないが、水の生成、運行に関係しているのは腎だけではない。脾胃、三焦、肺も関連しているのである。

次に精気について考える。水穀から抽出され、人体を構成する精気に変換された津液は経脈を循環する間に五藏六府に分配される。これが藏府の気である。五藏六府はこれを使ってその機能を営む。この機能と機能（を担当している）物質を藏府の気という。

またその精気の一部は腎に送られ、そこに貯蔵される。この関係を腎は封藏の本といい、精の処というのである（霊蘭秘典論八）。封藏とは封印してしまいこみ、必要に応じて放出することである。精の処とは精気を集中して定着させている場所の意味である。

腎に貯蔵された精気は一つにはエネルギーとしての働きを持ち、二つには精液として生殖の働きをする。故に五藏六府の機能が衰えれば、腎の精気も衰竭し、天癸も尽きるのである。蟄とは、虫が冬、土中に潜り隠れることである。春になって土中より出ることを啓蟄という。腎は蟄を主るとは、以上のごとく精気を貯蔵し、必要に応じて放出する働きを譬えたものである。肝が筋肉の盛壮に関係することは女子と同じ。**〇極**　亟《キョク》は上下二線の間に人が立って頭から足先まで緊張している様で、それに口八丁手八丁で活動する姿を示す。極は上下に張った大黒柱。また大極柱とも書く。そこで三八の髪長極は髪の成長が極点に至ること、七八の極は活動の結果疲れる意味になる。肝の機能を罷亟《ヒキョク》という。亟は極と同じで活動のこと。罷は罷業の罷で、やめる、つかれる意味。肝はグルコースを放出して筋肉の活動を支持する。亟である。その結果、疲労困憊する。罷である。**〇鬢**　音ヒン。ビンは慣用音。耳ぎわの髪の毛。**〇正**　真っすぐ行くこと。不正とはよろけて真っすぐ歩けないことである。**〇五藏六府**　肝心脾肺腎を五藏という。実質藏器である。胃、小腸、大腸、胆、膀胱、三焦を六府という。中空藏器である。三焦はリンパ管系で、府の形を持たない。上焦は上腹部と胸部のリンパ管、中焦は乳糜《ビ》槽と胸管、下焦は下腹部のリンパ管である。

第三節　帝曰

帝曰く

有其年老而有子者何也　其の年老いて而《しか》も子有る者の有るは何ぞや
岐伯曰　岐伯曰く
此其天壽過度　此れ其の天寿度を過ぎて
氣脈常通　（精）気（の流注する経）脈は常《なが》く通じ
而腎氣有餘也　而《しか》も腎気有余なり
此雖有子　此れ子有りと雖《いえど》も
男不過盡八八　男は八八（六十四）を尽くすに過ぎず
女不過盡七七　女は七七（四十九）を尽くすに過ぎず
而天地之精氣皆竭矣　而して天地の精気は皆竭《つ》く
帝曰　帝曰く
夫道者年皆百數　夫れ道者《ドウシャ》（真理を体得した人）は年皆百を数えて
能有子乎　能く子有るか
岐伯曰　岐伯曰く
夫道者　夫れ道者は
能却老而全形　能く老いを却《しりぞ》けて形《からだ》を全くす
身年雖壽能生子也　身年は寿なりと雖も能く子を生むなり

【訳】　黄帝がいう。

年が老いてしかも子供ができる人があるのは何故なのか、と。

岐伯がいう。

それは天から受けた寿命は標準を超えているが、精気の通路は（若い時と同じ様に）何時も開通しており、そして腎の精気にはゆとりがあるからである。

この場合、子供ができるといっても、男子では八八、六十四歳が限界でそれ以上には及ばない。女子では七七、四十九歳が限度である。その年齢になれば男女の精気は皆竭きてしまう。

黄帝がいう。

天地自然の真理、法則を体得した者は皆百歳を超えても、子供を作ることができるか。

岐伯がいう。

天地自然の真理、法則を体得した者は、老化を押し止めて身体は健全である。そこで暦の上の年齢は天寿百歳に達していても、なお子供を作ることができる。

【注】　○老人の授胎能力、受胎能力について述べる。

一般的な限度は男女それぞれに六十四、四十九歳である。この限度を超えて授胎、受胎能力がある人は、老化が進まず、全形を保っているのである。

全形とは身体が完全で欠けた所がなく、壮年の活気を保っていることである。『古事記』に「いのちのまたけむ人はたたみこもへぐりの丘のくまがしはの葉をうずにさせその子」という歌謡がある。この命の全くある人とは百面玲瓏の乙女のことである。これを全形という。英語のヘルスは健康と訳されているが、その原意は「完全」である。すなわちヘルスとは全形のことである。今、日本では百歳の天寿を全うする人が増えてきた。中には子供を作れる人もいるかもしれない。

以上一章。男女の成長曲線上の肉体的指標とその原動力としての腎気の消長について記す。また受胎能力の年齢的限界について述べる。

【附】　○人の一生の経過に関する中国古代の記述には次の様なものがある。

・肉体的なものとしては、『霊枢』天年第五十四がある。

「人、生まれて十年、五藏初めて定まり、血気已に通ず。其の気は下に在り。故に好く走る。二十歳。血気始めて盛んにして、肌肉方《まさ》に（成）長ず。故に好く趨《はし》る。三十歳。五藏大いに定まり、肌肉堅固、血脈盛んにして満つ。故に好く歩む。四十歳。五藏六府、十二経脈皆大いに盛んにして平らで（安）定まる。（併《しか》し）腠理《ソウリ》（皮膚の肌理）は始めて疎《あら》く、榮華（花の如きかんばせ）は頽《タイ》（廃）（凋《チョウ》）落す。髪は頗《やや》斑白なり。平盛にして揺るがず。故に好く坐す。五十歳。肝氣始めて衰え、肝葉始めて薄し。胆汁始めて減る。（肝の協同器官である）目始めて明らかならず。六十歳。心氣始めて衰え、苦（甚だ）憂い悲しむ。血気懈惰《カイダ》（だらける）なり。故に好く臥す。七十歳。脾気虚す（消化機能減退）。皮膚枯れる。八十歳。肺気衰え、魄《ハク》離る。故に言語悞《あやま》る。九十歳。腎気は焦《か》れ、（肝心脾肺の）四藏と経脈は空虚（カラッポ）なり。百歳。五藏皆虚（カラッポ）す。神気（精神機能）は皆去り、形骸（肉体だけが）獨り居りて終わる」と。

・士大夫階級の社会的経歴を述べたものに『礼記』の曲礼上の記述がある。

「人生まれて十年を幼と曰《い》う。学ぶ。二十を弱と曰う。冠《かんむり》す。三十を壮と曰う。室（妻女）有り。四十を強と曰う。而して仕う。五十を艾《ガイ》（頭がよもぎの様に色艶がなくなる）と曰う。官政に服す。六十を耆《キ》と曰う。指使す。七十を老と曰う。而して（家督また官位を）伝う。八十九十を耄《ボウ》と曰う。百年を期と曰う。頤《やしな》う」と。

・精神的発達の過程は『論語』為政第二にある。

「吾、十有五にして学に志す。三十にして（而）立つ。四十にして惑わず。五十にして天命を知る。六十にして耳順う。七十にして心の欲する所に従えども矩《のり》を踰《こ》えず」と。

第四章

第一節

余聞
上古有眞人者
提挈天地
把握陰陽
呼吸精氣
獨立守神
肌肉若一
故能壽敝天地
無有終時
此其道生

余聞く
上古には眞人《シンジン》なる者有り
天地を提挈《テイケツ》（ひっさげる）し
陰陽を把握し
精気を呼吸し
独立して神を守り
肌肉は一の若《ごと》し
故に能く寿は天地を敝《おお》い
終わりの時有ること無し
此《ここ》に其の道生ず

【訳】　余の聞く所では、上古に眞人（生命力の充実した人）と呼ばれる者がいた。（その人は）天地を手に引っ掛けて持ち、陰陽の原理を体得して把握し、天地の精気（エネルギー）を吸収して古いものを吐き出し、何物にも頼らず自分の力だけで世に処し、（心身の高次の統合系である）神をしっかり保って放さない。そして肉体は処女の様に若々しかった。故に寿命は天地を覆う程に広大無窮であり、それで終わりという時がない。ここに天地自然の真理が生きている。

【注】　○眞人の属性を述べる。**○眞**　充填の填で、いっぱいに詰める意である。眞人とは精気の充実した人を意味する。陰陽とは宇宙すなわち天地人三才を貫く原理である。天地を引っ提げ、陰陽の原理を体得したものとは、宇宙その物でなければならない。すなわち眞人とは、宇宙その物を擬人化したものである。故に寿命は天地を覆って終わりの時がないのである。**○精**　米のエキスである。人にとってはエネルギーの元である。天地のエネルギーの根源は太陽のエネルギーである。これに基づいて生じたものが山川草木、鳥獣虫魚である。天地の精気を呼吸するとは、ここからエネルギーを吸収し、糟粕《ソウハク》を排泄して、独立守神、肌肉若一の生活を送ることである。この様な存在は宇宙自体を置いてありえない。**○若一**　一はものの始めで最も若いことをいう。一のごとしとは、処女の様だということである。**○陰陽**　自然界においては太陽エネルギーの地上における存在様式である。それは時間の経過とともに消長する。昼夜の明暗、月の盈虚《エイキョ》、一年の寒暑はその結果である。この陰陽の変化に対応して生活することを陰陽四時の法則に従うという。

第二節

中古之時	中古の時には
有至人者	至人《シジン》なる者有り
淳徳全道	徳淳《あつ》く道全《まった》し
和於陰陽	陰陽に和し
調於四時	四時に調《かの》う
去世離俗	世を去り俗を離れ

積精全神　精を積み神を全くす
遊行天地之間　天地の間を遊行し
視聴八達之外　八達の外を視聴す
此蓋益其壽命　此れ蓋《けだ》し其の寿命を益《ま》して
而強者也　強き者なり
亦歸於眞人　亦眞人に帰す

【訳】　中古の時には、至人（道に到達し、徳の充実した人）なる者がいた。重厚な徳行、完全な道理を身に付けていた。陰陽の法則を体得して、四季の陰陽のリズムに適応する様に生活の調和を計った。世の中から身を隠し、俗世間を離れて生活し、精気を蓄積して浪費せず、精神を欠点のない様に保全した。気の向くままに自由に天地の間を闊歩し、四方八方の遠方まで見たり聞いたりすることができた。これは思うに、その寿命を増して強固にする者である。これもまた結局は眞人に帰着する。

【注】　○至人の属性を述べる。○至　矢が目標に到達した様を描いた字である。目標との間に一分の隙間のないことを示す。そこで至人とは、最高の道理に到達した人、道徳の充実した人を意味する。○淳徳全道の道は天地の自然の道ではなく、人の作為としての修業の道である。陰陽四時に調和するのは人の殊更な作為である。至人は、自然そのままの眞人からははるかに離れた、作為に満ちた人の世の存在である。しかし、世俗を離れ身を隠し積精全神に努めるのは山野の隠者の仕業である。個人としては、寿命は増し、生命は充実するであろう。しかしながら人の世に相い渉《かかわ》る所は何もない。何れを良しとするかは価値観の問題である。

第三節

其次有聖人者　その次に聖人（道理のよくわかった人）なる者有り

處天地之和　天地の和に処し
從八風之理　八風の理に従い
適嗜欲於世俗之間　嗜欲を世俗の間に適《あわ》せ
無恚嗔之心　恚嗔《ケイシン》の心無し
行不欲離於世　行いは世を離れることを欲せず
[被服章]　[衍文]
擧不欲觀於俗　挙（動）は俗に観《しめ》すことを欲せず
外不勞形於事　外では形《からだ》を事に労せず
內無思想之患　内には思想の患い無し
以恬愉爲務　恬愉《テンユ》を以て務めと為《な》し
以自得爲功　自得を以て功と為す
形體不敝　形体敝《やぶ》れず
精神不散　精神散ぜず
※亦可以百數　（年）亦百を以て数う可し

※『黄帝内経素問校注』（郭靄春）に曰く。「亦の上に年の字有るべし」と。

【訳】　その次に聖人なる者がいた。調和のとれた自然の中に腰を据え、モンスーンアジアの季節風に巧く順応して、暑さ寒さに犯されず、嗜好や欲望も俗世間の風習に調子を合わせ、角を立てたり憤激したりすることもない。人々のやり方からかけ離れた行動を取ろうとは思わず、自分のやっていることを人々に見てもらおうとも思わない。肉体的には過労になる様な労働はしない。精神的には思い患う悩み事を持たない。心が落ち着いてしこりがない様に務め、自分の力相応の仕事で満足する。こうしていれば身体は疲れず、精神も消散することもない。この人もまた百歳の寿命を保つことができる。

【注】　〇聖人の特性を述べる。**〇聖**　耳のよく通ること、物の道理のよくわかることである。聖人とは道理に通達した人を意味する。すでに知の住人である。天地の和に処し、八風の理に従うためには、それについての知識、理論を知っていなければならない。しかし、その知識を以て世に現れようとは思わない。世俗の中に埋没して悠悠自適の生涯を送らんとするものである。すなわち聖人とは市井の隠者に他ならない。**〇八風**　四方八方から吹く風である。風はでたらめに吹くのではなく、季節によってきまりがある。中国は東アジア温帯モンスーン地帯に属している。その季節ごとに卓越する風向は、春は東風、夏は南風、秋は西風、冬は北風である。この間の時期には、その間の方向から吹く。この季節の風はそれぞれに季節特有の病をもたらす。すなわち季節病である。それには春は鼽衄《キュウジク》（鼻血、鼻つまり、アレルギー性鼻炎）、夏は洞泄《ドウセツ》、寒中（下痢、腸炎）、秋は風（軽症上気道炎）、瘧《ギャク》（マラリア）、冬は痺《ヒ》（膠原病、リウマチ性疾患）、厥《ケツ》（脳血管障害）が挙げられている（金匱眞言論篇第四）。現在の季節病とそれほど大きな違いはない。これを「風は百病の長なり」（風論篇第四十二）という。

第四節

其次有賢人者　　其の次に賢人なる者有り
法則天地　　天地に法則《のっと》り
象似日月　　日月に象似《ショウジ》し
辯列星辰　　星辰を弁列し
逆從陰陽　　陰陽に逆従し
分別四時　　四時を分別し
將從上古　　将《まさ》に上古に従って
合同於道　　道に合同せんとす

亦可使益壽
而有極時

亦寿を益さしむ可《べ》し
而《しか》れども極まる時有り

【訳】　その次に賢人（才知に長け徳行に優れた人）なる者がいた。天地の変動にピタリと身を寄せて順応し、日月の運行に自分の行動を似せたり、星座を区分配列して（天文歴数の意味する所に従って）生活を律した。太陽の運行によって生ずる風雨寒暑という陰陽の変動に順応し、四季の推移の変化を分析してそれに適応した。かくして昔の養生法に従って生活し、天地自然の法則に合体しようとする。この様にしてもまた寿命を増すことができるであろう。しかし、これには一定の限度がある。眞人、至人の様に無限ではない。

【注】　**○賢人**の特性を述べる。眞人は知巧を用いることなく、自然の法則を自得して、これと一体になることができた。至人もこれに準ずる。聖人は物の道理のわかる人である。すなわち知性を用いて自然の法則を知り、これに順応して行動する。ただし、その知解はおおよそで詳細は求めない。賢人に至って、その分析は細密になり、日月星辰、陰陽四時という様に天地の変動と人間への影響を探求し、その得られた法則に従って生活する。しかもその生活態度も正常で、至人が山野に隠れ、聖人が市井に隠れるが如くではない。すなわち古代における科学者的な存在ということができる。中国古代医学を作ったのはこの賢人達である。すなわち賢人とは古代の科学者、技術者である。**○法**　法は広く生活にはめられた枠。のり、おきて、規範。「のっとる」とは、「のり（として行動に）取（り入れ）る」の音便。**○則**　刀と鼎の省略形より成る字。鼎は肉やスープの入れ物。ナイフは食事に付き物である。そばに付いて離れない意より、転じて、常に寄り添う法則の意味になった。

四氣調神大論篇　第二

四気とは、四季における天地の動態をいう。天における天文気象、地における山川草木の景観、鳥獣虫魚の生態、それぞれが季節によって移り変わってゆくことである。

調神とはこの自然の季節的変動に対して、人の心身を調整、適応させることである。

人の身体は形と気から成る。形とは身体である。気とは、一つには眞気、遺伝的な生命力である。二つには精気すなわちエネルギー。三つには神経、心理、情動、精神という脳神経系の機能、反応性。四つには機能一般である。ここの気は三番目の気である。調神の神もこの意味である。

そこでこの四気調神大論では、四季の自然の特徴とそれに対応する身体の動かし方と精神の働かせ方について述べ、（発）生（成）長収（斂）（伏）藏という自然（植物と動物）の年周リズムに人体を適応させる方法を教えている。

新校正によれば全元起本では第九巻にあり。

『甲乙経』巻一第二に第三章の全文と第四、第五、第六章の一部を載せる。

『太素』の巻二摂生之二順養に全文を載せる。

本篇は五つの部分から成る。

第一　春三月～冬三月……奉生者少。

四季における養生法を述べる。

第二　天気清浄光明者也～萬物不失、生気不竭。

およそ七条の文章がある。各条の文章は一応まとまった意味を持っている様であるが、この七条をまとめて、一貫した論理や内容は認め難い。雑多な文章の雑然たる集まりの様に見える。錯簡かもしれない。

第三　逆春気から腎気獨沈まで。一の文章に直接する内容を持つ。四季の養生法に反する様なことをするとどの様な傷害が起こるかを述べている。

第四　夫四時陰陽～是謂内格。

陰陽四時は天地自然の根本的原理であり、この法則に従うことは生存の基本である。これに反することは死への道であることを述べる。

第五　是故聖人～不亦晩乎。

聖人は未病を治すことを述べる。未病を治すとは、病気が誰の目にもはっきりわかる様になってから治療するのでは遅すぎる、そうなる前に対策を講ずべきだ、ということである。

第一章

第一節

春三月
此謂發陳
天地倶生
万物以榮
夜臥早起
廣歩於庭
被髪緩形
以使志生
生而勿殺
予而勿奪
賞而勿罰
此春氣之應
養生之道也
逆之則傷肝
夏爲寒變
奉長者少

春、三月《みつき》
此れを発陳《ハッチン》と謂《い》う
天地、倶《とも》に生じ
万物、以て栄ゆ
夜に臥《ふ》せ、早（暁）に起き
広く庭を歩き
被髪《ヒハツ》して、形を緩《ゆ》るくし
以て志を生ぜしむ
生《やし》のうて（減）殺すること勿《なか》れ
予《あた》えて奪すること勿れ
賞して罰すること勿れ
此れ、春気の応にして
（発）生（の力）を養うの道なり
之に逆《さから》うときは則《すなわ》ち肝を傷《いた》め
夏に寒変を為《な》す
（夏の成）長（の力）を奉《う》ける者（こと）少なし

【訳】　春の三ヵ月は発陳《ハッチン》と名付ける。新たなる生命が発現し展開し陳列する季節である。天は朗らかに明るく輝き、地には新たなる生命が満ち満ち、万物は華々しく萌え出づる。

この季節には日が暮れたら憩《いこ》い、朝は暗い内から起きだし、広く庭を歩いたり、束髪を解いて髪をほぐし、ゆったりとした衣服を着、弾んだ気持ちで何かやろうという意欲を起こさせる。

やる気を養って、それを削ぎ取る様なことはしない。生きる力には加勢して、それを抜き取る様なことはしない。やった仕事には適当な褒賞《ホウショウ》を与え、けちを付けたり、とがめたりはしない。

これが春の天文地象のあり方に対応するやり方であり、万物発生の気運を育成する方法である。これに反することをすると、春に盛んになる肝の働きを痛める。そのため、春に生ずべき陽気の発達が悪く、夏には冷えによる変調が起こる。従って夏に承《う》けるべき成長の力が不十分となる。

【注】　○春の天文、地象の特徴とそれに対応する方法を述べる。

○春　この字は草冠《くさかんむり》、屯、日の三つの部分より成る。屯は一と屮から成る字で、植物が地下に貯えた養分を使って地上に芽を出そうとして伸び悩んでいる様子を示す。易の水雷屯《スイライチュン》の卦《カ》は伸び悩みを意味するが、駐屯《チュウトン》の屯は集積の意味である。春は地下の根茎に貯えた精気を使って新生の芽を発生させる季節である。

『万葉集』に「いわばしる垂水の上のさわらびの萌え出づる春になりにけるかも」とある、その新芽の萌え出る季節である。生まれ出る悩みと新生の意気盛んな息吹とが共存する時である。故にその発生の気運を助長する事に務めるべきである。この勢いを減殺する様なことはしてはならない。

春は肝の機能が亢進する季節である。然《しか》るにこの機能を減殺する様なことをすると、肝の働きが悪くなる。春は戸外での活動が活発になる季節で、交感神経の機能が盛んとなり、陽気が実してくる。しかし春気に対する対応を誤って陽気の養成に失敗すれば、冬の冷えが残る。かくして夏の暑さに耐えることができず、そこで夏に寒変を起こして来る。

○寒變　夏の冷えによる下痢、腸炎などである。一種の季節病である。肝障害は当の春に起こるが、寒変の方は次の季節、夏に起こる。森立之の『素問攷注』は「変」を「反」、すなわち嘔吐と解く。なお肝と寒変との間には特に因果関係はない。**○夜**　亦《エキ》と同系の字。昼と昼の間の時間。すなわち日没から日出までをいう。**○早**　ハンノキの実の象形文字。その皮は紫黒色で黒色の染料になる。そこで早は暗い意を含み、日没後、日出前の薄暗い時刻を指す。**○被髪**　ざんばら髪。束ねないで自然のままたらすこと。

第二節

夏三月
此謂蕃秀
天地氣交
万物華實
夜臥早起
無厭於日
使志無怒
使華英成秀
使氣得泄
若所愛在外
此夏氣之應
養長之道也
逆之則傷心
秋爲痎瘧
奉收者少
冬至重病

夏、三月
此れを蕃秀《バンシュウ》と謂う
天地の気は交わり
万物は華《はな》さき実る
夜に臥《ふ》せ早《ソウ》（薄暗い内）に起き
日を厭《いと》うこと無《なか》れ
志をして怒《ド》せしむること無れ
華英をして成秀せしめ
気をして泄《も》らすことを得《え》しめ
愛する所、外に在るが若《ごと》くす
此れ、夏気の応にして
（成）長（の力）を養うの道なり
之に逆らうときは則ち心を傷《いた》め
秋に痎瘧《ガイギャク》と為《な》る
（秋の）収（穫の力）を奉《う》ける者少なし
冬、重病に至る

【訳】　夏の三ヵ月は蕃秀《バンシュウ》と名付ける。草木は枝葉を伸ばして生い茂り、花咲き実る季節である。真っ盛りの天の陽気は下り始め、地には陰気が兆して来て、天地の気は交流する。花は陽気によって満開となり、陰気が凝《こ》って実を結ぶ。

この季節には、暗くなったら身を休め、朝は暗いうちから起きだす。太陽の光を嫌うことなく、発散しようとする気持ちを押し込める様なことをしてはならぬ。花を咲き誇らせる様に、からだも心も充分開放し、陽気が発散しやすくする。愛好するものが外にある様に積極的に外に出て活動する。

これが夏の気候に対応する方法で、身体の成長力を養成する仕方である。これに反する様なことをすると夏に機能が盛んとなる心を傷害する。そのため、陽気が充分蓄積できず、抵抗力も付かず、秋になって消耗性のマラリアに罹る。秋の陽気収斂《シュウレン》と陰気成長の効果を充分に承《う》けることができない。冬になると病が重くなる。

【注】　○夏の天文、地象の特徴とそれに対応する方法を述べる。

○夏　この字は、人が頭に飾りをつけ、面をかぶり、足をすらせて舞う姿を示す。仮面を付けたシャーマン、巫女である。転じて草木が繁茂して大地を覆う季節を表す言葉になった。天地の陽気が最盛の季節であって、人の陽気も盛んである。故に陽気を欝滞させぬ様に、発散させる様にすべきである。**○怒**　女奴隷の「いかり」で、心中に鬱積して発散されない心情である。強いストレスとなって人を傷害する。「怒せしむること無れ」とは、外に向かうべき志を内に鬱積させてはならぬ、発散させよ、というのである。**○痎瘧**　マラリアであるが、マラリア様の症状を示すその他の熱性疾患も含まれる。これも季節病である。痎は消耗して骸骨状に痩せ細る病である。瘧は消耗性のマラリアをいう。心の傷害は夏に起こり、マラリアは次の秋に起こる。心の傷害とマラリアに罹ることとの間には直接の関係はない。『素問校注』は「冬至重病」を衍文《エンブン》とする。

第三節

秋三月　　秋、三月
此謂容平　　此れを容平《ヨウヘイ》と謂う
天氣以急　　天気は以て急に（引き締まり）
地氣以明　　地気は以て明るし
早臥早起　　早《ソウ》に臥せ早に起き
與雞俱興　　雞《にわとり》と倶《とも》に興《お》く

使志安寧　志を安寧《アンネイ》ならしめ
以緩秋刑　以て秋刑を緩《ゆる》くす
收斂神氣　神気を收斂《シュウレン》し
使秋氣平　秋気をして平らかならしめ
無外其志　其の志を外にすること無《なか》れ
使肺氣清　肺気をして清《セイ》（すがすがしく）ならしむ
此秋氣之應　此れ、秋気の応にして
養收之道也　収（斂の効用）を養うの道なり
逆之則傷肺　此れに逆らうときは則ち肺を傷《いた》め
冬爲飧泄　冬に飧泄《ソンセツ》（下痢）を為す
奉藏者少　（冬の）藏（匿の力）を奉《う》くる者少なし

【訳】　秋の三ヵ月は容平と呼ぶ。草木は枝葉を落とし、田畑は刈り取られ、地上の景観は平坦となる。天空から吹き下ろす風は身が引き締まる様に清涼で、地上はさわやかで明るく透き通っている。

　この季節には夕方暗くなったら身を休め、朝は暗いうちに起き、時を告げる鶏と一緒に起きだす。心は安静に落ち着かせ、外の事に気を散らさない様にする。そして草木を枯燥、凋落させ、動物に冬籠もりの準備をさせるという、秋の刑罰的な厳しい天気の影響を緩和する様に行動する。精神を散らばらない様にまとめ、引き締める。秋の天文地象の働きを平らに安らかにする。気持ちを外の事に向けて活発に動くことなく、運動などによって肺を激しく動かしたりせず、肺の働きを清浄に保たせる。

　これが秋の気象に対応する養生の方法である。収斂の働きを助長する仕方である。これに反する様なことをすると秋に機能が亢進する肺を傷害する。冬になって水の様な排便をする様になる。秋の準備が悪いので、冬の封藏《ホウゾウ》の効果を充分に承《う》けることができない。

【注】　〇秋の天文、地象とそれに対する養生法を述べる。〇**秋**　この字は、もと禾と束より成る。作物を集め束ねて収める意味であ

る。また禾と亀と火より成る字に作ることもある。亀の甲羅を火で乾かすと収縮する。それと同様に、穀物を太陽で乾燥させて収縮させるのである。すなわち秋とは穀物を収穫し乾燥し束ねてしまい込む季節である。夏の陽気がなくなり、冬の陰気が増え始める。次は陰気盛んな冬の季節が来る。身体も副交感神経が優位になる。すなわち陰実である。それに相応しい体勢を取るべきである。秋気への対応を誤ると肺を傷害する。これは秋に起こる。秋の養収の道を誤ると、冬の寒さに耐えられず、冬に下痢、腸炎を起こす。**○飧泄** 飧《ソン》は茶漬け飯。飧泄で茶漬け飯様の下痢。なお肺と大腸は表裏の関係にある藏と府である。そこで肺が傷《やぶ》れると下痢という大腸の病が起こる。

第四節

冬三月
此謂閉藏
水冰地坼
無擾乎陽
早臥晩起
必待日光
使志若伏若匿
若有私意
若已有得
去寒就温
無泄皮膚
使氣亟奪
此冬氣之應

冬、三月
此れを閉藏《ヘイゾウ》と謂う
水は冰《こお》り地は坼《さ》く
陽に擾《わずら》わされること無《なか》れ
早（日暮れ）に臥《ふ》せ晩（おそく）に起き
必ず日光を待つ
志をして、伏するが若《ごと》く、匿《かく》すが若く
私意有るが若く
已《すで》に得るところ有るが若くならしむ
寒を去り温に就《つ》く
（運動により）皮膚（から汗）を泄《もら》して
（陽）気をして亟奪《キョクダツ》せしむること無《なか》れ
此れ、冬気の応にして

養藏之道也　**藏（匿の力）を養うの道なり**
逆之則傷腎　**此れに逆らうときは則ち腎を傷《いた》め**
春爲痿厥　**春に痿厥《イケツ》と為《な》る**
奉生者少　**（春の発）生（の力を）を奉《う》ける者少なし**

【訳】　冬の三ヵ月は閉藏と呼ぶ。草は枯れ、虫は地に潜り、地面は氷に閉ざされて、陽気は沈み込む。陰気が盛んで、水は凍り、地面は凍ってひび割れる。この時期、陽気は潜伏しているので暑さに苦しむことはない。

　この季節には、暗くなったら身を休め、朝はゆっくり寝ていて、必ず日が昇るのを待って起きる。身を伏せる様に、身を隠す様に、気持ちを消極的に控え目にする。隠し事がある様に、身を引いて、表立ったことをしない。欲しい物がすでに手に入った時の様に、もう積極的な行動をしない。寒さに犯されて病まない様に、寒さを避けて衣服、室内を暖かくする。激しく運動などして汗をかき、陽気が頻《しき》りに抜け出す様なことをしてはならない。

　これが冬の季節の天文地象の影響に対応する方法である。陰気を養い陽気を伏藏して春に備えるやり方である。これに反する様なことをすると冬に機能が盛んになる腎を傷害し、春になって下肢の萎縮軟弱の病や冷えの病や脳卒中を起こす。冬に貯えた力が少ないので春の発生の力を承《う》けることが少ない。

【注】　○冬の天文、地象とそれに対する養生法を述べる。**○冬**　冫は氷の張る季節を意味し、音韻学的にトウの音は蓄の対転に当たり、収穫物を乾燥させ、貯蓄しておく季節であることを示す。冬は陰気（寒気）盛んで陽気（温熱）伏藏の季節である。行動の基本方針は寒気を避けることである。消極的に控え目にして積極的な行動は取らない。激しく動いて（人体の）陽気（すなわち交感神経）をあおる様なことはしない。腎は冬に機能が盛んになるので、冬の養生法を誤ると機能が傷害されることになる。**○亟**　音キョク。上下の二本の線の間に人が立って、口八丁、手八丁で全身を緊張させて活躍している姿である。すなわち絶え間ない緊張を持続するというのが原意で、たゆまず、しきりに、という意味を持つ。ここも、絶えず、頻りに、の意である。**○痿**　音イ。下肢が萎縮し、筋肉が軟弱となり、歩行も困難になる病気である。糖尿病や腰椎の変形などで起こる。**○厥**　音ケツ。血管障害である。足の冷え、冷え逆上などの症状を意味する。また狭心症や脳卒中などの様な病変を意味することもある。ここではそのすべての場合を含む。何れも冬から春にかけてのこの季節に起こる病である。**○晩**　『説文』には「暮な

り」とある。日が暮れて物の見えなくなる時刻である。ここは晩年の晩で遅いこと。朝ゆっくり寝ていて遅く起きることである。**〇奪**人が脇の下に抱えた鳥を手で抜き取る意味を持つ。脱と同系で、抜ける、抜き取る意である。

以上第一章。四季の養生法についての叙述である。基本的な原理は次の通り。

第一、季節の陰陽のあり方に順応し、これを助長する様に行動する。

第二、これに失敗すると病む。病には二つある。

一つはその季節に起こる。各季節にはその季節に機能亢進を示す藏器がある。春は肝、夏は心、秋は肺、冬は腎で、ここにはないが土用は脾である。土用とは各季節の最後の十八日である。時には夏の終わりが当てられる。すなわち、その季節に働きの盛んになる藏器が充分に機能を発揮できないで傷害を受けて病むのである。

二つ目は、この季節に充分に養うべき精気を養っておかないと次の季節になって病む。その病はその季節の季節病である。季節病については第三篇、第四篇で述べる。

第二章

以下七条の文章は断片的で、前後と意味の通じないものが多い。

第一節	
天氣清浄光明者也	天気は清浄光明なる者なり
藏徳不止※	徳を藏して止まず
故不下也	故に下らざるなり

※不止　『太素』巻二、順養は「止」を「上」に作る。

【訳】　天気は清らかで、物を照らしてはっきり見える様にする働きがある。表に現さない隠れた（藏）天の生成化育の働き（徳）は止むことがない。故に下らない。

【注】　○**清**　混濁を去り、汚穢を除いた、清かに澄んだ様。○**淨**　清と同系の文字である。○**光**　四方に広がる光の意、闇を照らす明かりである。○**明**　見えないものを見える様にする光。○**藏徳不止**　天の徳は隠れて現れないので「藏徳」という。天行（日月星辰の運行）は健（『易経』）で止むことがないので「不止」という。前行に続いて天の働きをいう。○**故不下也**　何が下らないのか主語が不明であり、また前後と通ぜず、意味不明である。『太素』に従えば「上下しない」で、天の藏徳に変動のないことになる。「上下する」とすると、藏徳は変動して天の恵がなくなって災害が起こる。それが次節である。

第二節　天明※則日月不明　天明らかなれば則ち日月明らかならず

※天明　『太素』巻二、順養は「上下」に作る。

【訳】　天が明らかなときは日月は明らかでない（意味不明）。藏徳が上下して変動すれば天気の光明は消失して日月は不明となる（『太素』による）。

第三節　邪害空竅　邪は空竅《クウキョウ》を害す

【訳】　邪は抵抗力が衰えた穴、空隙を覆い塞いで病を起こす（前後意味不通）。

【注】　○**害**　頭や口にものを覆い被せて進行を止めること。傷害の意味に用いるのは割に当てた仮借的用法。○**空竅**　空虚な細い穴。

第四節
陽氣者閉塞
地氣者冒明
雲霧不精
則上應白露不下
交通不表
萬物命故不施
不施則名木多死

陽気は閉塞し
地気は明を冒《おお》う
雲霧、精ならざるときは
則ち上に応じて白露下らず
交通表れず
万物の命、故に施《の》びず
施びざれば則ち名木多く死す

【訳】　天の陽気が閉じ塞がる様に太陽の光が不十分となれば、地上の気象も光を覆われて薄明となる。

雲や霧が精微でない時は、そこで天に応じて白露が下らない。

天地の気の交流が適切に実現しないと風雨寒暑の巡回がなく、万物の生命現象も進展しない。

生命現象が進展しなければ名木がたくさん枯死する。

【注】　○**陽氣**はここでは地気に対する天気であろう。気候不順で太陽の光が不足すれば地上の景観も映発しない。天上の雲霧と地上の白露が的確に対応しないことは、天地の交流がうまくいかないことである。そこで諸々の災害が起こることになる。多くの言葉を補わないと意味が通じない。脱簡、錯簡、衍文があると思われる。
○**施**　也は蛇類の象形。施は蛇が地を這って伸びて行く様に、ものごとが横に広がり伸びることを示す。ここでは、万物の生命現象が発展していくことを意味している。

第五節
悪氣不發

悪気、発（散）せず

風雨不節
白露不下
則菀槀不榮

風雨、節ならず
白露、下らず
則ち菀槀《エンコウ》して、栄《は》えず

【訳】　悪気すなわち人に害を与える邪気が消散しないとか、気候不順で風雨が季節通りに来ないとか、露が結ばないというようであると、園の樹木は枯れて、花咲き葉が茂ることがない。

【注】　○發　発現の意味だとすると、以下の文章と意味が合わない。『漢語大詞典』第六巻には消散の意味も挙げてある。これなら意味は通ずるが、引例は宋代の文章である。○菀　草木が伸びないで丸くちぢまっている様。○槀　槁と同じ。立ち枯れ。○榮　花咲き栄えること。○『素問校注』第一巻の注は、交通不表から風雨不節までの二十五字について、「疑うらくは衍誤あらん」としている。確かにこの章全体を見て、すっきりしない印象を受ける。

第六節

賊風數至
暴雨數起
天地四時不相保
與道相失
則未央絶滅

賊風数々《しばしば》至り
暴雨数々起こり
天地四時、相保たず
道と相失す
則ち未央《ミオウ》絶滅す

【訳】　賊風すなわち季節外れの風が次々とやって来たり、暴雨すなわち激しい大雨がしばしば降り注いだりして、天気と地気の交流が良好でなく、四季の巡りが順調でなく、自然の法則通りにいかない時は、花の盛りの勢いも絶えて滅んで消え失せる。

【注】　**○央**　大はゆったりと立つ人の姿で、太、泰と同系の言葉である。その首に横棒《くびかせ》を加えて抑えた姿が央の字である。**○未央**　音ミオウあるいはビオウ。未だ央せずで、かせのはめられていない、ゆったりとした、大のままの状態ということである。そこで柔軟で自由で生まれながらの若さを保っている意となり、無窮の寿命を意味する。未央宮《ビオウキュウ》は漢の高祖が長安に建てた宮殿である。

第七節

唯聖人從之　　**唯、聖人のみ之に従う**
故身無奇病　　**故に、身に奇病無し**
萬物不失　　**万物失せず**
生氣不竭　　**生気竭《つ》きず**

【訳】　道理のよくわかった偉い人は、自然の法則に上手に適応する。故に、奇病に罹ることがない。如何なることにも対応を間違えることなく、生命力が枯竭する様なことはない。

【注】　以上第二章。一応七節に分けてみた。この章の大体の意味は、天地の気の交流がうまくいかないと、植物も人間も生命に危険が迫る、ということのようである。初めの四節は脱簡、錯簡、衍文など多くの錯誤があるのではないか。本来の文章がひどく壊れていると考えられる。

第三章

第一節

逆春氣則　**春の気に逆らうときは則ち**

少陽不生　**少陽（胆経）は（発）生（という機能を果た）せず**

肝氣内變　**肝気は内変す**

【訳】　春の天文地象に順応する養生法を間違えると、少陽胆経は正常に機能せず、春の陽気発生の状況に応じられない。肝の機能も変化して異常の状態になる。

【注】　**○春氣**　肝は春に旺《オウ》す。旺とは日の光が四方に広がり盛んな様を示す字である。すなわち春には肝の機能が亢進することをいう。春の養生法に失敗すると、肝の機能に異変を起こす。少陽胆経は肝と表裏の関係にあり、機能的にも同調する。いま肝が旺しないと少陽の機能が低下する。そこで春の陽気発生の状況に応じた体調を維持することができない。

第二節

逆夏氣則　**夏の気に逆らうときは則ち**

太陽不長　**太陽（小腸経）は（成）長（という機能を果た）せず**

心氣内洞　**心気は内洞《ナイドウ》す**

【訳】　夏の天文地象に順応する養生法に逆行する様なことをすると、太陽小腸経は正常に機能せず、夏の成長の状況に応じられない。

心も旺盛な状態を維持できず、機能が空洞化する（『素問校注』は「洞」を衝痛と解く。狭心症様の症状である）。

【注】 〇夏の養生法に逆らうと、夏に旺する心の機能が正常に発揮されず、季節の状況に適切に応えることができない。太陽経には、足の膀胱経と手の小腸経とがある。心と表裏の関係にあるのは小腸経であるが、膀胱経も背部の心兪穴を通じて心と関係を持っている。夏には陽気は最盛であり、形態的にも繁茂の極点にある。形と気と並んでの成長の季節である。それに対する適応を誤ると、心・小腸系統の機能が傷害される。

第三節

逆秋氣則　　秋の気に逆らうときは則ち
太陰不收　　太陰（肺経）は収（斂という機能を果た）せず
肺氣焦満　　肺気は焦満す

【訳】 秋の天文地象に順応する養生法に逆らう様なことをすると、太陰肺経は正常に機能せず、秋の収斂《シュウレン》の状況に応じられない。肺は熱を持ち、胸はいっぱいに塞がった様な状態になる。

【注】 〇太陰肺経は肺に直属する。春夏は少陽、太陽の陽経が成長の気運に対応するが、秋冬は肺、腎に直属する太陰、少陰の陰経が収蔵の気運に対応する。秋には自然景観という形も収斂して凋落の姿を示し、陽気も減衰する。秋は肺気をして清浄ならしめる季節である。これに逆行して激しい運動などすれば、肺は焦熱し、肺炎や気管支炎を起こして、胸は支え、充満する。

第四節

逆冬氣則　　冬の気に逆らうときは則ち
少陰不藏　　少陰（腎経）は（閉）蔵（という機能を果た）せず

腎氣獨沈※　　腎気は独沈す

※獨沈　『太素』巻二、順養と『甲乙経』巻一第二は「濁沈」に作る。

【訳】　冬の天文地象に順応する養生法に逆らう様なことをすると、少陰腎経は正常に機能せず。冬の閉藏の状況に応じられない。腎は旺せず、機能は沈湎《チンメン》して正常に運営できない。

【注】　〇獨　『太素』は「濁」の字に作る。腎は下焦を主宰する。下焦には大腸、小腸と膀胱が属する。肺からは清気が出る。下焦からは濁気が出る。腎は水の代謝を支配する。水の性は沈む。濁と沈は腎の正常の機能に関係のある言葉である。異常を示す文章に相応《ふさわ》しいとは思えない。獨でよろしいと考える。

　以上、第三章。藏府経脈は、五行配当表に見る様に、一つの系統を作っている。現代医学でいう循環系、消化器系などの器官系統に当たる。肝の場合は、肝、胆、少陽胆経、厥陰肝経、外表組織としての目、筋（腱）、爪が肝系統を構成する。肝系統は春に機能が盛んとなる。しかし季節の養生法に反すると、この季節性機能亢進は起こらず、逆にこの季節担当藏器に病変を起こしてくる。その他の藏についても同様である。

五行配当表

	藏	府	陰経	陽経	充		華	志	聲	動	音	色	味	気
木	肝	胆	厥陰肝経	少陽胆経	筋	爪	目	怒	呼	握	角	青	酸	風
火	心	小腸	少陰心経	太陽小腸経	脈	血	舌	喜	笑	憂	徴	赤	苦	暑
土	脾	胃	太陰脾経	陽明胃経	肉	唇	口	思	歌	噦	宮	黄	甘	湿
金	肺	大腸	太陰肺経	陽明大腸経	皮	毛	鼻	憂	哭	欬	商	白	辛	燥
水	腎	膀胱	少陰腎経	太陽膀胱経	骨	髪	耳	恐	呻	慄	羽	黒	鹹	寒

第四章

第一節
夫四時陰陽
萬物之根本也

夫《そ》れ四時《シイジ》陰陽は
万物の根本なり

【訳】 四季における陰陽の消長によって万物は生成変化する。ゆえに、陰陽は万物の存在の根底であり、本源である。

【注】 **○四時** 四季である。季節の推移は太陽エネルギーの地上における消長によって起こる。陽は太陽エネルギーの隆盛をいう。陰は太陽エネルギーの消退をいう。これが陰陽の根本義である。これより、自然における陰陽、生物における陰陽、人間における陰陽へと、陰陽の概念は発展していく。その状況については第三ないし第五篇で述べる。

第二節
所以聖人
春夏養陽
秋冬養陰
以従其根
故與萬物
浮沈於生長之門

所以《ゆえ》に聖人は
春夏には陽を養う
秋冬には陰を養う
以《もっ》て其《そ》の根に従うなり
故に万物とともに
生長の門に浮沈す

【訳】　そこで道理のわかった偉い人は、春夏には外で活発に運動し、陽気を盛んに発動させる。秋冬には、戸外での活動をひかえて室内で安静にし、陰気を助長して内部に精気を蓄積する。そして生命の根本である陰陽の消長の法則に歩調を合わせる。そうすることで、宇宙の森羅万象とともに四季の生長収蔵の根本法則に同調することになる。

【注】　**○陰陽**　人体においては、陰は部位としては内藏である。その機能は精気すなわちエネルギーの担体である栄養素を産生する。同化作用である。陽は部位としては外表の皮肉筋骨である。その機能は、陰が生産した栄養素を使ってエネルギーを消費して活動を行う。異化作用である。秋冬には、活動をひかえて栄養を貯え、春夏の活動に備える。これが陰気を養うことである。春夏には、この貯えた栄養素を使って活動する。それが陽気を養うことである。

第三節

逆其根則　　其の根に逆らうときは則ち
伐其本　　　其の本を伐《う》ち
壊其眞　　　其の真を壊《こぼ》つ

【訳】　この四時陰陽に従って生活するという原則に反する行動をとると、生命の根本を叩き壊すことになり、充実した精気を崩壊させる。

【注】　**○眞**　眞気である。生体の気には二種類ある。一つは穀気である。これは脾胃すなわち消化器で飲食物（穀物）から作られる栄養素、精気である。二つめは生まれた時から持っている生命力である。これを眞気という。先祖代々、遺伝子によって受け継いで来た先天的な資質である。この資質の力は後天的に栄養によって増減したり、生活態度などに影響されて変化する。病気やストレスに対する抵抗力の基礎である。穀気（精気）、眞気はともに形《からだ》の維持成長に関係する。**○伐**　『説文』には「撃なり」とある。『白虎通』には「敗なり」とある。伐とは刃物で二つにすること、敗は貝を割って壊す意である。**○壊**　土がポロポロと崩れ落ちること。

以上第四章。四時陰陽の自然法則と人の養生法の良否を説く。陰陽が消長して四季が推移する。この季節の推移にのって万物は生長収藏のリズムを刻む。これが生存の根本法則である。この法則に従って生活すれば繁栄し、逆らえば壊敗する。

第五章

第一節

故陰陽四時者　故に陰陽四時は
萬物之終始也　万物の終始なり
死生之本也　死生の本なり

【訳】　一般的に、陰陽の消長、すなわち四季の推移は、万物の生存の初めから終わりまでの全経過を規制する。生と死、発生から消滅までの全過程を規定する根本原理である。

【注】　**○終始**　始は出発点。そこから終点までを終という。終始で全経過である。

第二節

逆之則災害生　之に逆らうときは則ち災害生ず

従之則苛疾不起
是謂得道

之に従うときは則ち苛疾《カシツ》起こらず
是を道を得たりと謂う

【訳】　陰陽四時の原則に違反した行動をする時は災害が生じて、物事は順調に運行しない。この原則に順応する時は、事態に摩擦も起こらずギクシャクもせず、物事は順調に推移する。この原則を認識することを真理を体得したというのである。

【注】　**○災**　水火の禍をいう。**○害**　ものをかぶせて押さえ付ける意味である。**○災害**　自然や人事の禍によって物事が滑らかに進行しないことをいう。**○苛**　この字の基本義は「可」の字にある。「可」はかぎ型に曲がることで、物の流通に摩擦を起こし、スムーズにいかないという意味を持つ。転じて、激しいという意味になる。**○疾**　音シツ。病である。病人は健康な時の柔軟性を失って、からだは固くなる。この状態を病《ヘイ》という。疾にはまた激しい、急といった意味もある。**○苛疾**　物事の経過がギクシャクして滑らかに進行しないことを意味する。ここでの苛疾は激しい病気という意味ではない。

第三節

道者
聖人行之
愚者佩之

道は
聖人は之を行う
愚者は之を佩《ハイ》す

【訳】　原則を行うに当たって、偉い人はその本質を理解し、事態に臨み、状況に応じて臨機応変に行動する。愚者は型に捉われて、臨機に融通を利かすことができない。

【注】　○聖人は道の本質を実現する様に行動する。ゆえに、時と場合によって適宜に対応する。愚者はこの身につけるという点だけに固執して、なぜそうするのかを考えない。

この解釈には若干無理がある様な気もする。森立之の『素問攷注』では、「佩」は「倍」で、「反」すなわち「背く」意であるとする。愚者は道に違反した行動をとるというのである。意味はよく通るが、逆という本篇でよく見られる字を使わず、なぜ「佩」という見慣れぬ字を使ったのか、疑問が残る。**○佩**　「ひれ（ハンカチ、スカーフの類）」を身に帯びることである。

第四節

従陰陽則生　　陰陽に従うときは則ち生く
逆之則死　　之に逆らうときは則ち死す
従之則治　　之に従うときは則ち治まる
逆之則亂　　之に逆らうときは則ち乱る
反順爲逆　　順に反して逆を為《な》す
是謂内格　　是を内格と謂う

【訳】　陰陽の法則に順応して生活する時は生存することができる。この法則に逆らって生活する時は死を招く。この法則に従う時は世の中の秩序がよく保たれる。この法則に背く時は混乱を生ずる。順路に従わないで逆行する。これを「内格」という。

【注】　**○**以上第五章。本章もまた陰陽四時の法則に従うべきことを説く。**○内格**　生体は陰陽の二気によって構成されている。昼は陽気（交感神経相当）が盛んで活動的であり、夜は陰気（副交感神経相当）が盛んで安静的である。陰陽の交流、交替が滑らかに行われているとこうなる。ところが、陰陽何れかの極端な偏盛が起ると、陰だけで陽がない、陽だけで陰がない、という状態になる。これは陰盛んで、陽気が内に入ろうとしてもつかえる、陽が盛んで、陰が外に出ようとしても拒まれる、という様に、内外陰陽の交流が妨げられているからである。日常生活上では、陽気が盛んだと目が冴えて眠れない、陰気が盛んだと眠くて起きていられない、などその例である。

病的には次の様な場合がある。寸口（腕関節で橈骨動脈の拍動部、陰の機能状態を反映する脈所）の脈が人迎（頚動脈の拍動部、陽の機能状態を反映する脈所）に比べて四倍以上の強さがある時、これを「内関」という。これは橈骨動脈の硬化症で拍動が異常に強くなっているか、頚動脈に血栓や動脈硬化があって内腔が狭くなり脈拍を触れにくくなっている場合などに現れる。陰気が極盛で、陽気は弱くて内に入れないと解釈されている。内部に関所ができている様なので「内関」という。

この反対で、人迎が寸口より四倍以上強く拍動している場合を「外格」という。頚動脈の動脈硬化症で拍動が異常に強い場合とか、橈骨動脈の脈なし病で脈がほとんど触れなくなった場合などに現れる。陽気の極盛で陰気は弱くて外に出てこられないと解釈されている。

コツンと支えることを「格」という。出入りを拒否することを「格拒」という。強い陽気が外で陰気の出てくるのを「格拒」している様なので「外格」という。

「内関」あるいは「外格」は陰陽の一方が強い場合であるが、両方とも正常より四倍以上強い場合がある。これを「関格」という。

本文では「内格」という言葉を使っている。「内関」「外格」を合わせた意味であろうか。『素問』、『霊枢』では他には見られない言葉である。正確な意味は不明である。

王冰《オウヒョウ》は「格とは拒なり。内性、天道を格拒するを謂うなり」と注釈している。この注は陰陽の盛衰とか出入とは関係ない解釈である。『素問』における格の字の理解としては納得し難い。

第六章

第一節

是故聖人　　是の故に聖人は
不治已病治未病　　已病《イビョウ》を治せず、未病を治す
不治已亂治未亂　　已乱を治せず、未乱を治すとは
此之謂也　　此れを之れ謂《い》うなり

【訳】　そこで道理のよくわかった偉い人は、「既に完成した病気の治療はせず、未だ病まないうちに対策を講ずる。発生した擾乱《ジョウラン》の処置はしないで、擾乱を未然に防ぐ方策を講ずる」といわれているのは、以上述べた様な意味である。

【注】　**○治未病**　『素問』の医師たちの治療方針は、「重症で予後不良の者には手を出すな」である。病気の初期か、病勢がすでに衰え、症状が軽快し、予後佳良で治癒することがはっきりしたものを扱え、と教えている。病の真っ盛りに手を出して不幸にして死亡させれば、世の指弾を浴びたり処罰されたりしたからである。已病を治さなかった理由である。

未病を治するのが、伝染病の予防だとすれば、それは未だできる時代ではない。成人病の予防なら本篇及び第一篇の縷々《ルル》述べてきたところである。しかし「未病を治す」の同時代的解釈は『金匱要略』の藏府経絡前後病脈證第一に見る様に、病気の経過、展開に際して現れる五行の相生相克の法則の利用法であって、予防医学重視という現代的解釈とは全く異なる。

第二節

夫病已成而後藥之　　夫れ病已《すで》に成りて而る後に之に（投）薬し
亂已成而後治之　　乱已に成りて而る後に之を治するは
譬猶渇而穿井　　譬《たと》えば猶《な》ほ渇して而して井を掘り
闘而鑄錐　　闘って而して錐を鋳《い》るがごとし
不亦晩乎　　亦晩《おそ》からずや

【訳】　病気がもう完成してしまってから、薬を投与してももう遅い。騒乱がすでに起こってしまってから、対策を講じても損害は免れない。例えば喉が渇いてから井戸を掘るとか、戦闘の真っ最中に武器の鋳造をするなどと同じで間に合う訳がない。

【注】　**○病已成**　「かぜ」の様な症状で始まった病が、経過につれて、次第に本来の完成した病像を明確にしてきたことをいう。もう誰の目にもはっきり重病とわかる様になったという意味である。こうなってから治療しても手遅れである。未病を治すとは、まだそ

うならないうちに、すなわち早期に手を打てということである。発病しない様に予防しようというのとは違う。

生氣通天論篇　第三

陰陽は太陽エネルギーの地上における存在様式である。日本や中国など東アジアの諸地域においては、太陽が北半球にある時は陽の季節である。南半球にある時は陰の季節である。太陽の運行によって陰陽の交替、消長が起こり、春夏秋冬の四季すなわち四時が現れる。これによって生物は生長収藏のリズムを刻む。これが陰陽四時の法則である。これを天気という。

生気とは生命力である。生物が生存する力は皆陰陽四時の法則すなわち天気に依存している。この原理、法則を生気通天という。通とは交流、流通の意である。

本篇は七つの部分から成る。各部分を一章としてまとめて解説する。

第一章は主として生気についての説明である。文章はあまり整備されていない。恐らく、本来の文章がかなり崩れた状態で伝えられたのであろう。意味の取り難い章である。

第三章はこれよりさらに断片的で不完全な文章が雑然と集められている。陽気則煩労……と陽気則大怒……がやや意味が通じる程度で、その他の文章は完全な整理された文章とはとても思えない。想像を逞しくして、よほど文を補って読まなければ何をいっているのかわからない。王冰の注などに頼って一応の解釈を施したが、正解かどうかはわからない。

第一、第三の両章以外の各章はよくまとまっている。

第二章は寒暑湿気風の病因性についての記述である。

『素問』の病因は天地人三才によって分類されている。第一は風雨寒暑で天文の変動、第二は飲食居処で地象の相違、第三は陰陽（男女）喜怒で人事の葛藤である。

本章にはその第一項目の風雨寒暑の病因性が述べられている。これによって気象病、感染症、脳神経疾患などが起こる。本章にはこのうちの気象病が記されている。気象条件その物を病因とする疾病の記述は、ここ以外には運気論を除くとあまり見られない。貴重な一章である。

第四章は陰陽論である。陰陽の定義、日周リズムの生理、陰陽偏勝の病理、養生論、と陰陽に関する要項を一揃備えている。

第五章は飲食男女の病因論、第六章はセックスとしての陰陽論である。これもここ以外には見られない。これは『素問』病因論の第三項目、陰陽喜怒の一部を構成する要因である。

第七章は季節病カレンダーの記述である。これは次の「金匱眞言論篇第四」、「陰陽應象大論篇第五」にも見える。本章は風雨寒暑的病因論の一翼を担うものである。

第八章は五味の病理で、栄養病理の記述である。これまた『素問』病因論の第二項目、飲食居処の一部である。

以上の概観により、本篇は陰陽論と病因論を中心的なテーマとして組み立てられていることがわかる。第一と第三の両章もその様な方向で読み解くべきであろう。

新校正によると本篇は全元起本では第四巻にある。

『太素』巻三の調陰陽に全文がある。『甲乙経』には該当するものはない。

——第一章　養生論　陰陽四時の法則に順応——

第一節

黄帝曰
夫自古通天者生之本
本於陰陽
天地之間六合之内
其氣九州九竅
五藏十二節
皆通於天氣
其生五其氣三
數犯此者則邪氣傷人
此壽命之本也

黄帝曰《いわ》く
夫《そ》れ古《いにしえ》より天に通ずる者は生の本なり
陰陽に本《もと》づく
天地の間、六合《リクゴウ》の内
其の気、九州 九竅《キュウキョウ》
五藏、十二節
皆、天気に通ず
其の生は五、其の気は三
数々《しばしば》此れを犯す者は則ち邪気、人を傷《やぶ》る
此れ寿命の本なり

【訳】　黄帝がいう。昨日今日のことではない。そもそも世界の初めから、地上に存在するものはすべて天気と交流があり、その影響を受けている。それが生存の基本的条件である。

その天気の本質は、太陽エネルギーの存在様式としての陰陽の原理に基礎を置いている。天と地の間、四方上下のうち、すなわち宇宙空間に存在するすべてのもの、外界としては中国の全領域のすべての存在、身体としては九つの穴、五藏、十二（の関）節のすべてについて、その働きは天気と交通、交流し、影響を受けている。

陰陽の原理は五行として展開して四季と四方になり、その働きは天地人三才の上に発現する。この宇宙の原理である陰陽、五行、三才の法則に違反すれば、生存の条件に欠陥が生じ、邪気（細菌、ウイルスの様な外来性の病原因子）の侵襲を受けて傷害が起こる。これが寿命の長短を決める根本法則である。

【注】 **〇陰陽**　太陽エネルギーの地上における存在様式を表現する言葉である。**〇陽**　太陽に照らされた丘の意で、光り輝き、明るく、温かく、乾燥した状態をいう。**〇陰**　太陽の当たらない日陰の谷間の意で、暗く、冷たく、湿った状態をいう。**〇陰陽四時**　太陽系内の存在はこの太陽の光とエネルギーによって生存を保っている。地球上の存在は、陰陽の時間的展開である四季の気象、空間的展開である四方の風土の生態に影響されながら、これに順応して存在を保っている。これを陰陽四時の法則という。

この法則に順応して生活することを天気に通ずるという。四時陰陽の原則に順応しないで、これに違反する様な行動をとれば病となる（「四氣調神大論篇第二」参照）。これは『素問』の病因論の一つの法則である。

陰陽は天地自然のみでなく、人体にも存在する。人体の陰陽については本書の本篇、第四篇、第五篇に詳しい記述がある。**〇其生五**『霊枢』の陰陽二十五人第六十四に、「天地之間、六合之内、不離於五（天地の間、六合の内、五を離れず）」とあり、宇宙間のすべての存在は五という規範の下にあることを示す。五とは五行である。陰陽すなわち寒暑は時間的に展開すると四季になる。四季は五行の木火金水に当たる。五行の起源が四季の景観にあることは、著者の論文、方技概説に記したが、「四氣調神大論篇第二」の陰陽論の章でも述べたところである。**〇其數三**　天地人三才、あるいは三陰（太陰、少陰、厥陰）と三陽（太陽、少陽、陽明）の意味に解する説がある。ここでは三才を採る。

第二節

蒼天之氣	蒼天の気
清淨則志意治	清浄なるときは則ち志意治まる
順之則陽氣固	之に順うときは則ち陽気固し
雖有賊邪弗能害也	賊邪有りと雖《いえど》も害する能《あた》わざるなり
此因時之序	此れ時の序に因る

【訳】 天気が爽やかで清々《すがすが》しいときは、人の心もすっきりと安定する。この様に天気は人の心身に影響するので、天気の変動に順応

して行動すれば、人体の体表を支配する陽気が盛んとなるので、外界に対する防衛力は堅固である。そこで賊風、邪気が襲って来ても、陽気がこれを防ぐため、人体に傷害を与えることはできない。これは四季の天文地象の秩序に順応して行動するからである。

【注】　**○人体の陰陽**　人には陰気（副交感神経相当）と陽気（交感神経相当）がある。**○陰気**　主として腹部内蔵においてエネルギー産生的に働く。すなわち同化作用を行う。**○陽気**　頭、四肢、体表部を巡回して、エネルギー消費的、異化作用を行う。頭を使ったり体を動かしたりという活動、発汗や震えによる寒暑への適応、細菌などの襲撃に対する防衛などがその機能である。**○陽気固**　天地自然の法則に順応して生き、心身の機能が正常に運営される時は陽気の働きも堅固である。外から人体を襲撃する風雨寒暑や病原菌は跳ね除けることができる。第三章十三、十六節、第四章参照。しかし生体の防御機構は陽気の担当する所であるが、陽気だけでできるものではない。陰からのエネルギーの供給が必要である。さらには本来的な抵抗力である眞気、すなわち生命力の活動が必要である。故に本文の陽気は陰陽の陽というだけではなく、これらの気の代表と考えるべきである。第五節の陽気についても同じことがいえる。**○志意**　志は外の目標に向かって進む心である。意は胸の中に含む思いである。両者を合わせた志意は人のこころを意味する。

第三節

故聖人　　故に聖人は
傳精神　　精神を傳え
服天氣　　天気に服し
而通神明　　神明に通ず

【訳】　そこで道理のよくわかった偉い人は、充実した精気（エネルギー）とよく調整された志意すなわち精神（こころ）をそのまま伝え承《う》けて失わぬ様にし、天地陰陽の気をピタリと身に付けて、これに上手に順応する様にして、四時陰陽の推移のごとき自然の神秘的法則に通暁することができる。

【注】　**○傳**　『素問校注』三十七頁は、傳の字、摶（タン＝まるめる、あつめる）の字と通ずる、という説と、専（セン）と読むべきだ、という説とを紹介している。「傳」すなわち「つたえる」では意味が落ちつかないと考えたのであろう。「摶」あるいは「専」、何れも精神を専一にする、という意味になる。「徴四失論篇第七十八」に「精神不専、志意不理（精神専ならざれば、志意理まらず）」とあり、『霊枢』本神第八に「志意和則精神専直（志意和する時は則ち精神専直なり）」とある。これらの例から考えて「専」をよしとするのである。しかし「傳」のままでも意味は通ずる。

第四節

失之則　　**之を失うときは則ち**
内閉九竅　　**内は九竅を閉じ**
外壅肌肉　　**外は肌肉《キニク》を壅《ふさ》ぎ**
衛氣散解　　**衛気《エキ》は散解す**
此謂自傷　　**これを自傷と謂う**
氣之削也　　**気の削（減）なり**

【訳】　この陰陽四時の法則に順応するという養生法に違反すると、五藏の外界監視役である七カ所の穴（目、耳、鼻、口）と糟粕（食物の消化後の残滓）の排泄器である二つの穴（尿道口、肛門）は塞がって機能は傷害され、皮膚筋肉は血気の流通障害を起こし、衛気による皮膚腠理の発汗、温度調節、栄養維持の働きは駄目になる。これは外からの侵襲によるものではなく、自分の責任で起こった傷害であり、衛気の機能の減弱である。

【注】　**○内閉九竅**　『霊枢』脈度第十七に「五藏は常に内より上の七竅を閲《けみ》す」という文章がある。五藏の機能状況と顔面の七つの穴の働きとは正の相関関係がある。鼻は肺と通じ香臭を知る。舌は心に通じ五味を知る。目は肝と通じ色を知る。口は脾と通じ穀物を知る。耳は腎と通じて五音を知る。五藏の機能が正常なら五感の機能も正常である。九竅を閉じるとは、この機能が低下、廃絶することを意味する。**○外壅肌肉**　壅とは周囲に盛り土をして、内外の交

通を妨げること。「ふさぐ」、「囲う」という意味がある。「肌肉を囲う」、「塞ぐ」とは、そこを通る血気の流れを塞ぐことである。血気の流れが塞がれると鬱血する。鬱血すると、そこの抵抗力が弱り、細菌が感染して炎症を起こし化膿して熱を持つ。**○衛氣散解**　飲食物は胃で消化されて人の精気、栄養素になる。これには二種類ある。一つは営気で、胃の中焦で作られる。血管の中に入って血となり、全身を循環する。二つは衛気で、胃の上焦で作られる。血管の外を流れて全身を循環する。この衛気は、発汗の制御、温度調節、皮膚の栄養の維持という働きをする（『霊枢』本藏四十七）。これがうまくいかなくなることを「散解」といった。「解」も「散」もバラバラにする、バラバラになることである。バラバラになっては機能は遂行できない。

第五節

陽氣者若天與日　　**陽気は天と日の若《ごと》し**

失其所折壽而不顯　　**其の所を失うときは寿を折りて顕《あき》らかならず**

故天運當以日光明　　**故に天運は当に日の光明を以てすべし**

【訳】　人の陽気は天における太陽の様なものである。気候不順で陽光に過不足のある時は地上に大災害が起こる様に、人の陽気に異常があれば百歳の寿命も中断し、めでたく顕彰することができない。元々、天の運行は太陽の運行が正常の時、正常である。その様に人もまた、陽気が正常の時、正常である。

【注】　**○陽氣**　本節の陽気も第二節の場合と同じ様に、精気、眞気、陰陽の気の代表と考えるべきである。陽気だけで太陽に比較されるのは荷が重すぎる。

第六節

是以　　**是を以て**

陽因而上衛外者也　陽は因《よ》って上《のぼ》って外を衛《まも》るものなり

【訳】　ここの陽気は衛気を意味する。衛気は胃の上焦において飲食物から抽出された精気である。胃から出発し肺を通り、人体の上方の頭部や四肢、体表に上昇し、その部分すなわち外表を巡回して、外の情報を知覚し、それに基づいて反応し、これによって生体を防衛する。

【注】　**○陽氣**　ここの陽気の作用は大体衛気のそれに相当する。衛気は、飲食物から胃で抽出された時には、精気すなわち津液《シンエキ》とも呼ばれる様に液体である。現代医学的にはリンパ液である。これが営気とともに肺経に従って全身を巡行し始めると、リンパ液ではなく、神経としての機能を発揮する様になる。本章の陽すなわち衛気は神経としての衛気の性状を述べている。第四章、第七章を参照。

○衛　地域の外側をぐるぐる回って（パトロールして）防衛すること。外界状況を感知し、それに対して的確に反応し、また外界からの侵襲に対して適切に処置することである。

以上の六節は、ほぼひとまとまりの内容を持っているので一章とする。天の法則すなわち陰陽四時の推移についての原理の存在と、それへの順応が養生の根本であることを説いている。

養生論は病因論の裏返しである。素問の説く病因は三個ある。第一は風雨寒暑の外因、第二は飲食居処すなわち衣食住の生活様式、風俗習慣、第三は陰陽喜怒すなわち人事の葛藤とそれに基づく情動異常である。陰陽とは男女のことである。第二、第三の病因に対応する養生法については上古天眞論篇第一に記されていた。第一に対応するものが、四気調神論篇第二及び本篇本章の述べるところである。

――第二章　病因論　寒暑湿気風――

第一節

因於寒　寒に因《よ》って

欲如運樞　　枢《とぼそ》を運《めぐ》らすが如くならんと欲す
起居如驚　　起居は驚《キョウ》するが如く
神氣乃浮　　神気《シンキ》乃ち浮く

【訳】　人体が厳しい寒冷に曝《さら》されるという状況においては、細かいからくりでできている戸ぼそを動かす時の様に、からだの動きはのろのろとし、立ち居、振る舞いにもピクッピクッと軽い痙攣が見られ、そのうちに、精神が身体から離れて浮き上がった様になり、意識が朦朧と混濁してくる。

【注】　○これより病因論の領域に入る。ここでは外因性の寒、暑、湿、気について述べる。○本節には寒による病が記されている。凍傷、凍創と呼ばれる病態である。凍傷、凍創は局所的な傷害である。全身的に傷害されて死に至る場合は凍死という。本節の記載は凍死のそれである。まず運動神経や筋肉が傷害されて行動が緩慢になる。次いで神経が過敏になり、小児のひきつけの様な軽度の痙攣ないしは線維性攣縮が頻発する。最後に意識障害を起こし、夢を見る様な状態になって死ぬ。ここには、凍死に至る症状と経過についての正確な記載を見ることができる。

第二節

因於暑汗　　暑に因って汗出づ
煩則喘喝　　煩《ハン》するときは則ち喘喝《ゼンカツ》す
靜則多言　　静かなときは則ち多言《タゲン》（うわごと）す
體如燔炭　　体は燔炭《ハンタン》の如し
汗出而散　　汗出でて（暑熱は）散ず

【訳】　酷暑に曝《さら》されて熱射病や日射病になると、盛んに汗が出る。熱で頭が痛み、手足をジタバタさせて騒ぐ様な躁状態になった時は、ハァハァと喘いだり、声をかすらせて大声で怒鳴ったりする。静かな時は意識が混濁している時で、べらべらしゃべったり、うわごとを言ったりする。からだはカッカカッカと燃え広がる炭火の様に灼熱している。この様な状態になると、汗が自然に出て熱を散らすことになる。

【注】　○熱射病あるいは日射病の症状である。炎熱に照らされたり、酷暑の中で運動したりすると、熱が体内に鬱積して発病する。まず汗が出て体温を下げようとする。次いで煩躁して騒ぎ、喘ぎ怒鳴るなどする。すでに精神は混迷して発揚状態にある。最後には意識が混濁して譫言《うわごと》をいう様になる。私は、救急隊の依頼により、家庭用サウナに数時間閉じ込もって死亡した人の死亡確認をしたことがある。サウナから出されて数十分経っていたが、カッカとした高熱を保っていたのにビックリした。正に体、燔炭の如しであった。

第三節

因於濕　湿に因って
首如裹　首は裹《つつ》まれるが如し
濕熱不攘　湿熱攘《はら》わざれば
大筋緛短　大筋は緛短《ゼンタン》し
小筋弛長　小筋は弛長《チチョウ》す
緛短爲拘　緛短《ゼンタン》すれば拘《コウ》と為《な》り
弛長爲痿　弛長すれば痿《イ》と為る

【訳】　高温多湿の環境におかれた時は、首が布などで丸く包まれた様に非常に不愉快になる。高温を下げ、高い湿度を解消しなければ、大きい筋肉は縮んで短くなり、小さい筋肉は弛んで伸びる。縮んで短くなった筋肉はひきつれて拘攣を起こし、弛んで伸びると手足の筋肉は足萎《な》えの状態になる。

【注】　○緛　音ゼン。この字は『説文』には「戚《セキ》なり」とある。段玉裁の注によれば、「戚」は今の「蹙《シュク》」の字である。「蹙」とはちぢまることである。『漢語大詞典』によれば、「緛」とは縮短である。この字を軟化の意味に読むのは無理がある。○大小　互文である。大だから短縮拘攣、小だから弛長痿弱となるわけではない。大小の筋肉が拘攣したり痿弱を起こしたりするという意味である。しかし湿気という物理的原因によってこの様な病変を起こすかは、疑問である。○濕　後に見る様に痺病すなわちアレルギー性疾患を起こす因子になる。「長刺節論篇第五十五」には「病、筋に在るときは、筋（肉は痙）攣（し、関）節（は、疼）痛し、以て（歩）行す可からず。名づけて筋痺と曰う」とある。また筋痿は筋肉が痿弱を来して久しく立っていられない病気であるが、これは肝気の熱によって起こるもので、湿気とは関係なさそうである。要するに、本節の病は湿気という物理的条件によって起こるのか、痺病の病因子としての湿によって起こるのか、よくわからない。なお湿痺、風湿、湿家の病については『金匱要略』痙濕暍第二を参照。

第四節

因於氣爲腫　　気に因って腫と為《な》る
四維相代　　四維相代し
陽氣乃竭　　陽気は乃《すなわ》ち竭《つ》く

【訳】　邪気の侵襲を受ける時は、癰《ヨウ》腫（化膿性腫瘤）ができる。四肢に次々と交代しながら継続して腫れる時は、陽気すなわち生命力は次第に消耗してしまう。

【注】　○氣　ここの気が何を意味しているのかよくわからない。本章の文脈からいって外因性のものである。そこで邪気ということになるのだが、邪気をただ単に「気」ということはまずない。そこが引っ掛かる。なお、腫は癰腫とばかりは限らない。水腫も鬱血性の腫脹なども腫である。前者は風（という名の）邪（気）で起こり（上気道炎に継起する腎炎など）、後者は気の鬱積で起こる。何れも気に関係はある。○維　物を繋ぐ大きな綱である。『管子』に「四維不張、国乃滅亡（四維張らざれば、国乃ち滅亡す）」とある。ここに四維とは礼、義、廉、恥の四つの徳目で、一国の生命の維持存続の上に大切なものという意味を持つ。これを人体に当てはめると

何になるか。王冰は筋骨血肉という。尤怡《ユウイ》は四肢とする。私はこの四肢説をとる。**○四維相代**　代はよじれることである。甲と乙がそれぞれよじれる様に入れ替わることを交代という。四維相代を「生命維持の上で重要な四つの要素の機能がよじれて傷害を起こす」と解釈する人もある。しかしこの場合、訳文で示した様な具体性に欠けることが難点である。

第五節
因於露風乃生寒熱　**露風に因って乃ち寒熱を生ず**

【訳】　風に曝されることによって、悪寒、発熱を主症状とする（感染性の）病が生ずる。

【注】　○第七章にある文章であるが、構文と内容から見て、ここにおいた方が適当と考える。外因性病因には風寒暑湿燥がある。今、寒暑湿気と来て風だけが欠けている。遠く第七章にあるのは錯簡かも知れない。そこでここに移した。ここの風は気象条件というよりは、熱性疾患を起こす病原微生物である。○以上五節は風寒暑湿気の病因性について述べている。本章での寒暑湿は気象条件としての作用である。ここ以外の風寒暑湿は気象要件ではなく、感染症における病原微生物としての作用を意味している。

第三章

第一節
陽氣者　陽気は

煩勞則張　煩労《ハンロウ》すれば則ち張《チョウ》し
精絶　精、絶す
辟積於夏　夏に辟積《ヘキセツ》し
使人煎厥　人をして煎厥《センケツ》せしむ
目盲不可以視　目は盲《めし》いて以て視る可《べ》からず
耳閉不可以聴　耳は閉じて以て聴く可からず
潰潰乎若壊都　潰潰《カイカイ》乎として壊都の若《ごと》し
汩汩乎不可止※　汩汩《コツコツ》乎として止む可からず

※汩汩乎不可止　『太素』巻三、調陰陽は「滑滑不止」に作る。

【訳】　興奮して頭の熱くなる様な事をしたり、激しい労働をすると、陽気は緊張の極に達して、精神は混迷し、体力は消耗して精根が尽きてしまう。この様なことを夏にやって陽気が頭に上れば、鉄板上で焼かれる様にカンカンに逆上する。そのために目は眩んで見えなくなり、耳はふさがって聞こえなくなる。廃墟の様に心身はバラバラになり、意識は茫然として自失し、病状は水の急流の様に、急速に悪化して止めようがない。

【注】　○ここでは張の主語を陽気としたが、『素問校注』四十一頁は張の上に筋の字が奪《ぬ》けているという説を紹介している。すなわち筋が主語だというのであるが、上記の訳文よりよくわかる様になるとも思えない。**○陽氣**　体表を巡回して防衛機能（環境の知覚とそれに基づく反応）を行うものである。同時に頭や手足をめぐって、精神的、肉体的運動を制御する。現代医学の交感神経にほぼ該当する。**○辟積**　辟《ヘキ》は強制的に押しつける、偏《かたよ》らせる、偏る、という意味。積は堆積、滞積、鬱積などの意味がある。辟積《ヘキセツ》の意味はよくわからない。問題は、夏において、何がどこに辟積するか、ということである。わたしは陽気が頭に辟積すると考えて、この訳文を作った。**○汩汩**　汩は音イツあるいはコツ。水が勢いよく流れる様また音。汩汩は『漢語大詞典』に「水急流貌」とあるのに従った。汩汩はまた忽忽と同義である。『説文』に「忽は忘れるなり」とあり、気が抜けて心がボンヤリすることをいう。**○都**　この字はもと人の

集まる場所をいう。また瀦《チョ》に通じ、貯水池の意味がある。それなら壊都は、貯水池の決壊の意となる。〇王冰はこの節を房事過多による腎、膀胱の傷害として読んでいる。房事も煩労を起こすとすれば王冰の解釈も成立する。

第二節

陽氣者
大怒則形氣絶
而血菀於上
使人薄厥
有傷於筋縦
其若不容

陽気は
大怒《ダイド》すれば則ち形気絶し
而して血は上に菀《あつ》まり
人をして薄厥《ハクケツ》せしむ
筋を傷《やぶ》ること有れば縦《ゆる》み
其れ容《ヨウ》せざるが若《ごと》し

【訳】 大いに怒ると陽気が頭に集まり、肉体と精神の連係は断絶し、心身はバラバラになり、血液は頭に上って鬱積し、急迫した昏迷状態を引き起こす。怒りのために筋に傷害を起こせば筋肉はダラリと弛緩し、シャンとした姿形を保っていることができない。

【注】 **〇怒** 「擧痛論篇第三十九」に「怒するときは則ち気上る、又、怒するときは則ち気逆す（気上も気逆ものぼせである）」とある。怒は肝を傷る。また肝は筋の栄養を主る。そこで大怒すれば、気は逆上し、筋も傷れるのである。**〇形氣** 形（からだ）と気（こころ）である。**〇絶** 断絶である。絶滅ではない。**〇菀** この字の下の形は人が背をかがめて丸まった姿である。血が丸くまとまるのは鬱血である。**〇容** 姿、形である。不容とはきちんとした姿勢を保てないことをいう。

以上の二節は煩労、大怒における陽気の反応とその結果としての病状である。一つの病因論として読めなくはない。

第三節

汗出偏沮※
使人偏枯

汗出でて偏沮《ヘンソ》し
人をして偏枯《ヘンコ》せしむ

※沮　『太素』巻三、調陰陽は「阻」に作る。

【訳】　汗の出方が偏っていて、半身に強い発汗のある時は、偏身が枯れた様に萎縮して麻痺する半身不随の病を起こす。

【注】　○沮　水浸しである。半身発汗は肺結核で胸廓成形術を受けた人によく見られた。名古屋大学教授の高木健太郎氏の圧反射による半身発汗の研究はよく知られている。しかし半身発汗があると偏枯になるというのは因果関係が逆ではないかと思う。半身不随の人では半身発汗が起きやすいということであろう。

第四節

汗出見濕
乃生痤疿

汗出でて、湿（気に暴露し湿疹様の発疹）を見《あらわ》せば
乃ち痤疿《ザフツ》を生ず

【訳】　汗が出て（それが皮膚を傷害して）、湿（疹様）の状態を現す様になると、やがて皮膚の吹出物（化膿巣）や汗疹ができる。

【注】　○汗　腠理《ソウリ》の開闔《カイコウ》すなわち発汗の機構の開閉を支配しているのは衛気である。現代医学風にいえば交感神経である。この衛気すなわち陽気の力が盛んだと、汗腺はしっかり閉まっているので、汗は出ない。衛気が衰えると、締まりがなくなって、汗が出る。○見濕　今、陽気が虚して汗が出ている時、風に当たると風の病になる。湿を見る、すなわち湿に暴露されると、痺（アレルギー疾患群）の病になる。湿だけではこの起病力は弱いので、皮痺すなわち湿疹の様な皮膚のアレルギー性の発疹くらいしか起こさないが、風、寒、湿が共存すると、重症のリウマチ性の大病を起こしてくる（「痺論

篇第四十三）。例えば急性リウマチ熱、皮膚筋炎など。なお「見湿」の「見」には、「見参」、「まみえる」意味と、「出現」、「現れる」意味とがある。訳文では両方の意味をあわせて利用した。**〇痤**　癰腫の様なでき物というが、ここではむしろ小さな湿疹様の発疹と考えた方がよい様に思う。**〇疿**　あせもの様の発疹である。

以上の二節は汗と病の関係について述べている。これも一つの病因論である。なお、本章第六節、八節、十一節の各節も汗の病因論に関係する。また痺病については痺論篇第四十三に詳しい。ここでは、痺は膠原病あるいは広くリウマチ性の疾患と考えておいてよい。

第五節

※高梁之變　**高梁《コウリョウ》の変**
足生大丁　**足に大丁を生ず**
受如持虚　**受くること虚を持するが如し**

※高梁　『太素』巻三、調陰陽は「高」を「膏」に作る。高梁は膏梁である。

【訳】　脂っこい肉類や美味しい穀類を食べつけると、糖尿病の様な栄養過剰になって、足に大きな膿瘍ができる。この様な人は、病邪を受け入れやすくなっていて、ちょうど何でも入れられる空っぽの器を持っているのと同様である。

【注】　**〇高梁**　「高」は「膏」で、脂っこい肉のこと。「梁」は「粱」（粒の大きいおおあわ）で、良質の穀物のこと。北中国の主要食料であった。**〇丁**　疔と同じで、皮膚の化膿性の腫瘤である。化膿性の腫瘤は足にだけできるのではない、というわけで、「足」の字は「能」の意味だという説がある。また「丁」は「且」の誤りで「且」は「疽」である、という説もある。何れももっともである。しかし大意は変わらない。**〇虚**　虚器すなわち空っぽの器で、いくらでも物を受け入れることができる。『素問校注』四十四頁は、受如持虚の解釈について、病は虚の場所にしたがって入ってくる、という説を述べている。太陽膀胱経が虚していればその支配領域である背中や腰、足の背面に丁が出てくる、というのである。虚を抵抗減弱とみる点では同じである。しかし本文の文章には、丁がどこか

ら出るという、病の場所を指定する考えはなく、この解釈には無理がある。

第六節

勞汗當風　　労（働）して汗いで、風に当たり
寒薄爲皶　　寒（の邪気が）薄《せま》りて皶《サ》を為《おこ》す
鬱乃痤　　鬱するときは乃ち痤《ザ》となる

【訳】　労働して汗が出て風に当たり、その上、からだが冷えて、寒の邪気すなわち細菌の様な病原微生物が皮膚に肉薄し侵入してくると、皶《サ》すなわち、にきび様の発疹ができる。さらに風寒によって皮膚の血気が鬱滞すると熱を持ってきて化膿性のでき物になる。

【注】　○本節も汗の病因論の一節である。○**皶**　小さな化膿性腫瘤である。にきびが化膿した様なものである。大きな化膿性腫瘤は癰疽《ヨウソ》という。第二章第三節の注で述べた痺を起こす風や寒も、ここの風寒も、感染性の病原体である。ウイルスあるいは細菌である。にきびは皮膚の脂肪が皮脂腺に溜まってできる小さな腫瘤である。しかし多くはこれに細菌が感染して化膿性のものになる。すなわち皶である。なお、皶や痤《ザ》の発生に際して、気象条件としての風と寒気が人の皮膚、筋骨の循環障害を起こし、細菌に対する抵抗力を弱めるという事情はあるかも知れない。

第七節

陽氣者　　陽気は
精則養神　　精（良）なるときは神を養う

柔則養筋　　柔（軟）なるときは筋を養う

【訳】　略す

【注】　○本節は意味不明である。何をいっているのかわからない。いくつかの論点を示して参考に供する。

人体は形と気から成る。形を動かす原動力が精（エネルギー）である。気（神経）の高次元の統合系が神（精神）である。形と精は陰である。気と神は陽である。故に気すなわち陽気が精良であれば、神は完全になる。ここの気は志意思慮の知情意や心理、神経を広く包括した概念である。精則養神はこの様に解釈すれば意味は通る。

陽気すなわち衛気は皮膚筋肉の栄養を主る。故にその流通が順調であれば筋を養うことができる。この様に解釈すれば、柔則養筋はある程度意味が通ずる。しかし、「柔」という字に「経気が順調に流通する」という様な意味があるかどうかについては自信がない。ここが問題である。

第八節

開闔不得　　　開闔《カイコウ》を得ざれば

寒氣從之　　　寒気之に従う

乃生大僂　　　乃ち大僂《ロウ》（瘻）を生ず

【訳】　発汗と止汗の調節がうまくいかず、汗口の締まりが悪くなると、寒気がそこから入り込んで来て、やがてひどい亀背、せむしを起こして来る（瘻ならリンパ腺炎）。

【注】　○開闔　皮膚の紋理を腠理《ソウリ》という。皮膚には玄府がある。玄府とは汗空である。汗空とは汗腺の排泄孔である。この汗空の開閉を腠理の開闔《カイコウ》という。すなわち開闔とは発汗の調節である。それがよろしきを得ないとは、全然出ないか、出っぱなしになるかである。ここは後者で、汗が出やすくなっている。汗孔が開いている。そこから寒気（すなわち病原微生物）が入って来て大僂《ロウ》を生ずると

いうのである。この僂が問題である。**〇僂**　音ロウ。背中の曲がる病気である。駝背あるいは亀背という。俗に「せむし」という。大とは病変の程度が強く激しいという意味であろう。僂は子供の病気で、骨の発育障害による脊柱の変形である。骨の成長発育にはカルシウムが要る。その吸収利用にはビタミンDが要る。口から取り入れたビタミンDを活性化するには日光が要る。昔、この病が日本では冬、雪に閉じ込められて陽光に乏しい北国に多かったのはこのためである。故にその発病に寒気が関係するといえないこともない。しかし発汗と関係があるかどうかは問題である。**〇寒氣**　寒冷の気象のことであるが、『素問』、『霊枢』では「風」とか「寒」とかは病原微生物と読み替えた方が正解といえる場合がたくさんある。例えば傷寒は現代中国語で腸チフスのことであるが、古代においても、寒に傷《やぶ》られた病としての傷寒は腸チフス様の熱性疾患、寒に中《あた》った病としての中寒あるいは寒中は赤痢なども含む腸炎である。風寒は健康で正常な皮膚、腠理は侵すことができない。抵抗減弱部がある時、侵入することができる。開闔不得は風寒が人体に侵入する格好の条件である。

〇本節の病は、その病理発生から考えると、病原微生物による感染性の疾患であって、僂の様な変性性のものとは考え難い。すなわち亀背の僂ではなく、次に出てくる瘻の間違いではないかと考えられる。瘻とは頚部のリンパ腺炎である。この方が中国古代医学の病理の考え方に馴染む様に思われる。

第九節

陥脈爲瘻　　**脈を陥《カン》すれば瘻《ロウ》と為《な》る**

留連肉腠　　**留すれば肉腠《ニクソウ》に連なる**

【訳】　（前節に引き続き）寒気すなわち病原体が人体に侵入して瘻（リンパ腺炎）になると、経脈を陥没させる。この様な場合には、寒気は肌肉や皮膚、腠理に滞留して動かない。

【注】　**〇瘻**　婁とは、女を数珠つなぎにして連ねた様である。咽頭炎や扁桃炎、あるいは肺結核なので、頚のリンパ腺が累々と繋がって腫れるのが瘻である。累々と重なっている脊椎の屈曲している病が僂である。**〇陥脈**　寒気すなわち外来性の病原因子が侵入してくると、経脈すなわち血管や神経あるいはその周辺のリンパ管に異常が起こる。腫れたりへこんだり、硬くなったり軟くなったりする。

ここではリンパ腺は腫れているが、それは経脈自体が傷害されて、正常に流れず、へこんでしまったからだ、と考えたのであろう。そこで陥脈というのである。

第十節　第十四節の後に移した

【注】　本章の文章はよく読めない部分が多い。ことに九節から十六節までは文章が入り交じっている様である。そのまま読んだのでは意味が掴めない。そこで文節の配列を替えた。

第十一節

營氣不従　　営気従わず
逆於肉理　　肉理に逆らい
乃生癰腫　　乃ち癰腫《ヨウシュ》を生ず

【訳】　そうなると営気（血液）は経脈（血管）に従って運行せず、すなわち血液循環は順調に行われず、筋肉や腠理において鬱血を起こし、やがてそこが化膿して癰疽《ヨウソ》の様な腫瘤を起こしてくる。

【注】　〇「癰」とか「疽」という様な化膿性のでき物ができるには、まず寒気（細菌）の侵入が必要である。次にそれが局所に滞留する。そのために経脈の流れが悪くなり、鬱血を起こす。それが熱を持つ様になり、やがて化膿して来る、というのが一般的な経過

である。そこで本節でも、留連肉腠、營氣不從、逆於肉理という経過をたどって癰腫が生じて来たわけである。

第十二節

魄汗未盡
形弱而氣爍
穴兪以閉
發爲風瘧

魄汗《ハクカン》未だ尽きず
形弱りて気爍《シャク》す
穴兪《ケツユ》以て閉じ
発して風瘧《フウギャク》と為る

【訳】　風（ウイルス、細菌類）に侵されて体表の陽気が虚し、汗がだらだらと出て止まらず、体は弱っているのに、神経はかえってカッカと逆上している時、兪穴が閉じてしまうと風瘧《フウギャク》の病を発生する。

【注】　**○魄汗**　肺は魄を藏す。汗は皮膚から出る。肺と皮膚は機能的に協同関係にある。そこで魄汗とは汗のことである。**○汗**　陽気の虚あるいは陰気の実の時に出る。陽虚は交感神経の抑制、陰実は副交感神経の優勢に当たる。陽虚は体質的なこともあるが、多くは外邪によって起こる。陽虚が甚だしい時は汗が出て止まず、脱水状態になり、体は弱る。喉が渇いて煩渇し、熱状を呈する。

○爍　カッカと熱いこと、爍《シャク》熱と熱する。

ここまでは意味が通ずる。次がわからない。

○穴兪　兪穴である。兪穴はまた経穴ともいう。いわゆるツボである。神気（神経機能）を遊行出入（発現）する所であり、経（脈の）気（機能）の発する所である（『霊枢』九針十二原第一）。現代医学的にいえば、内藏に疾患がある時に現れる内藏皮膚反射の反応点である（治療に当たっては治療点となる）。（反射という）経気（神経機能）の発（現）する時に開く（反応が現れる）もので、普段は閉じている（反応がない）と思われる。**○瘧**の発作は風府が開く時起こる。風府とは脊背上の頚の中央にあるツボである。朝、目が覚めると衛気が風府にやって来る。そうすると腠理が開き、そこに付け込んで風邪が入り込み、衛気と衝突して発作を起こす（瘧論篇第三十五）。つまり兪穴が閉じて風瘧が起こるのではない。開くと起こるのである。このままでは後半の八字は意味が通じない。穴兪ではなく、腠理が閉じるのなら、これは陽気が盛んなのだから、発熱が起こり、風瘧となってもおかしくはない。要するに本節は意味不明である。文章に錯簡、衍文があると思われる。このままでは理解できない。

第十三節

故風者百病之始也　故に風は百病の始めなり

【訳】　一般的にいって、諸々の病は風から始まる。風、風寒、痺、厥また痿など代表的な病は風の展開として現れる。

【注】　○病因としての風寒暑湿は、気象条件であるとともに、病原微生物であることはすでに述べた。ウイルスは「風」に、溶血性連鎖球菌の様な化膿菌は「寒」に、比定することができると考える。湿は湿気であるよりは、その病理作用から考えて、アレルギー性機転に対応している。すなわち風寒によって始まった上気道炎、扁桃炎に湿が加わると、腎炎、心炎、急性リウマチ熱などのアレルギー性疾患群に変貌し、展開していく。その状況は「痺論篇第四十三」に詳しい。故に風は百病の初めなのである。○また肺炎、腸チフス、肺結核、敗血症などの病の初発症状はかぜの症状である。経過とともにその正体が現れてくる。そこでこれらの病も「風」から始まる様に見える。これも風が百病の初めと考えられた理由であろう。この間の事情については風論篇第四十二の冒頭に記されている。○気象としての風から展開する病はまずない。病原微生物の存在しない時は、寒冷だけでは「かぜ」は起こらないことが知られている。気象条件としての寒暑の病については第二章に記載されている。風を季節風とすると、これとともに現れる疾患群がある。季節病である。これについては本書の第三、四、五篇、『霊枢』九宮八風第七十七に詳しい。

第十四節

清靜則肉腠閉拒
雖有大風苛毒
弗之能害
此因時之序也

清静なるときは則ち肉腠《ニクソウ》閉拒し
大風《タイフウ》苛毒《カドク》有りと雖《いえど》も
之を害する能《あた》わず
此れ時の序に因るなり

【訳】　欲望を節制し、行動に節度を保てば、心身は清潔で安定し、体表部の防衛力は強力で、腠理はしっかり閉じ、外邪を拒んでうちに入れない。この様な状態では激しい風とか手ひどい毒とかがあっても、人体に傷害を与えることはできない。この様なことができるのは陰陽四時の養生法に順応して、体力を養っているからである。

【注】　**○清静**　これを心身の安定と解釈したのは王冰の注に基づく。体表の防衛力とは陽気あるいは衛気のことである。欲望や過労による心身の消耗がなければ、体力は充実し、外邪に対する抵抗力も保持される。

本篇第一章第二節には、「蒼天の気、清浄なるときは則ち志意治まる。之に順うときは則ち陽氣固し。賊邪有りと雖も害する能わざるなり。此れ時の序に因る」とある。文章の構成がよく似ている。従って清静を蒼天の気の状態と読めば本節と第二節は同じ内容になる。

第十節

兪氣化薄
傳爲善畏
乃為驚駭

兪の気、（変）化して（五藏に肉）薄《ハク》し
（脾に）伝えて善く畏《おそ》れることを為し
乃《すなわ》ち（肝に伝えて）驚駭《キョウガイ》と為る

【訳】　兪穴（ツボ）は経脈の気（機能）の発現する所（反応点）である。その経気に異常があって、それが経脈を伝わって五藏に肉薄して病変を起こす時、脾に伝われば物事に怯《おび》えたり怖《こわ》がったりしやすくなり、さらに段々と進んで肝に伝われば、驚というビクッとする様な軽い一過性の痙攣様の反応を起こす様になる。

【注】　○十四節までは、体表部の化膿性病変や、風瘧《フウギャク》という様な、どちらかといえば一過性の熱性疾患の話であったが、この節は精神、神経の症状が述べられている。怒喜思憂驚恐という感情的なものはそれぞれ五藏の傷害と関係がある。五藏に病変があると、これ等の情動異常が現れる。これは病が内藏にまで、入り込んできたことを示す。故に次の十五節に連続する。この十節は本の場所より、ここの方が意味が通じやすいので移項した。○兪　丸太を刀でえぐって作った丸太舟である。中身をえぐり取ることから病を根こそぎ取り除く意味に転じ、治癒の意味になった。またこの舟は船端《ふなばた》を叩いて信号とし、遠方との通信にも使う。そこで鍼灸医学の上で内藏皮膚反射の反応点、治療点の意味を持つ様になった。ここの兪気は反応点としての兪穴の機能状態をいう。

第十五節

故病久則傳化　　故に病久しければ則ち（邪気を次々に）伝えて（病は変）化す

上下不并　　上下并《ヘイ》せず

良醫弗爲　　良医も為すなし

【訳】　一般に病が慢性化すると病変は次々と藏府を伝わって病状が変化してゆく。

上半身と下半身の均衡した状態が崩れ、血液の循環には局所的な傷害が現れ、自律神経支配にも局所的な偏向が見られる様になる。

このように、陰陽や血気がアンバランスになると、いかなる名医でもなす術がない。

【注】　○病気はその症状が完成する頃になると、初め予想していたのとは別の他病になることがある。古代の医師たちはそう考えていた。脈要精微論篇第十七に「病成りて変ず」とある。風だと思っ

ていたら腸チフスだったり、あるいは肺結核だったりする類のことである。故に「風は百病の長」といわれるのである。病気が慢性化すればなおさら病状の変化は激しい。重症化して予後不良となる。この病気はどう経過し、どのつまりはどう決着するかという転帰を、診察の初期に判定する必要がある。これを予後という。最後を予見することである。病気の治療はできなくとも、予後を的確に判定すれば名医になる。**○并**　並ぶことである。上下左右が平均して並んでいれば正常である。これは生理的な并である。しかし、冷え逆上の様に、下が冷えて、上が火照る、という様なことになると、これは上下のアンバランスである。上下に平等に分布していた気の内、下にあった気が上に上がって行った結果である。上は下から来た気の分だけ容量を増し、下はその分減ったことになる。これを気が上に并したという。これは病的な并である。この并《ヘイ》という病理機転によって体のバランスは崩れ、いろいろな症状が出てくる。并の病理についての詳細は調経論篇第六十二に記されている。

第十六節

故陽蓄積病死　　**故に陽が蓄積すれば病みて死す**
而陽氣當隔　　**而《しか》るときは陽気当に隔《カク》すべし**
隔者當寫　　**隔する者は当に瀉すべし**
不亟正治　　**亟《すみや》かに正治せずして**
粗乃敗之※　　**粗なれば乃ち之を敗る**

※粗乃敗之　『太素』巻三、調陰陽は「旦乃敗亡（旦には乃ち敗亡す）」に作る。

【訳】　局所に陽気が并して重なり、陽だけが盛んになれば、陰陽の交流は絶え、陽は陰と隔絶された状態になる（例えば、『傷寒論』の太陽、陽明、少陽の三つの陽経が合（併した）病で、全身これ発熱というのがこれに当たる）。

当然陽気を瀉してその勢いを減らすべきである。

一生懸命に頑張って正当な治療をしないで、粗略な治療をしていればやがて死亡させてしまう。

【注】　**○陽蓄積**　体の一部あるいは全部で陽気が盛んになることである。その極点では陽だけで陰のない状態になる。前に述べた家庭用サウナで蒸し焼きになった場合や、感染症の極期（三陽の合病などはその一例）に高熱の内に死亡する例などはこれに当たる。**○隔**　へだてること。隔絶である。食道癌や胃癌などで食物が下らず、吐いてしまう病気を隔（膈）という。本節の隔をこれに当てる解釈があるが無理であろう。胃癌としての隔は陽明胃経の病であるが、陽気が蓄積して起こるものではない。ここの隔は、訳文の様に、陽気が強すぎて、陰気と隔絶し、両者の交流がなくなった状態と解すべきであろう。**○粗**　この字を『太素』は「旦」に作る。旦夕の内に死ぬことを意味するというが、これも無理である。ことに乃の字と調子が合わない。旦夕は急速であり、乃は「ぼつぼつ」といった感じだからである。正治に対する粗であろう。**○亟**　全身を緊張させて活動する意味である。

　以上を第三章とする。内容は雑駁《ザッパク》でまとまりはよくない。陽気、汗、外邪、あるいは風瘧《ギャク》その他、諸々の病症の病理発生について記載している様に見える。ただ、何れも大変に断片的で不完全な文章で、意味が取り難い。解釈にはかなり言葉を補わないと理解し難い。

――第四章　陰陽論――

第一節

故陽氣者　　故に陽気は
一日而主外　　一日にして外を主とす
平旦人氣生　　平旦にして人気生ず
日中而陽氣隆　　日《ひ》中にして陽気隆し
日西而陽氣已虚　　日《ひ》西《い》りて陽気已《すで》に虚し
氣門乃閉　　気門乃ち閉ず

是故暮而收拒
無擾筋骨
無見霧露
反此三時
形乃困薄

是の故に暮れには収拒して
筋骨を擾《わずら》わすこと無《なか》れ
霧露に見《あらわ》すこと無れ
此の三時に反すれば
形乃ち困薄《コンパク》す

【訳】　一般に人体の陽気（交感神経相当）の支配状況を見ると、一日を通じて体表部を支配している。陽気の一日の消長を見ると、夜明けとともに陰気（副交感神経相当）が衰え、陽気が盛んになってくる。日が南中する時に陽気は最も盛んである。日が西の空に没する頃には、陽気はすでに衰え、陰気が盛んになってくる。気門すなわち玄府すなわち汗腺は段々に閉じていき、汗腺の存在する腠理は緊密となる。

そこで暮れには身を引き締めて外邪が（皮膚の気門から体内に）侵入せぬ様に用心する。筋骨を動かして陽気を妄動させる様なことをしない。霧露の冷たい水気にからだを曝《さら》さない様にする。

この日暮以後の三つの戒めに反する様なことをすると、からだは次第に疲労困憊し精力が窮迫して弱ってくる。

【注】　**○陰陽**　陽気は昼間、陽すなわち体表部の頭、四肢、体表に盛んで、人体のエネルギー消費と活動を調整している。すなわち異化作用を営んでいる。陰気は夜間に陰すなわち内藏で盛んで、人体のエネルギー生産を行っている。すなわち同化作用を営んでいる。以上が陰陽の基本的な作用である。人は昼間は活動し、夜間は安静にしている。その神経支配とホルモン調節をしているのが陰陽である。この陰陽の消長に適応して生活するのが養生の根本法則である。陰陽はほぼ交感神経、副交感神経に相当することが多いが、一致しない場合もある。**○人氣**　ここの人気は人の活動を調整する衛気である。衛気が陽の部位に巡ってきて活動をはじめることを「人気生ず」という。衛気は昼は陽、体表を巡り、夜は陰、内藏を巡る。**○収**　放っておくとバラバラになるものを一ヵ所に寄せ集めること。ここでは身を引き締めて、外邪の侵襲に備えることである。**○拒**　対象との間に距離を取る意味で、外邪と距離を取って容易に襲撃されない様に用心することである。

第二節　陰陽の生物学的定義

岐伯曰　　岐伯曰く
陰者蔵精而起亟也　　陰は精を蔵して亟《キョク》を起こすなり
陽者衛外而為固也　　陽は外を衛《エイ》して固めを為《な》すなり

【訳】　岐伯がいう。

陰すなわち内蔵を支配する神経機構は内蔵で、精すなわちエネルギーを生産し、これを貯蔵し、必要に応じて放出し、陽に供給して生活活動を行わせる。

陽すなわち頭、四肢、体表を支配する神経機構は、そこを巡回しながら、陰が作ったエネルギーを使って、内外環境の情報を処理し、刺激に対応して体の防衛を行う。

【注】　**〇**陰陽の生物学的定義である。陰は同化的に働いてエネルギーを生産し、陽は異化的に働いてそのエネルギーを消費して、知覚、運動という生体活動を行う。**〇精**　精白米である。米のエキスである。飲食物の持つエネルギーである。胃の上焦、中焦で水穀から生産され、経脈すなわち血管とそれに同伴する神経によって全身に配給される。陰（主として肝）は、この精を生産し、貯蔵し、配給し、亟《キョク》（活動）を起動するまでを担当する。この精を使用して亟そのものを実行するのは陽（主として筋）である。亟の一部として、外を衛（パトロール）して固めをなす仕事がある。**〇衛**　一定の地域をぐるぐる巡回して、外部に対して警戒し、内部を防衛することである。**〇亟**　上下二本の線の間に人が立っている姿で、これに口と手を加え、頭の先から足の端に至るまで緊張させて頑張っている様子を示している。たゆまず、速やかに、などの意を持つ。ここでは人の陽部すなわち頭や手足を使って活動することである。

第三節　陰陽偏勝の病症

陰不勝其陽　　陰、其の陽に勝たざれば

則脈流薄疾
并乃狂
陽不勝其陰
則五藏氣争
九竅不通

則ち脈の流れは薄疾《ハクシツ》し
并《ヘイ》するときは乃《すなわ》ち狂す
陽、其の陰に勝たざれば
則ち五藏の気争い
九竅《キュウキョウ》通ぜず

【訳】　陰がその陽に勝てない、すなわち陽が相対的に陰より盛んな時は、経脈の血気の流れが促迫され、かつ急速となり（運動中や高熱時の頻脈、速脈など）、陽中の陽である頭に陽邪まで加わり（陽気が并して）、陽が極盛になると発狂する。

陽がその陰に勝てない、すなわち陰が相対的に陽より盛んな時は、陰が支配する五藏の機能が調和を欠いて異常を呈する様になって、五藏の機能を表現する在外的器官である（目、耳、鼻、口、尿道、肛門の）九つの穴は機能障害を起こしてくる。

【注】　○本節には陰陽の一方が病的に優位になった時の病症が述べられている。陽気盛んな時は頭や四肢の筋骨の活動の盛んな時である。従って血気の循環も旺盛になる。運動時の血液循環や呼吸促迫を考えるとよい。**○薄**　草木が間をせばめ、ひっついて生えていること。**○狂**　精神の統御に異常が生じて、むやみやたらに走り回る狂犬のことである。一般には、意識の混迷と行動の異常を伴う精神障害である。精神病とは限らない。一例を挙げる。十三歳の男子。風邪で三十七度五分に発熱して臥床中、急に寝床から起きだし、寝床のまわりをグルグルと回り出した。母親がビックリして、「お前、何しているんだ」と叫んだ所、気が付いて寝床に戻った。母親の要請で私が往診した時には病人の意識は正常にもどっていた。病邪、この場合は感冒性のウイルスが陽すなわち太陽膀胱経または陽明胃経を襲い、その頭部に入り、脳神経系に異常を起こしたのである。狂の本来の意味によく合った典型的な例であると思う。インフルエンザ脳症などその一種である。**○五藏氣争**　陰が盛んな時とは、陰の部位すなわち内藏に邪気が侵入して、邪気が実して盛んな状態にある時である。五藏の相互関係は傷害され、それぞれの機能は異常を呈する。**○九竅不通**　五藏が傷害されると、それに対応する器官の機能も侵される。すなわち肺は鼻、心は舌、肝は目、脾は口、腎は耳というのがその対応関係である。九竅はこれから舌を除き、前陰と後陰を加えたものである。

第四節　健康の条件

是以聖人　　是《これ》を以て聖人は
陳陰陽　　陰陽を陳《つら》ね
筋脈和同　　筋脈は和同し
骨髄堅固　　骨髄は堅固にして
氣血皆従　　気血は皆従う
如是則　　是《かく》の如くなれば則ち
内外和調　　内と外とは和調し
邪不能害　　邪は害すること能《あた》わず
耳目聡明　　耳目は聡明にして
氣立如故　　気は立ちどころに故《もと》の如し

【訳】　さてそこで道理のよくわかった偉い人は、陰陽の機能状態バランスがよくなる様に正しく調整する。

そうすると筋肉、経脈は調和して正常に機能し、骨髄は堅固で、起立、歩行も健全であり、血液循環も神経支配も順調に維持される。

この様な状態であれば、陰陽表裏の藏器組織は相互に協調して働き、防衛力も抵抗力も充実して、外からの邪気は人体を傷害することができない。

視力、聴力という感覚器の機能も正常で、陰陽、血気、衛営の諸々の気は本来の安定した正常の状態を保つ。

【注】　**〇陳**　並べ連ねることで、陳列あるいは陳述の意味がある。陰陽を並べ連ねるとはどういうことか。陰陽の機能が正常に発揮される様に、適宜に調節按配して、両者をバランスよく保ち、陰陽の勢いがどちらかに傾いて、虚実の状態を起こさない様にすること、これが「陳陰陽」の意味である。**〇陰陽**は自然界においては太陽光と熱の持つエネルギーの地上における存在様式であり、動植物においては生体エネルギーの生産と消費の制御機構である。

以上を第四章とする。一日の陽気の盛衰のリズム、人体における陰陽の定義、陰陽偏勝の病症、陰陽が調和すると人体の全体の機能が正常に運行することが述べられている。陰陽に関する記述でよくまとまっている。

――第五章　病因論――

第一節

風客淫氣　　風（邪）が（人体に）客《やど》り、（風邪の）気が淫すれば

精乃亡　　精は乃ち亡《ほろ》ぶ

邪傷肝也　　邪（気）は肝を傷《やぶ》る

【訳】　風邪が人体に侵入してそこに宿り、周辺にじわじわと過剰にしみ込むと、邪気と争って、精気は消耗してなくなってしまう。そうなると抵抗力が減弱して邪気は肝を傷害する様になる。

【注】　〇淫　過剰に深入り、入り浸ること。じわじわと異常にしみ込んでいくことである。風邪の侵入は普通は一過性である。気象現象としての風が一過性であり、軽く発揚する性質があるのに対応している。これが深入りして入り浸って、慢性化してくると、その影響は破壊的である。生理機能は異常となり、栄養は傷害され、体力は落ちる。藏器の方では代謝を受け持つ肝が特に傷害される。風と肝は五行の木に属し、対応関係にある。

第二節
因而飽食　因《よ》って飽食すれば
筋脈横解　筋脈は横解《オウゲ》し
腸澼為痔　腸は澼《ヘキ》して痔と為《な》る
因而大飲　因って大飲すれば
則氣逆　則ち気逆す
因而強力　因って強力すれば
腎氣乃傷　腎気乃《すなわ》ち傷れ
高骨乃壊　高骨乃ち壊《こぼ》つ

【訳】　飽食によって、筋肉、経脈はだらしなくバラバラになり、腸壁の襞はだらりと伸びて開いてしまい、下痢を起こして、痔を生ずる様になる。

酒を大量に飲むと、逆上して精神の異常を起こす。

房事過多になると、腎の精気は段々と消耗し、傷害されて、腎と協同関係にある腰骨は次第に破壊されて形が崩れてくる。

【注】　○ここに記された三つの因は第一節の風客淫気を受けるという説がある。これは無理である。以下の病因論は風客淫気とは無関係に成立するが、風客淫気とはうまく繋がらないからである。「而」の字を「於」に読み替えると意味がよく通ずる。因於飽食、飽食によって、と読むのである。

人の大欲は『飲食男女にあり』といわれる。食い過ぎ、飲みすぎ、房事過多がそれである。本節はその結果として起こる病状を述べている。

○筋脈横解　この意味はよくわからない。横は横行、横暴の横である。「勝手な」「無茶な」「でたらめに」などの意味がある。だらしなくとは少し感じが違うが、適当な訳語がないので一時的に間に合わせた。横の音は、漢音では「コウ」、呉音では「オウ」である。解の音は、漢音では「カイ」、呉音では「ゲ」である。ここは呉音で「オウゲ」と読んだ。漢音なら「コウカイ」である。飽食は脾胃を過剰に充実させる。脾胃が充実すると、五行相克で脾土は肝木を逆に克制して、肝の傷害を起こす。肝は筋を主り、筋脈横解の病症を示す。以上は森立之の『素問攷注』の説による。

また次の様な説明も成立する。脾胃と肺大腸はともに太陰経、陽明経で共軛《キョウヤク》関係にある。脾胃が病むと肺大腸も病む。そこで飽食して脾胃が傷れ、大腸が傷れて腸澼（下痢）、痔となる。

○強力　房事過多である。これは精を消耗する。精にはエネルギーに関わる精気と生殖に関わる精（液）がある。ともに腎に蔵される。そこで精の消耗は腎を傷るに至る。腎は骨を主る。よって高骨の崩壊を起こす。高骨とは腰骨のことである。

以上を第五章とする。短いが病因論としてまとまっている。

――第六章　交接の生理と病理――

凡陰陽之要	凡そ陰陽の要は
陽密乃固	陽、密なれば乃ち固し
両者不和	両者不和なれば
若春無秋	春あって秋無きが若《ごと》し
若冬無夏	冬あって夏無きが若し
因而和之	因《よ》って之を和する
是謂聖度	是れを聖度と謂う
故陽強不能密	故に陽強くして密なること能わざれば
陰氣乃絶	陰気乃ち絶す
陰平陽秘	陰が平で陽が秘なれば
精神乃治	精神乃ち治す

陰陽離決　陰と陽とが離決すれば
精氣乃絶　精気乃ち絶す

【訳】　陰陽すなわち男女の交合の要領は、陽すなわち男性器がピタリと閉じて妄《みだ》りに精を洩らさないことである。そうすれば精気は保たれて強固である。陰すなわち陰精すなわち精液と陽すなわち勃起、射精の働きが調和しなければ、人体の生殖の機能は傷害されてしまう。それは春の陽気があって秋の陰気がなかったり、冬の陰気があって夏の陽気がなかったりすれば、四季の陰陽の秩序は乱れ、天地の生成の働きは消滅してしまうのと同様である。

そこで天地においても、人体においても、陰陽の調和を保つことが大切である。この調和を保つことを聖人の男女交合の法度、基準という。

故に陽の勃起、射精の欲望が強くて陰の精液を洩らさないでいることができなければ、陰精、精液は次第に消耗し途絶えてしまう。陰精が平静に保持され、陽が妄りに洩らさなければ、肉体の活動を保障する精気すなわちエネルギーも巧く運用され、生殖を可能にする精液も適切に保持され、行動を規制する精神の活動も上手に調節される。これに反して、陰陽の働きの調整に失敗すれば、精気は消耗し廃絶してしまう。

【注】　○「陰陽之要」の陰陽は男女の事である。「陽秘乃固」以下の陰陽は男子の身体における生殖器の機能の区分である。陰は精液であり、陽は勃起、射精の働きをいう。これを陰は女、陽を男のこととすると本文の意味が通じなくなる。陽すなわち男が強くて洩らし続ければ、女より男自身の精気が絶してしまうであろう。陰すなわち女と陽すなわち男が離決すると何故精気が絶するのか。男女が離れてしまえば、精気は絶するどころか余ってしまうであろう。

本篇には陰陽の定義があって、陰陽を考える時には欠くことのできない篇である。しかし『素問』、『霊枢』を通じて、陰陽を男女のこととして述べている箇所は少ない。従って本節は重要な一節である。以上を第六章とする。

——第七章　季節病——

是以
春傷於風
邪氣留連
乃爲洞泄
夏傷於暑
秋爲痎瘧
秋傷於濕
上逆而欬
發爲痿厥
冬傷於寒
春必温病
四時之氣
更傷五藏

是を以て
春、風に傷《やぶ》られれば
邪気は留連《リュウレン》し
乃ち洞泄《ドウセツ》と為る
夏、暑に傷られれば
秋、痎瘧《ガイギャク》と為る
秋、湿に傷られれば
上逆して欬（咳）し
発して痿厥《イケツ》と為る
冬、寒に傷られれば
春、必ず温病《オンビョウ》となる
四時の気
更々《こもごも》五藏を傷る

【訳】　さて、春、風に侵されると、その時、中風にならなくても、風邪が体内に居続けて立ち去らないと、次第に病が進んで、夏に下痢、腸炎を起こす様になる。

夏、暑に侵されると、その時、暑病（熱射病、熱中症）にならなくても、体力が落ち、秋になって消耗性のマラリアになる。

秋、湿気に侵されると、その時、湿の病（関節リウマチなど）にならなくても、抵抗力が衰え、冬になって咳き込みを起こす。

病が四肢筋骨に発すると、下肢が痿縮して歩行力が弱ったり（下肢の神経麻痺、筋肉障害)、足の冷え(動脈硬化や静脈瘤などによる血行障害)が起こってくる。

冬、寒気に侵されると、その時、傷寒にならなくても、寒毒が体内にこもり、春になって温病を起こしてくる。四季の風雨寒暑燥湿という気象条件が傷害因子となって、次々と五藏を侵してゆく。

【注】 ○本章は分ければ春夏秋冬の四節になるが、まとめて一節で一章とした。季節病についての記述である。病因は季節の気象条件である。春夏秋冬に風暑湿寒が対応している。秋には初秋の秋雨と晩秋の乾燥という様に、湿と燥のどちらもある。湿気にやられると脾が病んで胃腸障害を起こし、痺を起こすと骨関節が侵される。乾燥と寒冷にさらされると肺がやられる。しかし春の風に侵されても、すぐに発病しないで、次の季節になって、その季節に特徴的な病気すなわち季節病を起こしてくるという考え方が特徴的である。発病はしなくても、体調は落ち、病に対する抵抗力も衰えてきて、次の季節の気象条件に耐えられなくなるのであろう。**○洞泄** いわゆる筒下し、下痢、腸炎である。**○痎瘧** 痎《ガイ》は消耗性の疾患。瘧《ギャク》はマラリア。原文では是以の前に「露風に因って、寒熱を生ず」という文章があるが、内容的にはこの章と関係がない様に思われる。第二章の方に関係がありそうなのでそちらに移した。

以上を第七章とする。

第八章 病因論—栄養病理—

第一節

陰之所生本在五味　陰の生ずる所、本は五味に在り

陰之五宮傷在五味　陰の五宮、傷れるは五味に在り

【訳】 陰は精気、エネルギーの生産を仕事としているが、その資料のもととなるのは飲食物の持つ五味(酸苦甘辛鹹の五つの栄養素)

である。
陰の部位すなわち胸腹腔にある五つの臓器は、五味によって育成されるが、また五味の過不足によって傷害を受ける。

【注】　○五味すなわち栄養素が人体に対して育成作用と傷害作用の両面を持つことを述べる。**○陰之五宮**　陰すなわち胸腹腔にある五藏、肝心脾肺腎である。

第二節

是故
味過於酸
肝氣以津
脾氣乃絶

是《こ》の故に
味《み》、酸に過ぎれば
肝気以て津《シン》し
脾気は乃ち絶す

【訳】　この様な訳で、酸味の物を余分に取り過ぎると、酸は肝に趨性《スウセイ》を持っているので、肝は津液《シンエキ》が豊かになって機能の亢進が起こる。逆に脾は木克土で脾土が肝木に抑制されて機能は次第に衰える。

【注】　**○津**　したたり落ちるしずくで、津液という。液体のことである。舟着場も津という。ここは潤う意。**○脾**　膵藏である。胃、小腸、大腸にわたる消化機能を持つ。徳川時代の中期、安永三年、一七七四年、杉田玄白たちが『解体新書』を発刊した時、彼らは脾が膵藏であることを知らなかった。そこで肉の集った藏器ということで膵藏という名称を与えたのである。脾が膵藏であることは本書の玉機眞藏論篇第十九及び太陰陽明論篇第二十九の記述によって明らかである。脾胃は門脈によって肝と連続しており、肝の上流になる。肝硬変など肝に傷害があると上流にある胃腸障害を起こしてくる。すなわち木克土である。

第三節

味過於鹹
大骨氣勞
短肌、心氣抑

味、鹹《カン》（塩辛み）に過ぎれば
大骨の気労し
短肌し、心気抑《ヨク》せらる

【訳】鹹《カン》味の物を余分に食べ過ぎると、鹹は腎に趨性《スウセイ》を持っているので、腎の機能は促進されて過剰な反応を起こし、大きい骨が消耗する。

腎気が盛んとなるために、（土克水で）腎水を克制すべき脾土の機能は盛り上がらず、（脾は肉を主どるので）筋肉は痩せ衰える。

心火は腎水に克制されて機能が衰える（水克火）。

【注】〇**大骨** 腰骨だという説がある。しかし骨一般と考えてよいと思う。〇**肌** 皮膚表面の「はだ」ではない。肌肉と熟して現代医学の筋肉を意味する。脾は肉を主るので、脾気が盛り上がらないと肉も萎縮する。

第四節

味過於甘※
心氣喘満
色黒
腎氣不衡

味、甘に過ぎれば
心気喘満し
色黒く
腎気衡《コウ》（たいらか）ならず

※甘　『太素』巻三、調陰陽は「苦」に作る。訳は『太素』に従った。

【訳】　苦味の物を余分に食べ過ぎると、苦は心に趨性を持っているので、心の機能が促進されて、心火が肺金を克制して喘息や胸満を起こす。

顔色が腎の色の黒を呈するのは、心火を克制すべき腎水の機能が減退して平衡を保てないからである。

【注】　○甘の字、『太素』巻三の調陰陽は苦に作る。森立之は『素問攷注』において「苦に作るは従う可し。言うこころは、苦味太過なるときは則ち心気亢極し、肺気壅鬱《ヨウウツ》す。故に喘を為《な》し満を為す。火盛んなるときは則ち水衰う。故に腎気衡せず」と説明している。妥当な説である。故にこれに従って訳文を作った。

第五節

味過於苦[※1]　　味、苦に過ぎれば

脾氣不濡[※2]　　脾気濡《ジュ》（潤う）せず

胃氣乃厚　　胃気乃ち厚し

※1　苦　『太素』巻三、調陰陽は「甘」に作る。訳は『太素』に従う。

※2　不濡　『太素』巻三、調陰陽は「不」の字なし。

【訳】　甘味の物を余分に食べ過ぎると、甘は脾に趨性を持っているので、脾の機能は亢進し、そのため、本来持っている適度の潤いを失って乾燥し、胃の作った津液を肺に輸送することができず、津液は欝滞して胃は反って段々異常な過剰反応を起こしてくる。

【注】　**○苦**　丹波元堅は『素問紹識《ショウシ》』において「太素は苦を甘に作る。不の字無し。楊曰く。甘は以て脾を資《たす》く。今甘過ぎるときは傷れて脾気濡《うるお》う」という。尤怡《ユウイ》の『医学読書記』に曰く。「脾気不濡、胃気乃厚とは、脾、胃の為にその津液《シンエキ》を行《や》る能わず。胃も亦その精気を脾に輸すること能わず。胃は輸せず。脾は行《や》らず。則ち津液は独り胃に滞る。而して胃乃ち厚し。厚とは猶《な》お滞のごときなり」と。両者ともに妥当である。そこでこれに従って訳文を作った。

○濡　音ジュは潤う意。音ゼンはやわらか。ここはジュである。不濡の不の字の有無はどちらでもよいと考える。正常の適度の潤いを欠いている点では同じで、ともに異常である。

第六節

味過於辛
筋脈沮弛
精神乃央

味、辛に過ぎれば
筋脈は沮弛《ソチ》し
精神乃ち央《オウ》す

【訳】　辛味の物を余分に食べ過ぎると、辛は肺に趨性を持っているので、肺の機能が促進されて、肺金が肝木を抑制するため、肝木が支配している筋脈（筋膜、腱）は傷害されて軟化し弛緩する。そこで形を維持する精気も、気を統合する神も次第に尽きてしまう。

【注】　**○沮**　水が重なることである。土地に水が溢れ、湿潤して、交通が阻まれる意味を持つ。**○弛**　弓がゆるんで横に伸びること。筋脈が水浸しになって気血の流通が悪くなり、弛緩してしまう。**○央**　真中を押さえ付けること、そのためにとどこおり、止まり、つきる意。

第七節

是故
謹和五味
骨正筋柔
氣血以流
湊理以密
如是則
骨[※]氣以精

是の故に
謹んで五味を和すれば
骨は正しく筋は柔らかく
気血は以て流れ
湊（腠）理は以て密なり
是の如《かく》くなるときは則ち
骨気は以て精なり

謹道如法　　道を謹み法の如くすれば
長有天命　　長く天命を有《たも》たん

この様に五味の摂取が調和していれば、陽気の働きも骨の働きも精細緻密で正常に機能する。慎重に道理に従い規則の通りにするならば、からだは正しく働いて長命を享けて天寿を全うすることができる。

【注】　○本章は栄養病理を述べる。その基本的原理は五行の相生相克関係である。五味の趨性に従って機能が亢進し、同時に相克関係にある藏器の抑制が起こる。何れも病的である。対応策は五味の調和にある。以上を第八章とする。

※骨氣　『太素』巻三、調陰陽は「氣骨」に作る。森立之は『素問攷注』に曰く。「氣骨に作る、従う可し、素問恐らくは誤って倒《さかさまに》せしならん、言うこころは、陽気の至る所、骨節の解する所、精細通利せざることなしとなり、骨中の氣を謂うに非ざるなり」と。

【訳】　この様なわけで、うまく調和する様に、五味の取り方に細かく心配りをすれば、骨格はまっすぐで姿勢は正しく、筋肉は柔軟で弾力に富み、神経も血液も順調に流通する。
　皮膚の腠理は緻密で、外界の邪気に対して堅固な防衛力を発揮する。

金匱眞言論篇　第四

匱は櫃《キ》と同じ。金匱は金属で作った櫃《ひつ》で、大切なものを保存しておく箱。真言は仏教用語としては要言、秘語、また呪文をいう。ここでは一般的に口訣、要語の意味である。金の箱にしまっておき、妄《みだ》りに人に示さない、大切な医学に関する真理の言葉である。

本論編は四つの部分より成る。

第一　黄帝問曰より平人脈法也まで。季節病を述べる。

第二　故陰中有陰より相輸応也まで。陰陽論を述べる。

第三　帝曰五藏応四時より其臭腐まで。五行論を述べる。

第四　故善爲脈者より是謂得道まで。脈診と医師の選抜の問題を論ずる。

新校正によれば全元起本では第四巻にある。

『太素』では巻三の陰陽雑説にある。

『甲乙経』には欠けている。

――第一章　季節病――

第一節

黄帝問曰	黄帝問うて曰く
天有八風	天に八風有り
經有五風	経《ケイ》に五風有り
何謂	何の謂《いい》ぞや

岐伯對曰
八風發邪
以爲經風
觸五藏
邪氣發病

岐伯対《こた》えて曰く
八風が邪を発し
以て経風と為《な》り
五藏に触れて
邪気、病を発す

【訳】　黄帝が質問していう。

天には（四方）八（方から吹いてくる）風がある（それは正常な季節の風であるが、それがまた病を起こす）。経（脈）には（五藏の病を起こす）五つの風があるという。それはどういう意味か。

岐伯が答えていう。八風が（時と場合によって）邪気としての性質を発現すると、それが経脈を傷害して経風となり、さらに（経脈から内部に侵攻して）五藏に接触して、結局、五藏の風を起こしてくる。これを経に五風ありという。

【注】　**○虚邪賊風**　四季、二十四気の暦通りに風雨寒暑が去来する時は病は起こらない。季節はずれの気象があると病が起こる。これを虚（を人体にもたらす邪、あるいは人体の虚に乗じて入り込む）邪、賊（規則を破って人を傷害する）風という。**○虚**　中身が空っぽのこと。人体については、機能の減弱、体力の低下、全身的、局所的な抵抗力の減退した状態をいう。**○邪**　食い違い、歪み、ストレスを意味する。邪気は人体にストレスをもたらすものである。風寒暑湿燥みな邪気となる。細菌、ウイルスもまた同じ。**○風**　この字は風にはためく帆と虫から成る。虫は動物一般を意味する。風は物理的には気団の地上に対する移動であるが、生物の世界では季節を告げる徴《しるし》である。春夏秋冬には東西南北の風が吹く。この風に刺激されて動物は発情する。すなわち風は牝牡相誘うことで、動物の盛りがつくことを意味する。そこで虫という字が入っている。虫は動物一般を指す。風は生きものの発生や生育に必要な寒暑燥湿をもたらす。すなわち一方において、人は風気によって成長し、風気は能く万物を生ずる。他方において、風はまた万物を傷害する（『金匱要略』藏府経絡先後病脈證第一）。風はこの二面性を持っている。ここでは風が邪風となって人を傷害する事情を記す。八風の傷害性については『霊枢』の九宮八風第七十七に詳しい。**○病は表陽**（体表）より裏陰（内藏）に入る。邪気はまず体表の皮肉筋骨を侵す。次いで経脈（血管）に入る。病は経脈には簡単に入るが、経脈から藏に入る所には邪気に対するかなり強い抵抗があり、なかなか藏には入れない（『霊枢』邪気藏府病形第四）。そこで大半の病は経脈で

終了する。ここを突破すると病は藏に入る。藏に入ると病は慢性化し難治となる。

第二節

所謂得四時之勝者
春勝長夏
長夏勝冬
冬勝夏
夏勝秋
秋勝春
所謂四時勝也

所謂《いわゆる》、四時《シイジ》の勝ちを得るとは
春は長夏《チョウカ》に勝つ
長夏は冬に勝つ
冬は夏に勝つ
夏は秋に勝つ
秋は春に勝つ
所謂、四時の勝ちなり

【訳】　いわゆる、四季の勝ちを得るとはどういうことかというと、春は五行の木に当たり、土に当たる長夏を克服制圧する（木は土を掘る）。

土の長夏は水に当たる冬を克制する（土は水を防ぎ、湿地を埋める）。

水の冬は火に当たる夏を克制する（水は火を消す）。

火の夏は金に当たる秋を克制する（火は金属を熔かす）。

金の秋は木に当たる春を克制する（金は木を切り倒す）。

この様な四季の各季節の間の克制関係を四季の勝ちという。

【注】　〇四季における五行の相克関係を述べる。この関係は病の転帰や予後を推定する場合に使用される。この疾病経過論は藏気法時論篇第二十二に詳しい。なおこれと略同文が六節藏象論篇第九にある。本来そちらにあるべき文章で、ここでは前後と内容的に連続しない。

第三節　季節病一

一　東風生於春　　東風は春に生ず
病在肝　　病は肝に在り
兪在頸項　　兪《ユ》は頸項に在り
南風生於夏　　南風は夏に生ず
病在心　　病は心に在り
兪在胸脇　　兪は胸脇に在り

【訳】　五行では春は木、東に当たる。春には東の風が吹く。五行では肝は木、春に当たる。そこで春には肝の病が起こりやすい。春の病の兪穴（ツボ、病の反応点、治療点）は肝と表裏の関係にある少陽胆経が通る頸や項にある。

五行では夏は火、南に当たる。夏には南の風が吹く。五行では心は火、夏に当たる。そこで夏には心の病が起こりやすい。夏の病の兪穴は心の反応点の出やすい胸（膻中、巨闕）や脇（極泉）にある。

【注】　**○膻中**　左右の乳頭を結んだ線の中央、第四肋間で胸骨上にある。**○巨闕**　鳩尾（みぞおち）の下一寸にある。**○極泉**　腋の下の横紋の中央にある。

二　西風生於秋　　西風は秋に生ず
病在肺　　病は肺に在り
兪在肩背　　兪は肩背に在り
北風生於冬　　北風は冬に生ず

病在腎
兪在腰股
中央爲土
病在脾
兪在脊

病は腎に在り
兪は腰股に在り
中央は土と為《な》す
病は脾に在り
兪は脊に在り

【訳】　五行では秋は金、西に当たる。秋には西の風が吹く。五行では肺は金、秋に当たる。そこで秋には肺の病が起こりやすい。秋の病の兪穴は肺の反応点の出やすい肩（中府、雲門）や背中（肺兪）にある。

　五行では冬は水、北に当たる。冬には北の風が吹く。五行では腎は水、冬に当たる。そこで冬には腎の病が起こりやすい。冬の病の兪穴は腰（腎兪）や腎経の通る股（の内側）にある。

　五行では中央は土に当たる。

　五行では脾は土、土用に当たる。そこで土用には脾の病が起こりやすい。土用の病の兪穴は脾の反応点（脾兪は第十一胸椎下より左右に二寸の所、胃兪は第十二胸椎下の両傍二寸の所にある）の出やすい背中にある。

【注】　**○中府**　雲門の下一寸ばかりの所にある。肺の募穴である。**○雲門**　鎖骨外側端の下の陥凹部にある。**○肺兪**　第三胸椎の棘突起の下より左右に一寸五分の所にある。肺の兪穴。**○腎兪**　第二腰椎の棘突起の下より左右に一寸五分の所にある。腎の兪穴。**○兪**　丸太の中身をえぐって作った丸木舟。病根をえぐり取ることに譬えて、病の治癒を意味する。また舟は水を渡す。これを病のこちら岸から治癒の向こう岸に渡すことに譬えることもある。故に兪穴は治療点となる。また舟は船端を叩いて信号機としても使う。すなわち情報機関である。そこで兪穴は反応点の意味も持つ。**○脾**　脾は膵藏である。膵藏は上腹部、背側の中央にある。ここで脾は中央に当てられている。脾藏は横隔膜下で左側腹部にある。ここの脾が脾藏でないことは明らかである。

【考】　**○季節病**　本篇には季節病の記載が三種類ある。本節はその第一である。かなり整理されていて形式的に見えるので、思弁的、臆測的な紙上の空論と思われるかも知れない。しかしここに述べられた疾病発生の季節的傾向は現代にも存在する。故に本節の記述は季節病カレンダーとして十分通用する正確さを持っている。季節の卓越風を季節風という。風は百病の長で諸々の病を起こす。季節風もまた同じ。病は季節の風とともにやって来る。これを季節病という。『素問』では異法方宜論篇第十二で風土病を論じ、本篇及び陰陽應象大論篇第五にはこの季節病の記載がある。古代ギリシャの『ヒポクラテス集典』にも「風土水」があって風土と病の関係を論じている。古代医学は東西ともに季節と風土に強い関心を持っていたことがわかる。〇肝の病というと、肝炎や黄疸を考えるかも知れないが、ここで起こる症状は主として「めまい」である。ここで春に病むという肝は現代医学の肝藏ではない。中国古代医学において、肝の協同器官と考えられている少陽胆経が流注する目や耳のことである。その病としてめまいが起こる。〇夏の心の病が具体的に何を指すか、よくわからない。熱射病、日射病が心の藏する神を侵して精神障害を起こしたり、夏の酷暑の下での労働が心に負担をかけるなどはこれに当たるかもしれない。〇秋の肺炎、気管支炎。〇冬の腰痛、骨関節痛。〇土用の脾胃の傷害による下痢、腸炎。以上の三つは現実とよく合う。

第四節　季節病二

故春氣者病在頭
夏気者病在藏
秋気者病在肩背
冬気者病在四支

故に春の気のときは病は頭に在り
夏の気のときは病は藏に在り
秋の気のときは病は肩背に在り
冬の気のときは病は四支（四肢）に在り

【訳】　一般に春の気候条件の下では、頭に病を起こしやすい。めまい等はこれである。

夏の気候条件の下では、心腹の内藏に病を起こす。下痢、腸炎などはこれである。

秋の気候条件の下では、肩や背中に病を起こす。肺炎、気管支炎などはこれである。

冬の気候条件の下では、手足に病を起こす。腰痛や骨関節痛などはこれである。また足の動脈硬化症や脳血管障害による半身不随なども この時期の病である。

【注】　**〇心腹**　心は心藏だけでなく、心下すなわち胃の部分も含む。腹は大小腸をいう。心腹とは胃腸のことである。心藏ではない。

○四支　四肢である。○『黄帝内経素問校注語釈』（郭靄春著、天津科学技術出版社）は、春気とは春に発生する邪気を指していう、としている。しかし季節の病は必ずしも邪気によってのみ起こるとはいえない。張志聡は「気とは四時五蔵の気なり」といっている。

ここでは、ある季節に起こりやすい病を列挙しているのであって、その季節の気候条件に耐性のない人は、この様な病に罹りやすいということを述べているのである。季節病としての内容は第三節と同じである。

第五節　季節病三

故春善病鼽衄　故に春は善く鼽衄《キュウジク》を病む

仲夏善病胸脇　仲夏は善く胸脇を病む

長夏善病洞泄寒中　長夏は善く洞泄《ドウセツ》寒中《カンチュウ》を病む

秋善病風瘧　秋は善く風瘧《フウギャク》を病む

冬善病痺厥　冬は善く痺厥《ヒケツ》を病む

【訳】　一般に春にはよく鼻詰まり（鼽）や鼻血（衄）を病む。

夏の半ばには胸や脇の病を患う。

夏の末には筒下だし（洞泄）や冷え腹（寒中）を患う。

秋にはよく風（感冒の様な軽症感染性疾患）や瘧《ギャク》（マラリヤ）を患う。

冬にはよくリウマチ（痺）、手足の冷えや頭痛、心痛などの血管病（厥）を患う。

【注】　**○風**　ここの風は軽症の熱性疾患である。偏枯の様な脳血管障害（これも中風とよぶ）ではない。**○瘧**　今マラリアと呼ぶ。**○痺**　骨関節のリウマチ性疾患を中心としたアレルギー性の病である。**○厥**　主に血管病である。一部脳神経系の疾患を含む。寒厥は手足が氷の様に冷える病、熱厥は手足の火照る病である。厥頭痛は偏頭痛や蜘蛛膜下出血などの頭部の血管性頭痛、厥心痛は狭心症や心筋梗塞などの心臓の血管性病変である。○この季節病カレンダーは第一、第二のものに比べると具体的な病名を挙げている点が特徴的である。現代の季節病と対応させてもよく一致する。○春はアレルギー性鼻炎が流行する。○仲夏の胸脇は前の三節、四節の場合と

同じ様に何病か決め難いが、狭心症、肋間神経痛の様な病が対応するかも知れない。〇長夏の洞泄はいわゆる完穀下痢で食べたものがそのまま出てきてしまうものである。**〇寒中**　中はお腹のことである。寒中はお腹が冷えることで、そのために下痢が起こる。ただし並みの下痢ではない。今でいえば赤痢、疫痢の様な激しい下痢で、高い死亡率を示す病である。

第六節

一　故冬不按蹻　　故に冬に按蹻《アンキョウ》せざれば
春不鼽衄　　春に鼽衄《キュウジク》せず
春不病頸項　　春に頸項を病まず
仲夏不病胸脇　　仲夏に胸脇を病まず
長夏不病洞泄寒中　　長夏に洞泄寒中を病まず
秋不病風瘧　　秋に風瘧を病まず
冬不病痺厥　　冬に痺厥を病まず

【訳】　そこで冬に按蹻しなければ（按蹻すれば）、春に鼻詰まりや鼻出血は起こらない。春に頸や項を病まない。仲夏に胸や脇を病まない。長夏に筒下しや冷え腹を病まない。秋に風や瘧を病まない。冬に痺や厥を病まない。

【注】　**〇按**　按摩することである。**〇蹻**　説文に「足を挙げて高く行くなり」とある。走る貌をいう。王冰の注によれば、冬に按摩や蹻をすれば陽気を動かして傷害を起こす。しなければ陽気を温存して、鼽衄《キュウジク》以下痺厥までの諸病を起こさない、というのである。この様なことは考え難い。不按蹻とその効果との間の差が大き過ぎる。この文章はほとんど意味をなさない。錯簡でもあるか。

二　飧泄而汗出也　　飧泄《ソンセツ》して汗出づるなり
三　夫精者身之本也　　夫れ精は身の本なり
　　故藏於精者　　故に精を藏する者は
　　春不病温　　春、温《オン》を病まず
四　夏暑汗不出者　　夏の暑さに汗出でざる者は
　　秋成風瘧　　秋に風瘧と成る
五　此平人脈法也　　此れ平人の脈法なり

【訳】　二、飧泄《ソンセツ》（筒下し）して汗が出る。
三、いったい、精というものは身体が成立するための根本的要素である。そこで精を貯えている者は、春に温病に罹ることはない。
四、夏の熱い季節に汗が出ない者は、秋に風瘧となる。
五、これが健康な平人の脈診の方法である。

【注】　**○飧泄**　飧は湯ずけ飯。飧泄で湯ずけの様な大便、下痢である。**○温**　温病である。春に起こる熱病。発熱があって悪寒がない。

【考】　○本節の五個の文章は、内容に統一がなく、前後の連絡も不明である。一貫した意味を認め難い。恐らく錯誤や脱落、衍文などがあるものと考えられる。
二、文意の上で前後に連絡がない。錯簡であろう。
三、精気を十分に蓄積していれば、春だけではない。四季の病に罹り難くなる。本節一と関連する文章である。
四、夏は発汗の季節である。その発汗が不十分だと、体調が整わず、秋の風瘧の季節に耐えられず、罹患する様になるというのである。この様なことがあるかどうか考え難いことである。
以上を第一章とする。テーマは季節病である。

第二章　陰陽論

第一節　自然の陰陽

一　故曰　　故に曰く
陰中有陰　　陰中に陰有り
陽中有陽　　陽中に陽有り

【訳】　一概に陰陽といっても、純粋の陰陽はその極点であって、現実には陰の濃度に濃淡があり、陰の中の陰、陰の中の陽がある。陽の中にも陽の濃度に濃淡があり、陽の中の陽、陽の中の陰がある。

【注】　○第二章の三節に見る様に、藏は陰であるといっても、五藏それぞれの陰の濃度は同じではない。一日の陰陽の推移においても、各時刻における陰陽の濃度勾配は漸進的である。

二　平旦至日中　　平旦《ヘイタン》より日中《ニッチュウ》に至るは
天之陽、陽中之陽也　　天の陽にして陽中の陽なり
日中至黄昏　　日中より黄昏《コウコン》に至るは
天之陽、陽中之陰也　　天の陽にして陽中の陰なり
合夜至雞鳴　　合夜《ゴウヤ》より雞鳴《ケイメイ》に至るは
天之陰、陰中之陰也　　天の陰にして陰中の陰なり
雞鳴至平旦　　雞鳴より平旦に至るは
天之陰、陰中之陽也　　天の陰にして陰中の陽なり
故人亦應之　　故に人亦之に応ず

【訳】　これを一日の陰陽について見ると、六時から十二時までは、天地自然の陰陽の推移において、陽に属する時間帯であり、陽が次第に増していく時で、陽の中の陽である。

十二時から十八時までは、天地自然の陽に属する時間帯ではあるが、陰の要素が次第に増していく時で、陽の中の陰である。

十八時から二十四時までは、天地自然の陰に属する時間帯であり、陰が次第に増していく時で、陰の中の陰である。

二十四時から六時までは、天地自然の陰に属する時間帯であるが、陽の要素が次第に増していく時で、陰の中の陽である。

この様な天地自然の陰陽の交替に対して人の生理も反応する。

【注】　○一日の陰陽を決めるものは太陽の運行である。陽とは太陽の光と熱である。陰とはその消退による闇と冷えである。朝、日の出とともに陽気が芽生え、昼には陽気が最盛となり、夕に陰気が芽生え、夜には陰が最盛になる。以下にその推移が述べられている。**○平旦**　夜明け。卯の刻。旦は太陽が地上に現われる様子を示す。**○日中**　太陽が南中する時。午の刻。**○黄昏**　日没の時。酉の刻。**○合夜**　合とはぴたりと口を閉じること。合夜とは夜の暗黒の扉がぴたりと合う時刻。黄昏と同意。**○雞鳴**　夜半、子の刻。**○自然界**における陰陽は太陽エネルギーの地上における存在様式である。陽は日の当たる丘で、明るく、温かく、乾くという性質を持つ。陰は日が当らない丘の蔭地で、暗く、冷たく、湿っぽいという性質を持つ。陽は熱性であり、陰は寒性である。地球は、その自転と公転によって、昼夜、朔望、四季という陰陽のリズムを刻む。人の生理も、自然のこの陰陽のリズムに対応して、変化する。その状況は『素問』、『霊枢』の各所に記されている。ここには一日二十四時間、昼夜の陰陽のリズムが示されている。

第二節　人体の陰陽一

一　夫言人之陰陽　　　夫れ人の陰陽を言えば

則内爲陰、外爲陽　　　則ち内は陰と為《な》す、外は陽と為す

言人身之陰陽　　　人身の陰陽を言えば

則背爲陽、腹爲陰　　　則ち背は陽と為す、腹は陰と為す

【訳】　人の陰陽についていうと、内藏は陰に属す。頭と手足と身体の外郭は陽に属する。

人の身体の陰陽についていうと、背側は陽に属す。腹側は陰に属す。

【注】　**○表裏、内外、陰陽**　人の身体を区分するのにはいろいろな基準が使われる。その基準としては表裏、内外などがある。表は陽、裏は陰であり、内は陰、外は陽とされる様に、陰陽が最も基本的な基準となる。体表の皮膚面が表である。口から肛門までの粘膜面が裏である。人の内藏を、口、舌、咽喉から胸廓内の臓腑、腹腔内の臓腑まで、すべて取り去ると、後に頭、手足、空の胸廓と腹腔が残る。抜き取られた内藏が内で、後に残った頭、手足、空の躯幹の体表にある皮肉筋骨が外である。そして内が陰で外が陽である。人が伏臥位をとった時、背は太陽に照らされる。そこでこれを陽とする。腹は日陰になる。そこでこれを陰とする。

二　言人身之藏府中陰陽　　人身の藏府の中の陰陽を言えば
則藏者爲陰、府者為陽　　則ち藏は陰と為す、府は陽と為す
肝心脾肺腎、五藏皆爲陰　　肝心脾肺腎の五藏は皆陰と為す
胆胃大腸小腸膀胱三焦　　胆、胃、大腸、小腸、膀胱、三焦の
六府皆爲陽　　六府は皆陽と為す

【訳】　人の身体の藏と府の陰陽についていうと、藏は陰に属し、府は陽に属す。肝、心、脾、肺、腎の五つの藏は陰に属す。胆、胃、大腸、小腸、膀胱、三焦の六つの府は陽に属す。

【注】　**○**ちくわの様な円筒形を例に取ると、外面を表といい、陽とする。内面を裏といい、陰とする。人体についていうと、この粘膜に覆われた内面すなわち裏は口腔、食道から肛門に至る消化管で、中空藏器である。食道（古代中国医学では咽と呼ぶ）、胃、小腸、大腸がこれに属する。胆は小腸に開口し、膀胱は体外に開口する。これもともに中空藏器である。これ等の中空臓器を府といい、陽とする。肝、脾、腎は細胞が充満していて内腔を持たない。これを実質藏器といい、藏と呼んで陰とする。心は心内腔を持ち、肺は肺胞腔を持つ。しかし厚い心室壁を持ち、その位置関係からいっても胃腸管とは違う。肺の構造も単なる中空藏器とは別である。そこで藏

に配属されている。心肺と肝脾腎の構造的機能的相違に基づく陰陽の濃度勾配の違いは本章三節に記されている。なお府は腑、藏は臓と同じ。

三　所以欲知陰中之陰
陽中之陽者何也
爲
冬病在陰夏病在陽
春病在陰秋病在陽
皆視其所在
爲施鍼石也

陰中の陰、陽中の陽を知らんと
欲する所以《ユエン》の者は何ぞや
冬の病は陰に在り、夏の病は陽に在り、
春の病は陰に在り、秋の病は陽に在りと為《な》す
皆其の（病の）在る所を視て
鍼石《シンセキ》を施すが為《ため》なり

【訳】　人の藏や府が陰中の陰なのか、陽中の陽なのかを知ろうとするのはどの様な理由によるのか。

冬の病は腎にある。腎は陰である。故に陰にありとする。

夏の病は心にある。心は陽である。故に陽にある。

春の病は肝にある。肝は陰である。故に陰にある。

秋の病は肺にある。肺は陽である。故に陽にある。

以上のことは、皆その病の所在をよく観察し確認して、鍼やメスを使って治療を行うために必要な事項なのである。

【注】　○表裏内外が人体の部位を示すことは明らかであるが、陰陽も基本的には部位を現す言葉である。生気通天論篇第三の第四章二節の陰陽の定義によれば、陰は同化作用を営み、陽は異化作用を営む。この場合の陰陽も身体的な部位を示している。すなわち肝脾腎は陰中の陰として、精気の生産、貯蓄、放出を司っている。心肺は陰中の陽として異化的活動的機能を担っている。頭と四肢、体表は陽中の陽として専ら異化的活動的機能を遂行している。診療の第一階梯は病位を知ることである。故に病が陰陽のどの部位にあるかを判断することが大切なのである。

第三節　人体の陰陽二

故
背爲陽
陽中之陽心也
背爲陽
陽中之陰肺也
腹爲陰
陰中之陰腎也
腹爲陰
陰中之陽肝也
腹爲陰
陰中之至陰脾也
此皆陰陽表裏内外雌雄
相輸應也
故以應天之陰陽也

故に
背は陽と為す
陽中の陽は心なり
背は陽と為す
陽中の陰は肺なり
腹は陰と為す
陰中の陰は腎なり
腹は陰と為す
陰中の陽は肝なり
腹は陰と為す
陰中の至陰は脾なり
此れ皆陰陽表裏内外雌雄
相い輸応《シュオウ》するなり
故に以て天の陰陽に応ずるなり

【訳】　一般に、五藏の陰陽についていうと以下の通りである。

背は陽である（背を含む胸廓内の藏器は陽に属する）。胸廓内の陽に属する藏の内でも陽気の強いのは心である。

背は陽である。胸廓内の陽に属する藏の内でも陰気の強いのは肺である。


腹は陰である。

腹腔内の陰に属する藏の内でも陰気の強いのは腎である。

腹腔内の藏は陰に属する。腹腔内の陰に属する藏の内でも陽気の強いのは肝である。

腹腔内の藏は陰に属する。腹腔内の陰に属する藏の内でも陰気が一番強いのは脾である。以上の身体の各部分の陰陽、表裏、内外、雌雄という分類は、絶対的なものではなく、お互いに陰となり陽となり、相い交替可能のものであり、ある程度、相対的なものである。そこで天の陰陽とよく対応するのである。

【注】　**○五藏**の陰陽を述べる。犬猫の様に四つ足で立つ時、背(胸)腹の関係は上下の関係になる。上は陽気が強く、下は陰気が強い。頭が一番陽気が強い。その次に陽気が強いのは、胸廓内の藏である。胸廓内の藏の内でも、心の方が陽気が強い。肺も陽気が強いが心には及ばない。腹腔内の藏は陰気が強い。その中でも陽気のあるのが肝である。腎は陰気が強く、脾はさらに陰気が強い。

　この陰陽の強度勾配は身体の運動時や労働時における各藏の関与の程度に関係がある。陰はエネルギー生産すなわち同化作用を主宰する。陽はそのエネルギーを使って活動をする。すなわち異化作用を主宰する。運動や労働はこの陽の仕事である。この時、心は心拍数や拍出量を増やして活動し、肺も呼吸数や換気量を増やして対応する。すなわち陽の活動に関与している。腹部の藏の内で、此時に活動しているのは肝である。六節藏象論篇第九に肝は罷極《ヒキョク》の本とある。極とは身体の活動時に獅子奮迅の勢いで頑張ることである。罷はその結果として疲労困憊することである。そこで肝は極すなわち緊張、罷すなわち弛緩を主宰する藏ということになる。現代医学的にいえば、筋肉労働時にグリコーゲンを分解してブドウ糖を供給し、筋肉活動を維持継続させる働きである。故に陰中の陽なのである。

　腎や脾は、この活動に直接にはあまり関与していない。腎は老廃物の排泄に関係するが、運動時には体液の排泄は汗で行われており、尿の生成は少ない。しかし脾よりは関与の程度が多いであろう。

　この様な事情を考えて、五藏を陰陽の強度勾配に従って並べると、次の様になる。心、陽中の太陽。牡藏。肺、陽中の太陰。牝藏。肝、陽中の少陽。牡藏。腎、陰中の少陰。牝藏。脾、至陰の類。牝藏。資料は六節藏象論篇第九にとる。牡牝の分類は『霊枢』の順気一日分爲四時第四十四による。

○輪　ある部分をごっそり抜き取り、車に乗せて他に運び去ることである。**○應**　その状況によく反応、対応することで、抜き去った後に別のものが入れ替わることである。**○相輪應**　互いに陰となり陽となって、相互に変換可能な状態をいう。

第三章　五行論（いわゆる五行の配当表の内容が展示されている）

第一節
帝曰　　　　帝曰く
五藏應四時　　五藏が四時に応ずるに
各有收受乎　　各々収受有るか
岐伯曰有　　岐伯曰く、有り、と

【訳】　黄帝がいう。五藏は四季の気候に応じてその機能状況を変えてゆく。この両者の間には何かやり取り、相互の交渉、関係があるだろうか。
岐伯がいう。あります。

【注】　**〇收**　取り入れる意味である。**〇受**　元来、受授何れにも通用した。受が受け取る意味に専用される様になって授の字が作られた。ここの受は授の意味である。**〇收受**　収授と同意で、受けたり渡したりの意味である。すなわち相互関係である。**〇四時**（四季）は五行における天に関する一要素であり、五藏は人における五行の一要素である。四時と五藏の対応は五行における天地と人の対応ということになる。

第二節
東方青色　　東方、青色は
入通於肝　　入りて肝に通ず
開竅於目　　竅《キョウ》（あな）を目に開く

藏精於肝　精を肝に藏《ゾウ》す
其病發驚駭　其の病は驚駭《キョウガイ》を発す
其味酸　其の味は酸
其類草木　其の類は草木
其畜雞　其の畜は雞《ケイ》
其穀麥　其の穀は麦
其應四時　其の四時に応ずるや
上爲歳星　上は歳星と為す
是以春氣在頭也　是を以て春気は頭に在るなり
其音角　其の音は角
其數八　其の数は八
是以知病在筋也　是を以て病の筋に在るを知るなり
其臭臊　其の臭いは臊《ソウ》（なまぐさし）

【訳】　東方は太陽が昇る方角で、陽気の生じ始める場所であり、季節としては春に相当する。春には草木が発生し、地上は新緑に覆われる。この春、東方、草木、青色は自然における五行の木の属性である。

　この属性は人体においては肝に入り込んで影響を与え、肝は人体における五行の木の属性を持つ。

　目には、肝木の気が通じており、肝と機能的に関連のある竅《キョウ》（あな）である。

　肝木系統（肝、胆、肝経、胆経、筋、目、爪）の精気は肝に貯蔵されている。

　肝木の病としては驚駭《キョウガイ》（軽いひきつけ、攣縮などの発作性痙攣）を発生する。

　肝木に属する味は酸である。

　五行の木に対応する、地上における同類（仲間）は草木である。

肝木に属する家畜は雞《ケイ》（にわとり）である。

肝木に属する穀物は麦である。

四時で肝木に対応するものは、天上における歳星（木星）である。

肝木は季節としては春に当たる。春の季節には、気は昇って頭にあり、めまいを起こす。

肝木に属する音は角《カク》である。

肝木に属する数は八である。

筋は肝木に属する（合同関係にある）ので、肝木の病は筋に現れる。

肝木に属する臭は臊《ソウ》である。

【注】　○太陽は、冬至の後、南回帰線から反転し、立春を経て、春分に赤道を越えて北上する。これが北半球の春である。春は東方から始まる。日の出が次第に早くなり、真東から昇る様になる。地上には草木が青々と芽吹き、やがて緑一色になる。春は木によって代表される。酸味は青い果実の味であろうか。ここに春、東、草木、青、酸の組合せができる。天の歳星（木星）、地の麦、雞《ケイ》、音の角、数の八の配当の起源は『易』の説卦伝、繋辞伝などの所説によるものの様である。

春、東方、木に対応する藏府としては肝が指定されている。なぜ肝なのか。春は太陽エネルギーすなわち精気が増加し始め、温暖、明瞭となる季節である。肝は精気を藏する血を貯藏する。その役割は罷極の官である。極は亟と同意で、全身を緊張させて活動することである。その結果、体力を消耗して疲労困憊する。すなわち罷である。罷は疲れる、疲れて仕事をやめることである。

マラソンとか登山の様な比較的短期のエネルギー補給は肝藏と筋肉が担当する。一つの季節にいたる様な比較的長期のエネルギー補給は腎（副腎）の担当である。これが春のまだ微弱な天地の精気の産生状況に対応している。そこで春には肝が旺するのである。肝は死後は青色に見えることがある。胆汁の酸化した色でもある。これも肝が春、木の季節に対応する理由であろう。

目には五藏六府の精気が集まるが（『霊枢』大惑論第八十）、ここで肝木の気の通ずる竅として、密接な関連を認めているのは、恐らく、古代の医師たちが肝（のビタミン代謝機能）と鳥目（ビタミンA不足による夜盲症）の関係に気付いていたためと思われる。

肝木系統とは、人体において肝木に属する諸藏器組織をいう。すなわち外表から内部に向かって、爪、目、筋、胆、肝の一群である。なおここには出ていないが、少陽胆経、厥陰肝経もこの系統に属する。これ等の藏器は合同して共通の機能を担う、と考えられている。ちょうどヨーロッパ医学の器官系統と同じ意味を持っている。この系統の中心が肝でここに精気を貯藏しているというのである。

○臊　けものの肉のむかむかする臭い。従来あぶらくさしと読んでいる。**○腥**　生肉のつんと鼻をつく臭い。

第三節

南方赤色　南方、赤色は
入通於心　入りて心に通ず
開竅於耳　竅を耳に開く
藏精於心　精を心に藏す
故病在五藏　故に病は藏に在り（五の字は衍）
其味苦　其の味は苦
其類火　其の類は火
其畜羊　其の畜は羊
其穀黍　其の穀は黍《きび》
其應四時　其の四時に応ずるは
上爲熒惑星　上は熒惑《ケイワク》星と為す
是以知病之在脈也　是を以て病の脈に在るを知るなり
其音徵　其の音は徵《チ》
其數七　其の数は七
其臭焦　其の臭いは焦げくさし

【訳】　夏には南方に灼熱の太陽が輝く。この夏、南方、赤色は自然における五行の火の属性である。この属性は人体においては心に入り込んで影響を与え、心は人体における五行の火の属性を持つ。耳（舌）は、心火がその気を通じており、機能的に関連のある竅《キョウ》（あな）である。

心火系統（舌、脈、血、心経、小腸経、小腸、心）の精気は心に貯蔵される。

心火に属する病は藏にある。

心火に属する味は苦である。
五行の火に対応する、地上における同類は火である。
心火に属する家畜は羊である。
心火に属する穀物は黍《きび》である。
四季で心火に対応するものは、天上における火星である。
脈は心火に属するので、心火の病は（経）脈（血管）に現れる。
心火に属する音は徴である。
心火に属する数は七である。
心火に属する臭は焦げくさい。

【注】　○心は脈（血管）を主り、赤く熱い血液を藏している。人体のエネルギー配給の中心である。故に夏、南方、赤色、火、心、脈、血は一つのまとまりとなる。○「竅を耳に開く」の耳は舌の間違いではないか。王冰は、舌は心の官であるが、舌は竅ではないので、「手の少陰（心経）の絡は耳中に会す（繆刺論篇第六十三）」によって、耳としたのだろう、といっている。しかし陰陽應象大論篇第五には「藏に在りては心と為す……竅に在りては舌と為す」とあり、本節も舌となすべきである。また同篇には「藏に在りては腎と為す……竅に在りては耳と為す」とある。本篇では腎は二陰になっている。ここも耳となすべきこと後に見る通りである。**○舌**　なぜ心の竅あるいは関連藏器となるのか。これは血管系との構造上の関連によると考えられる。右心や総頚動静脈から外頚動静脈系に傷害があると、該当部位に鬱血その他の循環障害が起こる。舌もこの領域にあり、鬱血を起こす。ここは心経の支配下にあり（『霊枢』経脈第十参照）、心と舌は相関性が強いと考えられたのであろう。耳は心と表裏の関係にある小腸経の流注、支配領域と関連が強い。**○病在藏**　藏が何を意味するかはよくわからない。舌、脈、小腸、心は心火系統を形作ること木と同じ。

第四節

中央黄色	中央、黄色は
入通於脾	入りて脾に通ず
開竅於口	竅を口に開く
藏精於脾	精を脾に藏す
故病在舌本（脊）	故に病は舌本に在り

其味甘
其類土
其畜牛
其穀稷
其應四時
上爲鎮星
是以知病之在於肉也
其音宮
其數五
其臭香

其の味は甘
其の類は土
其の畜は牛
其の穀は稷《ショク》（あわ）
其の四時に応ずるは
上は鎮星と為す
是を以て病の肉に在るを知るなり
其の音は宮《キュウ》
其の数は五
其の臭いは香《かんばし》

【訳】　黄河中流域の中原は黄土地帯であり、五穀生産の中心である。この中央、黄色は自然における五行の土に属する。土の属性は人体に入って脾に影響を与え、脾は人体における五行の土の属性を持つ（脾は現代医学の膵藏である）。

口は、脾がその気を通ずる竅で、消化器系として機能的に関連している。

脾土系統（唇、口、肉、胃経、脾経、胃、脾）の精気は脾に貯蔵される。

脾経は舌本に連なるので、病は舌本にある。

脾土に属する味は甘である。

五行の土に対応する、地上における同類は土である。

脾土に属する家畜は牛である。

脾土に属する穀物は稷《ショク》（あわ）である。

四季で脾土に対応するものは、天上における鎮星である。

肉は脾土に属するので、脾土の病は肉に現れる。

脾土に属する音は宮《キュウ》である。

脾土に属する数は五である。

脾土に属する臭は香である。

【注】　○黄河の中流域を中原という。この中原の黄土地帯は穀物

生産の中心である。**〇脾**　現代医学の膵藏である。胃とは膜を以って接触している（太陰陽明論篇第二十九参照）。胃とともに人体の精気、エネルギー産生の中心である。そこで脾は土に対応する。脾、膵臓の色は淡黄色を呈しており、黄土に類比される。**〇病在舌本**　舌本は、第一章三節によれば背とあるべきである。多紀元簡の『素問識』には「前の文例を按ずるに当に病在脊（病は脊に在り）と云うべし」とある。なお、『霊枢』経脈第十には「脾、足の太陰の脈……是れ動ずるときは病んで舌本強ばる……是れ主脾生ずる所の病は舌本痛む」とあり、脾と舌本は経脈上緊密な関係があり、病の生ずることが知られている。**〇土用**　脾土は主宰する季節を持たない。四季の期末十八日間を土の主宰する時とする。これを土用という。**〇口、肉、胃、脾は**脾土系統を形作ること肝、心と同じ。

第五節

西方白色	西方、白色は
入通於肺	入りて肺に通ず
開竅於鼻	竅を鼻に開く
藏精於肺	精を肺に藏す
故病在（肩）背	故に病は肩背に在り
其味辛	其の味は辛
其類金	其の類は金
其畜馬	其の畜は馬
其穀稲	其の穀は稲
其應四時	其の四時に応ずるや
上爲太白星	上は太白星と為す
是以知病之在皮毛也	是を以て病の皮毛に在るを知るなり

其音商　其の音は商《ショウ》
其數九　其の数は九
其臭腥　其の臭いは腥《なまぐさし》

【訳】　西方は太陽が沈む方角であり、陰気の生じ始める場所であり、季節としては秋に相当する。秋には草木は凋落し、万物は粛条として、天地の間は白々として白秋の名にふさわしい情景となる。

　この秋、西方、白色は五行の金の属性である。この金気は人体においては肺に入り込んで影響を与え、肺は人体における五行の金の属性を持つ。

　鼻は、肺がその気を通ずる竅で、呼吸器として機能的に関連する。肺金系統（皮毛、鼻、大腸経、肺経、大腸、肺）の精気は肺に貯蔵される。

肩背は肺の府であるので、病は肩背にある。

肺金に属する味は辛である。

五行で肺金に対応する、地上における同類は金である。

肺金に属する家畜は馬である。

肺金に属する穀物は稲である。

四季で肺金に対応するものは、天上における太白星（金星）である。

皮毛は肺に属するので、肺金の病は皮毛に現れる。

肺金に属する音は商である。

肺金に属する数は九である。

肺金に属する臭いは腥《なまぐさし》である。

【注】　○秋、西方、白色がなぜ五行の金に配当されるのか。事情は中国の地理にあると考えられる。中国の西方はゴビ砂漠とチベット高原、崑崙、天山の両山脈から成る山岳地帯である。高峻にして寒冷である。鉱物資源の豊富な土地で、いわゆる金玉の地である（異法方宜論篇第十二）。金玉の色は白である。そこで秋、西方、白色、金が一つにまとまる。**○肺**　心火を覆い、これを冷却する働きがあると考えられている。また寒冷の季節に弱くて、秋になると肺炎、気管支炎を起こしやすい。この様な点から相関を認められたのであろう。肺と皮膚はともに水分の排泄機関として共通の機能を担っている。**○背**　「病は背にあり」の背は、第一章三節四節によれば肩背とあるべきである。○皮、毛、鼻、大腸、肺が肺金系統を形作ること前に同じ。

第六節

北方黒色
入通於腎
開竅於二陰（耳）
藏精於腎
故病在谿
其味鹹
其類水
其畜豕
其穀豆
其應四時
上爲辰星
是以知病之在骨也
其音羽
其數六
其臭腐

北方、黒色は
入りて腎に通ず
竅を二陰（耳）に開く
精を腎に藏す
故に病は谿《ケイ》（たに）に在り
其の味は鹹《カン》（しおからい）
其の類は水
其の畜は豕《シ》（猪、家畜の豚）
其の穀は豆
其の四時に応ずるや
上は辰星（水星）と為す
是を以て病の骨に在るを知るなり
其の音は羽《ウ》
其の数は六
其の臭いは腐

【訳】　北方は寒冷の地で、陰気の盛んな場所である。季節としては冬に相当する。冬は天は玄《くら》く、地は凍り、河川も凍結して、酷烈の寒風は北方から吹く。ここに冬、北方、黒色は自然における五行の水の属性である。水の気は人体に入り込んで水分代謝を行う腎に影響を与え、腎は人体における五行の水の属性を持つ。

二陰（耳）は、腎がその気を通ずる竅であって、機能的にも関連がある（注参照）。

腎水系統（髪、二陰、耳、骨、膀胱経、腎経、膀胱、腎）はその精気を腎に貯蔵する。　骨関節は腎水に属するので、腎水の病は谿すなわち四肢の関節に現れる。

腎水に属する味は鹹《カン》である。

五行の腎水に対応する、地上における同類は水である。

腎水に属する家畜は豕《シ》（猪、家畜の豚）である。

腎水に属する穀物は豆である。

四季で腎水に対応するものは、天上における辰星（水星）である。

骨は五行の腎に属するので、その病は骨に現れる。

腎水に属する音は羽である。

腎水に属する数は六である。

腎水に属する臭は腐敗臭である。

【注】　○腎は蟄《チツ》、封蔵《ホウゾウ》を主り、精気（エネルギー及び精液）の貯蔵所である。この精気を使って冬期の寒冷というストレスに耐えるのである。また津液すなわち水分の排泄に関わる下焦すなわち大腸、膀胱を支配することによって水分代謝に関係している。そこで腎臓が五行の水に対応する藏器として指定されているのである。**○病在谿**　谿は、第一章三節では腰股、四節では四支になっている。谿は谷川であるが、人体の上では腕、肘、足首、膝、鼠径部などの関節部である。腰股、四支と意味は同じ。**○二陰**　二陰は耳とあるのがよろしい。陰陽応象大論篇第五によれば「藏に在りては腎と為す……竅に在りては耳と為す」とあり、『霊枢』脈度第十七には「腎気は耳に通ず」とあることがその根拠である。二陰とは尿道と肛門である。

　以上を第三章とする。いわゆる五行の配当が記されている。配当の適否については陰陽応象大論篇第五でさらに検討する。

第四章

第一節

故善爲脈者　　故に善く脈を為《おさ》むる者は
謹察　　謹んで

五藏六府一逆一従　　五藏六府の一逆一従
陰陽表裏雌雄之紀　　陰陽表裏雌雄の紀を察し
藏之心意、合心於精　　之を心意に藏し、心を精に合す

【訳】　上手に脈診を行う人は、細かく心を使って、五藏六府の機能面における生理、病理について、また疾病の陰陽、表裏、雌雄という位置的関係に関する糸口となる様な事項について、詳細に観察する。そしてそういう事柄をしっかりと胸の中にしまい込み、事柄を精細に理解して、臨機応変に臨床上の諸問題に対処するのである。

【注】　**〇善爲脈**　ここに爲脈とはいわゆる脈所における診察だけをいうのではない。それを含めて、経脈全体の状況について診察、切診して判断することである。故に全身の兪穴、経脈の反応についても観察を行うものである。〇中国古代医学における診断は、単に適応する薬方を選定するだけではない。病因、病理から病状、予後、転帰、そして病名、治療の方法に至るすべての問題に答えるのである。これが漢方（日本の伝統医学）と『素問』、『霊枢』の医学との根本的な違いである。

第二節
非其人勿教　　其の人に非ざれば教うる勿れ
非其眞勿授　　其の真に非ざれば授くる勿れ
是謂得道　　是れを道を得たりと謂う

【訳】　医学の伝授には人を選ぶ。適切な資質を持つ人でなければ、教えてはいけない。

医学の伝授には事を選ぶ。確実な真理でなければ授けてはならない。これが医学伝授の真実の方法である。

【注】　○医学の伝授については、『霊枢』官能七十三にほぼ同文がある。同書の禁服第四十八には伝授の式次第が記されている。『史記』扁鵲倉公列伝第四十五にもその要領が見える。

拙文「素問の医師たち」にまとめてあるので参照されたい。

【参考】　○扁鵲《ヘンジャク》、少《わか》き時、人の（迎賓館の）舎長と為《な》る。舎客、長桑君《チョウソウクン》、過《よぎ》る。扁鵲独り之を奇とす。長桑君もまた扁鵲の非常の人たるを知るなり。出入すること十餘年。乃《すなわ》ち扁鵲を呼んで私坐し、間（静か）に與《とも》に語って曰く。我に禁法有り。年老いたり。公に伝與せんと欲す。公、泄《もら》すこと毋《なか》れ。扁鵲曰く。敬《つつし》んで（承）諾す。乃ちその懐中の薬を出《い》だし扁鵲に予《あた》う。是を飲むに上池《ジョウチ》の水を以てすること三十日、当に物を知るべし、と。乃ち悉くその禁法の書を取りて尽《ことごと》く扁鵲に與う。忽然《コツゼン》として見えず。ほとんど人に非ざるなり（『史記』扁鵲倉公列伝第四十五）。○雷公、黄帝に問うて曰く。細子、業を受け、九針六十篇に通ずることを得たり。旦暮に勤めて之に服す。近きものは篇（竹簡をとじた糸は断）絶し、久しきものは（竹）簡垢づく。然れども尚《なお》諷誦して置かず。未だ尽《ことごと》くは意を解せず。……細子、その後世に散じ、子孫に絶えんことを恐る。敢えて問う。之を（要）約するには奈何《いか》にするか。黄帝曰く。善きかな問や。此れ先師の禁ずる所にして、坐して私かに之を伝うるなり。臂《ひじ》を割いて血を歃《すす》るの盟（誓い）なり。子、若《も》し之を得んと欲せば、何ぞ斎（戒）せざる。雷公再拝して起ちて曰く。請う、命を是に聞けり。乃ち斎宿三日にして請うて曰く。敢えて問う。本日正陽、細子願わくは以て盟を受けん。黄帝乃ち與にともに斎室に入り、臂を割いて血を歃る。黄帝乃ち親しく祝して曰く。今日正陽、臂を割き血を歃って方を伝う。敢えてこの言に背くことあらば、反ってその殃《わざわい》を受けん。雷公再拝して曰く。細子之を受けん。黄帝乃ち左にその手を握り、右に之に書を授けて曰く。之を慎め。之を慎め。吾、子の為に之を言わん。凡そ刺の理、経脈を始めと為す……（以下伝授の内容）（『霊枢』禁服第四十八）。

陰陽應象大論篇　第五

『素問』においては、陰陽に関する総論的な事柄は生気通天論篇第三、金匱眞言論篇第四、陰陽應象大論篇第五、陰陽離合論篇第六、陰陽別論篇第七の五篇に述べられている。各論的な事については、『素問』、『霊枢』の各所に記述されている。

ここでは総論的な事柄について述べる。その内容を概観すると次の様になっている。

・陰陽の大綱―陰陽は天地の道なり。陰陽應象大論篇第五。
・動物学的定義―陰は精を藏して亟を起こすなり。陽は外を衛して固めを為すなり。生気通天論篇第三。
・植物学的定義―陽は之が正（征）を予《あた》え、陰は之が守となる。陰陽離合論篇第六。
・生物学的定義―陰は内にありて陽の守りなり。陽は外にありて陰の使いなり。陰陽應象大論篇第五。
・陰陽の自然的特性と分類―各篇
・陰陽の人体的特性と分類―金匱眞言論篇第四、陰陽應象大論篇第五。
・陰陽偏勝の病理―金匱眞言論篇第四、陰陽應象大論篇第五。

本論篇には、陰陽論、五行論、三才的医学観、診断総論、治療総論が述べられている。内容がやや錯雑しているので何処から何処までが何々と一概に決め難いので、具体的な分節はここでは行わない。内容的に見ると、この一篇で医学の体系が一通り包括されていて、一つのまとまった医学の教科書になっている様に見える。

新校正によれば全元起本では巻九にある。
『甲乙経』では巻六の七にある。
『太素』では巻三の陰陽大論にある。
ただし両書とも、この訳注の第二章五行論、第三節五行配当の部分を欠く。

―第一章　陰陽論一―

第一節　陰陽の綱領、総合的定義

黄帝曰　　黄帝曰く

陰陽者　　陰陽は

天地之道也
萬物之綱紀
變化之父母
生殺之本始
神明之府也
治病必求於本

天地の道なり
万物の綱紀
変化の父母
生殺の本始
神明の府なり
治病は必ず本を求む

【訳】　黄帝がいう。

陰陽は、天地自然の法則で、現象世界の生成変化を現出させる原動力である。

万物を締め括る規則であり、物事を分類整理する枠組みである。

世界が次々とその姿を変えて行く、その変化を生み出す根源である。

現象が次々と発生し消滅して行く、その生滅を発現する動因である。

多端な生成変化を演出する不可思議な力の所在である。

治病の根本は陰陽にある。故に陰陽の探求は必須の要請である。

【注】　○ここには陰陽の大綱、基本的特性が述べられている。

第一に陰陽は天地自然の普遍的な法則であることを宣言する。

第二に陰陽は分類の基準であることを述べる。天地、日月、水火、夏冬、男女など。世界の万物は陰陽によって分類される。

第三に陰陽は運動の原因となり、変化、生滅を演出する原動力となることを示す。

陰陽が演出する変化、生滅には二つの形がある。

一つはサイン、コサイン曲線で表される。これは、昼夜の明暗、月の朔望、四季の寒暑の様な連続的な変化を示す。二つはタンジェント、コタンジェント曲線で表される。これは、熱中と冷静、絶望と希望の交替、あるいは重寒が熱となり、重熱が寒となる様な、非連続的な連続を示す。飲酒時における交感神経優位から副交感神経優位への転換などもこの類型に属する。この両者を合わせて、変化、生殺である。

終わりに以上をまとめて、第四に、陰陽はこれ等の生成変化を演出する不可測、不思議で神秘的な力の貯蔵庫であると総括する。

第五に陰陽は医学における基本的概念であり、診療はここから出発することを述べる。

中国古代医学の基底には、陰陽ことに四季の寒暑燥湿の人体に対する影響を重視する気象医学的な志向が強力に流れている。すなわち陰陽四時は中国古代医学の生理、病理の基本的理論である。ところが日本人は近世以降、この陰陽五行説は憶測であり、人の治療には益なしとして放棄し、現代では、これを迷信として軽蔑し、非合理として非難するに至っている。

徳川中期の医界の豪傑、吉益東洞は「陰陽は天地の道なり、治病に益なし」としてこれを放棄した。明治の啓蒙思想家、福澤諭吉は「陰陽五行の惑溺を払わざれば、窮理の道に入るべからず」とこれを攻撃した。日本の伝統医学である漢方の古方派の医師たちは、陰陽五行を基本とする『素問』、『霊枢』を観念論的、非合理的、非実証的な迷信医学として軽視し、積極的に読もうとしない。思わざるの甚だしきものといわなければならない。『傷寒論』だけを読んでいても、中国古代医学はわからない。『素問』、『霊枢』を読まなければ、『傷寒論』自身もわからない。中国古代医学を知るためには陰陽五行の探求は必須の要請である。

第二節　陰陽の動態

一　天地の生成

故　　故に
積陽爲天　　積陽を天と為《な》す
積陰爲地　　積陰を地と為す

二　陰陽と動静

陰靜陽躁　　陰は静、陽は躁

三　陰陽と成長殺（収）藏

陽生陰長　　陽は生じ、陰は長ず
陽殺陰藏　　陽は（滅）殺し、陰は藏す

四　陰陽と形気

陽化氣　　陽は気を化す

陰成形　陰は形を成す

【訳】一般に、天は陽気を積み上げたものである。地は陰気を積み上げたものである。

陰には静の性質があり、陽には動の性質がある。

陽の働きで発生し、陰の働きで成長する。陽の働きで枯殺し、陰の働きで貯藏する。

気とは精気である。胃が水穀から吸収した栄養素である。

陽はこの気の作用を様々に転化して、四肢の運動、皮膚の知覚、栄養、発汗を行う。陰すなわち胃腸は、水穀の持っている精気すなわち栄養素を人体の精気に変換し、各藏に貯藏する。これを藏気という。すなわち藏気とは藏の機能を遂行するための物質である。各藏はこの藏気を使って形（身体の藏器組織）を製作する。心は脈、肺は皮毛、肝は筋、脾は肉、腎は骨を養い形作る。

【注】**○天地生成**　『淮南子《エナンジ》』天文訓に天地生成の説話がある。天地未分の時、宇宙には気が満ちていた。清陽の気は薄く靡《なび》いて天となり、重濁の気は凝滞して地となった。本句と同意。**○躁**　陽とは日の当たる丘である。そこは、明るく、温かく、乾いている。この様な状況の下では、物事は活発で活動的になる。すなわち躁である。躁とは、手足をばたつかせて騒ぐことである。**○靜**　陰とは丘の日陰である。そこは、暗く、冷たく、湿っている。この様な状況の下では、物事は静粛で沈静的である。すなわち静である。静とは、水がジッと澄んでいる姿である。**○陰陽**　人体においても陰は内藏で同化作用を営み、外からは静粛に見える。陽は頭を働かしたり、手足を動かしたりと異化作用を営み、活発に見える。**○陰長**　植物の根は地下にあり、栄養素とエネルギーを貯藏しており、陰である。陰はその持っている栄養素とエネルギーを陽（茎の生長点）に供給し、陽の発生、成長の仕事を保証し、支援する。これが陰長である。**○陽生**　地上に芽を吹き、苗が暢《の》びる時、その先端にある成長点は陽である。陰の根から供給された栄養素とエネルギーを消費しながら発生、成長を営む。これが陽生である。**○陽殺**　植物が花開き、実を結び、その繁殖過程を終えると、葉を落とし、枝は枯れて、冬眠の時期に入る。これを殺という。殺とは減殺、枯殺である。この過程を演出するのは、根からの水分吸収の減量とともに、秋の太陽の光と熱である。すなわち太陽の陽気である。これが陽殺である。**○陰藏**　果実は地に落ちて、地中に貯藏され、春の出番を待つ。これを藏という。これは地の陰の働きである。これが陰藏である。**○陽化氣**　胃が水穀から抽出した栄養素を精微の気、精気という。液体なので津液と呼ぶ。胃の上焦から上るものを衛気という。中焦から上るものを営気あるいは栄気という。営気は左静脈角で太陰肺経の脈管（血管）内に入って血となる。衛気は脈管外を通り、営気と

ともに全身を周航する。これが気の生成の過程である。事は『霊枢』営衛生会第十八に詳しい。営気は一日中全身を満遍となく循環する。衛気は昼間は陽の部である頭、四肢、体表を循環する。夜間は陰の部である内藏を循環する。すなわち昼は陽の部にあり、陰にはいない。夜は陰の部にあり、陽にはいない。陽にある時は、皮膚を栄養し、体温を調節し、発汗を制御し、覚醒と活動を司る。陰にある時は、睡眠と安静を司る。すなわち陽は衛気の働きを様々に変化させながらその機能を遂行する。これを気を化すという。すなわち陽は活動的機能面を担当する。**〇陰成形**　胃が水穀から抽出した栄養素はまた五味と呼ぶ。五味は酸苦甘辛鹹で、それぞれ肝心脾肺腎の五藏に親和性を持っていて、体内に吸収された後はそれぞれの藏に走って、藏気を形成する。この藏気が形（藏器組織）を作る。すなわち陰は栄養と形態形成の側面を担当する。

第三節　陰陽の反転と病

寒極生熱　寒が極まるときは熱を生ず
熱極生寒　熱が極まるときは寒を生ず
寒氣生濁　寒気は濁を生ず
熱氣生清　熱気は清を生ず
清氣在下　清気が下に在るときは
則生飧泄　則ち飧泄《ソンセツ》を生ず
濁氣在上　濁気が上に在れば
則生䐜脹　則ち䐜脹《シンチョウ》を生ず
此陰陽反作　此れ陰陽の反作《ハンサク》
病之逆従也　病の逆従なり

【訳】　寒が極点に達すると熱に変換する。マラリア発作時、悪寒の後に発熱する様に。

熱が極点に達すると寒に変換する。飲酒で火照ったからだ（交感神経優位）が、一瞬にして悪寒と蒼白（副交感神経優位）に変換する様に。

水は寒気によって白濁する。氷は熱気によって清澄化する。

清気すなわち陽の熱邪（例えば細菌）が下腹部にあれば、すなわち筒下しの下痢を起こす。

濁気すなわち陰の寒邪（寒冷）が上腹部にあれば、すなわちガスが溜って腹部の膨張感が起こる。

これが（陰から陽へ、陽から陰へと）陰陽が反転することによって起こってくる諸々の現象の機作（メカニズム）であり、その機作に基づいて起こってくる病の病態生理的過程である。

【注】　○陰陽の変動によって起こる現象を述べている。

○熱極生寒の例としては、飲酒初期の交感神経優位が、酒量を過ごして副交感神経優位へ変換する時に起こる、熱感、火照りから冷汗、蒼白、嘔気への逆転がある。○清濁が何を意味するかは一義的には決め難い。生理的な清濁に関する記述は『霊枢』の営衛生会第十八、陰陽清濁第四十にあり、衛気を濁とし、営気を清としている。そして清は陰に注ぎ、濁は陽に注ぐとなっていて、ここでの清陽、濁陰と合わない。また寒気、熱気とのつながりがなく、ここの解釈には使えない様に思う。病的機転としては、寒気が腹部を侵し、腹が冷えれば、下痢して汚濁のものを下すし、熱気が体表を侵せば、やがて発汗が起こる。汗は屎尿に対して清液ということができる。○清気、濁気を生理的なものと考えて、清陽は上にあるべきなのに下にあるから下痢を起こし、濁陰は下にあるべきなのに上にあるから膨張感、腹満感を起こす、という解釈が一般に行われている。しかしこの解釈では、清気、濁気が具体的に何を指しているか明示していないので、実際にどの様な病症を考えたらよいのかわからない。私の訳文の方が具体性を持っていると思う。また上下は上半身、下半身としたのでは飧泄、䐜脹に繋がらない。腹部内での上下に限定して考えるべきである。**○反作**　反は反転、逆転の意。作は刀で素材に切り目を入れることで、機作とか作動、機転を意味する。反作で作動の反転、逆転を意味する。**○逆従**　逆は迎えること。従は後についていくこと。人体が陰陽の反作という事態に遭遇し、その状況に迎合し、これに随従して病が起こってきた、ということである。

第四節　水を媒介とする陰陽、天地の気、エネルギーの循環と交流

故　故に（一般に）

清陽爲天　清陽は天と為る
濁陰爲地　濁陰は地と為る
地氣上爲雲　地気は上って雲と為る
天氣下爲雨　天気は下って雨と為る
雨出地氣　雨は地気より出づ
雲出天氣　雲は天気より出づ

【訳】清澄な陽気は上に靡《なび》いて天となる。

混濁の陰気は下に凝《こ》って地となる。

濁陰の地気は水蒸気となって天に上って雲になる。

清澄の天気は凝集して雨滴となり、天から下って雨となる。

雨は、地気から生じた雲が姿を変えて地上に下ったものである。

雲は、天気から生じた雨が地上に降り注ぎ、これが水蒸気となって地上から上って姿を変えたものである。


【注】○中国古代医学の解剖学の基本的なテーマは藏府と経脈である。経脈は血気を循環させ、精気すなわち栄養とエネルギーを全身に配給して、藏府組織の機能を維持することを司る。この経脈における気血の循環のモデルとなったのが、自然界における水を媒介とするエネルギーの循環である。すなわち中国の河川である。河川の水は雲となって上昇し、雲は雨となって下降する。雨は河川となって中国を灌漑する。この繰り返し、すなわち水の循環、これがモデルとなって経脈が着想されたのである。その証拠を『素問』、『霊枢』の各所に指摘することができる。ここに経脈とは血管と神経の複合体である。血気とは血液と神経、血液循環と神経支配を意味する。

第五節　人体における陰陽清濁の動向、趨性

故　故に

清陽出上竅
濁陰出下竅
清陽發腠理
濁陰走五藏
清陽實四支
濁陰歸六府
水爲陰
火爲陽

清陽は上竅《ジョウキョウ》より出《い》づ
濁陰は下竅《カキョウ》より出づ
清陽は腠理《ソウリ》を発《ひら》く
濁陰は五藏に走る
清陽は四支を実す
濁陰は六府に帰す
水は陰と為《な》す
火は陽と為す

【訳】　清陽すなわち鼻から入った五つの臭い（五気）は、耳目口鼻舌に上ってそれぞれの感覚を司る。

　濁陰すなわち営衛の精気を抽出された後の糟粕《ソウハク》は屎尿となって二陰（尿道、肛門）から出る。清陽すなわち衛気は皮膚、体表を巡って、その栄養、体温、発汗を支配する。

　濁陰すなわち営気は五味を含み、五味はそれぞれ親和性を持つ五藏に趨《はし》る。

　清陽すなわち衛気は四肢に走って運動、知覚を司る。

　濁陰すなわち営気の含む五味は五藏と表裏をなす六府に帰着する。

　水は陰の性質を持つ（暗、冷、湿）。火は陽の性質を持つ（明、温、乾）。

【注】　○清濁に関して三つの対句がある。其々別個に考えないと意味がわからなくなる。第一の対句。上竅《ジョウキョウ》とは耳目口鼻の七つの穴である。ここに上って機能を発揮させるのは五気である。本書の六節藏象論篇第九には、「五気は鼻に入り、心肺に藏《こも》る。上って五色をして修明ならしめ、音声をして能く明らかならしむ」とある。この五気とは五つの臭いのことである。下竅《カキョウ》とは尿道と肛門である。ここから出るのは屎尿である。屎尿は下焦において糟粕から作られる。故にここの濁陰は糟粕ということになる。糟粕とは、胃の上焦、中焦で栄養分を吸収された後の飲食物の「かす」である。

　第二の対句。腠理（皮膚の紋理、発汗を制御する）を司るのは衛気の仕事である。故にここの清陽は衛気である。五藏に走るのは五味である。五味は営気に含まれる。故にここの濁陰は営気である。

　第三の対句。四肢を実するのは衛気である。六府に帰する濁陰は五藏に入るものと同じで営気である。

『霊枢』第十八、四十によれば、衛は濁で、営は清である。陽は濁で、陰は清である。ここでの清濁と逆になっている。本節の清濁は自然界において陽は清、陰は濁という傾向に基づいて名付けられたもので、人体での清濁は考えなかったのであろう。

第六節　気味形気精化の変化生成の過程

陽爲氣[*1]　陽は気と為す

陰爲味　陰は味と為す

味歸形　味は形に帰《キ》す

形歸氣[*2]　形は気に帰す

氣[*3]歸精　気は精に帰す

精歸化　精は化に帰す

精食氣[*4]　精は気を食《は》む（精は気に養わる）

形食味　形は味を食む（形は味に養わる）

化生精　化は精を生ず

氣[*5]生形　気は形を生ず

味傷形　味は形を傷《やぶ》る

氣[*6]傷精　気は精を傷る

精化爲氣[*7]　精は化して気と為る

氣[*8]傷於味　気は味に傷らる

【訳】　胃の上焦で作られた衛気は体表の陽に走って知覚、運動の神経作用を司る。

中焦で作られた営気すなわち精微の気すなわち精気は水穀の五味を含んで栄養を司る。

五味は五藏に入って形すなわち肉体を作る。精気は脾胃三焦という内藏すなわち形が作る。すなわち気の根源は形にある。

精気は水穀の気（栄養物質）に由来する。すなわち精の根源は気にある。

人体は精気を転々と変化させながら様々な機能を遂行する。

精気は、人が水穀（気）を食べることによって、それから作られる。すなわち気によって養われる。

形すなわちからだは五味によって養われる。

人体の機能が変化して種々の結果を生成する過程で精気が生まれる。

形（脾、胃、三焦）が作った（営衛の）気が、精（気）となり、その精が経脈によって藏府に送られ、そこで化成して形（皮肉筋骨）を作る。

五味の量的過不足、質的異常はからだを傷害する。水穀の気が異常なら、できてくる精気も傷物（きず物）になる。水穀の気が化成して人の精となり、精は変化して気を生成する。気は五味から生ずる。故に五味の過不足、異常によって傷《やぶ》られる。

【注】　○人体は魂と魄から成る。死後、魂はからだを離れて天に帰る。後に残った魄は腐敗して地に帰る。魂が気であり、魄が形である。すなわち人体は形と気から成る。

○気という言葉には次の様な九つ程の意味がある。

人体内の気

第一は眞気。遺伝的に先祖から受け継いで来たその人の生命力である。

第二に精神（志意思慮）、感情（喜怒憂恐）、神経などの脳神経機能。

第三に藏器組織の機能ないし機能を遂行するために必要な物質。経気すなわち十二経脈の気、藏気すなわち五藏の気、また胃気など、何れもそれぞれの機能ないしその機能を遂行するために必要な物質を意味する。

第四に胃において水穀から抽出された栄養素を精気また津液という。この気は液体である。精気には、上焦から出る衛気と中焦から出る営気がある。衛気はリンパ液、営気は乳糜である。営気は胸管を通り、鎖骨下静脈と内頚静脈が合流する静脈角に入り、営血として経脈すなわち血管内にあって全身を回る。衛気は経脈の外側にあって営血に伴走する。

この衛気を気と呼ぶことがある。この気は皮膚の栄養、温度（循環）、発汗などの機能がある。第二の気と一部重なり、自律神経、ことに交感神経の機能を遂行するのである。すなわち衛気は出発点はリンパ液であるが、太陰肺経とともに経脈に伴走する様になると神経となる。この点、古代の医師たちの考えに混乱があった様に思う。

外界の気

　第五に天気、地気、雲気などの天地の気。天文、地象の示す物理的化学的状況。

　第六に水穀の持つ栄養素としての穀気。人間はこの穀気によって生きている。

　第七に本草の気味についていうと、気とは寒熱温冷平という、人体に適用した場合、温めたり冷やしたりする働きをいう。なお味は五味である。五種類の栄養素である。

　第八に臊焦香腥腐の五つの臭いも気と呼ばれることがある。

本文には八つの気の字があるが、＊1、2、3、5、7、8は第四の気、＊4、6は第六の気である。

　なお第九として邪気がある。これは風寒暑燥湿という気象であるが、また風という物、寒という物が人を傷害すると考えている。現代の細菌、ウイルスに対応するものである。本節には形気精の生成の生理過程が述べられている。これを図示すると左図の様になる。

五味→形（胃）→化（成）→精（気）→形（経脈）
六府　藏府
化（成）
形　気

第七節　気味の人体における作用

陰味出下竅　　陰味は下竅より出づ
陽氣出上竅　　陽気は上竅より出づ
味厚者爲陰　　味の厚き者は陰と為す
薄爲陰之陽　　薄き者は陰の陽と為す
氣厚者爲陽　　気の厚き者は陽と為す
薄爲陽之陰　　薄き者は陽の陰と為す
味厚則泄　　味の厚きときは則ち泄《セツ》す
薄則通　　薄きときは則ち通ず

氣薄則發泄　　気の薄きときは則ち発泄す
厚則發熱　　厚きときは則ち発熱す

【訳】　五味すなわち水穀の持つ五つの栄養素は、陰の部位すなわち脾胃において、精気を化成した後、屎尿となって尿道、肛門から出る。五気すなわち臊焦香腥腐の五つの臭いは口と鼻から出る。

五味は陰で、その中でも濃い味は陰とする。薄い味は陰の中の陽とする。

臭いは陽であるが、強い臭いは陽の中の陽である。薄い臭いは陽の中の陰である。

味の濃いものは、陰の下降作用を持ち、強い排泄作用を示す。薄いものは、陽の性質が強い。排泄を緩和し、適度な便通をもたらす。

臭いの薄いものは、陽中の陰の性質を持ち、これが陽の上昇発散作用を抑え、適度の汗を泄《もら》す。強い臭いのものは、陽気が強く、表陽が盛んとなり、発熱を起こす。

【注】　○ここの気は第六節の第八の気に当たる。味は五味である。味は陰で、下方への趨勢《スウセイ》が強く、気は陽で、上方への趨勢が強い。これを程度によって、陰の場合は、強い排泄（瀉下）と適度の便通に分け、陽の場合は発汗と発熱に分けた。

第八節

壯火之氣衰　　壮火の気は衰え
少火之氣壯　　少火の気は壮《さか》ん
壯火食氣　　壮火は気を食《は》む
氣食少火　　気は少火を食む
壯火散氣　　壮火は気を散ず
少火生氣　　少火は気を生ず

【訳】　火は陽気である。陽気盛んな時は活動的で発熱し、精気を消耗する。
陽気が少なく活動も適度なら、精気は消耗せず、陰での産生も盛んである。
陽気が盛んで発熱する時は、精気を消耗させる。
精気は化成して陽気を養い育てる。
陽気盛んで発熱する時は精気を発散する。
陽気が少ない時は、陰が盛んで、精気の産生が強まる。

【注】　○この節は意味がよくわからない。壮火、少火という文字は『素問』、『霊枢』の中でここにしか出てこない。本節の文章は内容的に孤立していて、前後と関連がない様に見える。衍文の疑いが強い。しいて医学に引き付けて訳せば以上の様なことになる。

第九節　気味の作用の陰陽

氣味　　**気味の**
辛甘發散爲陽　**辛甘は発散し陽と為す**
酸苦湧泄爲陰　**酸苦は湧泄し陰と為す**

【訳】　本草には寒熱温冷平の気と酸苦甘辛鹹の味とがある。その味の中で、辛と甘の味には人体の気を発散させる働き（上方志向）があるので陽とする。酸と苦の味には湧泄の働き（下方志向）があるので陰とする。

【注】　○五味の作用については藏気法時論篇第二十二に詳しい。その要領は次の通り。

酸は収。収とは、バラバラのものを一ヵ所に集めることである。酸味が粘膜に作用すると、組織の水分を外に絞り出し（口なら唾がでる、すなわち湧である）、粘膜は収縮する。すなわち収斂《シュウレン》するためには、内部の水分を湧出させて排泄しなければならない。酸味の収は、湧泄収の三つ作用を持つことになる。

苦は堅、燥、泄（肺が気の上逆に苦しむ時は急に苦を食して之を泄す）。苦り（にがり）は豆腐を固める。その時、水分が絞り出される。すなわち泄である。水分を絞り出すことは乾燥することである。そこで苦も湧泄の作用を持つことになる。酸苦は水分を絞り出し、硬くするので陰である。陰は同化を主宰し、収斂し堅固にする働きがある。

甘は緩。緩とは結び目の間にゆとりを入れること、すなわち集結しているものを散開することである。

辛は散、潤（腎が燥に苦しむ時は急に辛を食して之を潤す）。潤とは、水をしみ込ませて、堅く燥いたものを緩め散らばしてゆくことである。すなわち甘の緩、辛の散、潤は程度の差はあるが略同様のメカニズムである。辛甘は発散し、散開させるので陽である。陽は異化を主宰し、発散、開放する働きがある。

なお鹹《カン》の作用は軟であるが、陰陽の区分はない。

第十節　陰陽偏勝の病状

陰勝則陽病	陰勝つときは則ち陽病む
陽勝則陰病	陽勝つときは則ち陰病む
陽勝則熱	陽勝つときは則ち（発）熱す
陰勝則寒	陰勝つときは則ち（悪）寒す
重寒則熱	寒が重なるときは則ち熱す
重熱則寒	熱が重なるときは則ち寒す
寒傷形	寒は形を傷る
熱傷氣	熱は気を傷る
氣傷痛	気傷られるときは痛む
形傷腫	形傷られるときは腫《は》る
故	故に
先痛而後腫者	先ず痛んで後に腫れる者は
氣傷形也	気が形を傷るなり

先腫而後痛者　先ず腫れて後に痛む者は
形傷氣也　形が気を傷るなり

【訳】　人体は表陽の部分と裏陰の部分とから成る（筒型の表面と内面である）。両者の力が平均していれば健康である。平衡が破綻すると病む。

裏陰の機能が充実している時は邪気は侵入できない。邪気は相対的に虚衰している表陽を襲い病ましめる。

表陽の機能が充実していると、相対的に虚衰している裏陰が侵されて病む。

表陽が勝つ（実する）と発熱する。裏陰が勝つ（実する）と内（部）が寒（冷）える。

寒に寒が重なり、寒の極点に達すると、熱に転換する。熱に熱が重なって熱の極点に達すると、寒に転換する。

寒は形（肉体）を傷害する。熱は気（神経）を傷害する。

気すなわち神経が傷害されると痛む。肉体が傷害されると腫脹が現れる。

一般的にいって、先ず痛んでそれから腫れて来るものは、神経の傷害が形態に及んだものである。先ず腫れてそれから痛むものは、形態の傷害が神経に及んだものである。

【注】　○調経論篇第六十二に次の文章がある。「陽虚するときはすなわち外寒す。陰虚するときはすなわち内熱す。陽盛んなるときはすなわち外熱す。陰盛んなるときはすなわち内寒す」と。本節の三、四行の文章はこれに対応する。その病理の詳細については瘧論篇第三十五と調経論篇第六十二を参照されたい。

次の二行、重寒則熱、重熱則寒はマラリア、敗血症など感染症の悪寒、発熱の交替がこれに当たる。悪寒する人をさらに冷水に入れて冷やしても発熱するかどうかはわからない。むしろ凍傷、低体温症によって病気は悪化するだろう。発熱している人をさらに熱湯に入れて熱したら悪寒がするか。そういう場合もあるかも知れないが、鬱熱によって煩躁悶死するであろう。すなわちこの叙述は一般的な原則としては成立しない。

痛みと腫れ、形と気の対応は炎症時の組織の病変がこれに当たる。炎症を起こした組織は毛細血管が拡張して発赤、発熱し、白血球や血漿の浸出によって腫脹し、これらが神経を刺激して疼痛を起こす。

前の三者が、形傷れて腫れる場合に当たり、後の一つが、気傷れて痛むのである。

故に以下のこの四行は繰り返しである。文字通り、気が形を傷ったり、形が気を傷ったりする訳ではない。

第二章

第一節　病因

風勝則動
熱勝則腫
燥勝則乾
寒勝則浮
濕勝則濡寫※

風勝つときは則ち動《ドウ》ず
熱勝つときは則ち腫《は》る
燥勝つときは則ち乾く
寒勝つときは則ち浮く
湿勝つときは則ち濡瀉《ジュシャ》す

※寫　『太素』巻三、陰陽には「寫」の字なし。

【訳】　風に侵されると中風（軽症の脳血管障害）やパーキンソン症候群の様に手足が震える。

炎症の組織では局所は発熱し腫脹する。

火傷は皮膚に水泡を作る。

乾燥した環境の下では人は脱水症を起こす。

寒冷の環境下では低体温症を起こして意識は混迷し行動は夢遊の様になる。

湿気が多い環境下では食物は腐敗しやすく下痢を起こしやすい。

【注】　○『春秋左氏伝』の昭公元年に、天の六気の陰陽風雨晦明が六つの疾を起こす様子が記されている。「陰淫すれば寒の疾となる（寒勝則浮はその一例。他に傷寒、寒中）。陽淫すれば熱の疾となる（熱勝則腫はその一例。他に温病、暑病、熱中など）。風淫すれば末（四肢）の疾となる（風勝則動はその一例）。雨淫すれば腹の疾となる（湿勝則濡写はその一例）。以下略」。

○淫　過剰になることである。**○寒**　その病因性については本書の第三篇第二章第一節に記載がある。○濡　音ジュ。潤う、湿ると同意。ぬれて軟らかい意。**○寫**　ものをこちらからそちらへ移すこと。ここは瀉に当てた用法。瀉は嘔吐、下痢。**○濡寫**　軟便、下痢。湿は脾を傷り下痢を起こす。

第二節　天人相応、情動の生成

天有四時五行　天に四時五行有り
以生長收藏　以て生長収藏す
以生寒暑燥濕風　以て寒暑燥湿風を生ず
人有五藏化五氣　人に五藏有り、五気を化す
以生喜怒悲憂恐　以て喜怒悲憂恐を生ず

【訳】　自然界には四季の推移があり、木火土金水の五行の範疇がある。

四季の推移は、発生、成長、生化、収穫、貯藏の五行的生物的年周リズムを生ずる。

陰陽を時間的に展開すると冬寒、夏暑、秋燥、土用湿、春風の五行的気象的年周リズムを生ずる。

この自然現象に対応するものとして、人には五藏がある。五藏の気すなわち機能の変化に応じて、心に喜、肝に怒、脾に思、肺に憂、腎に恐という情動の変化を生成する。

【注】　**○天人相応**　宇宙は天地人の三要素から成る。人は天地の気を受けて生成した。故にその生存は宇宙の影響の下にある。この天地と人との相互の影響関係を天人相応あるいは相関という。本節では天人の五行的な対応（春夏秋冬土用、生長化収藏、風寒暑燥湿、五藏、喜怒思憂恐）を示しており、この対応関係は、この医学の理論や実際の上で基本的法則となっている。この関係は生理的には合理性が認められるが、形態的な相関は形式的で、現実的な意味は認め難い。形態的な天人対応は『霊枢』の邪客第七十一に詳しい。

第三節　情動の病因性

故　故に
喜怒傷氣　喜怒は気を傷《やぶ》る

寒暑傷形
暴怒傷陰
暴喜傷陽
厥氣上行
滿脈去形
喜怒不節
寒暑過度
生乃不固

寒暑は形を傷る
暴（はげしい）怒は陰を傷る
暴（はげしい）喜は陽を傷る
厥気《ケッキ》上行し
脈は満ちて（神気は）形（からだ）を去る
喜怒節せず
寒暑過度なるときは
生は乃ち固からず

【訳】　一般に、喜怒（感情の動揺）は神経、ホルモンの機能を傷害する。

寒暑は肉体を傷害する。

激しい怒りは陰（肝）を傷害する。

激しい喜びは陽（心）を傷害する。

激しい喜怒によってのぼせ上がり、脈は怒脹して充満し、意識は喪失する。

喜びや怒りの感情が適切に抑制されず、暑さ寒さの現われ方が異常な時は、生命は危険に曝《さら》され、その存続は確実でなくなる。

【注】　○初めの六行は疏五過論篇第七十七に同文がある。そこでは、心身のストレスによる情動異常によって、心身を消耗し、体調を崩していく過程が記されている。本節はその一部を借りて病因論の一班を述べたものである。

感情は自律神経やホルモン系統を介して、藏器組織の機能に影響する（心身医学また精神免疫学的相関）。ことに心臓に作用して動悸を起こさせる。寒暑は直接に藏器組織に作用して傷害を起こす。ここに寒暑とは、一つには気象条件であり、二つには病原微生物を意味する。両者ともに藏器組織の障害因子となる。

○怒　女奴隷の欝屈した忿懣《フンマン》の感情である。強いストレスとなって内にこもり、陰を傷害する。怒は肝を傷害する。肝は五藏の中で中間くらいの陰気を持つ。**○喜**　喜とはご馳走を前にして、心楽しく思うことである。にこにことうれしさが外に発現するので陽を傷害する。喜び過ぎると心を傷害する。心は五藏の中で一番陽気が強い。懸賞に当選し、喜び過ぎてショック死したという話はよく聞くところである。

○『素問』病因論の定型は、一に風雨寒暑、二に陰陽喜怒、三に飲食居処である。ここには前二者の場合が述べられている。

第四節
故　　　　故に
重陰必陽　重陰は必ず陽
重陽必陰　重陽は必ず陰

【訳】　一般に陰は極点に至ると反転して陽になる。陽は極点に至ると反転して陰となる。

【注】　○本篇の第一章第三節、同第十節に略同趣旨の文章がある。

自然界における陰陽の反転は、太陽の運行によって起こる。四季の推移、昼夜の交替がこれに当たる。前者は太陽が南北回帰線で反転することにより、後者は地球の自転によって起こる。人体においては、交感神経優位と副交感神経優位が交替する時に起こる。

―第三章　五行論―

第一節　季節病四
故曰　　　故に曰く
冬傷於寒　冬、寒に傷られると

春必温病　　春、必ず温病《オンビョウ》となる
春傷於風　　春、風に傷られると
夏生飧泄　　夏に飧泄《ソンセツ》を生ず
夏傷於暑　　夏、暑に傷られると
秋必痎瘧　　秋、痎瘧《ガイギャク》となる
秋傷於濕　　秋、湿に傷られると
冬生欬嗽　　冬に欬嗽《ガイソウ》を生ず

【訳】　一般的にいえば、冬、寒に侵されると、春になって必ず温病になる。春、風に侵されると、夏になって飧下し（下痢）を起こす。夏、暑に侵されると、秋になって必ず消耗性のマラリアにかかる。秋、湿に侵されると、冬になって咳嗽の病を起こす。

【注】　○本節は季節病の記載である。病因となる因子は前の季節の気象である。冬の寒に侵されると、体力を消耗して、春の気候に適応できない。そこで春に流行る温病に罹ることになる。以下同様の機転によって季節病が起こる。第三篇、第四篇の季節病の記載と少し違って、季節病の起こる原因を述べている。○**温病**　温の漢音はオン。ウンは唐音である。温病は急性熱性疾患の一種であって、悪寒少なく、熱気のより多い病である。○**痎**　『説文』には「二日一発の瘧」とある。多紀元簡の『素問識《ソモンシ》』は瘧の総称とする。痎は消耗性の病の意を含む。

第二節　解剖

一　帝曰余聞　　帝曰く、余聞く
上古聖人　　上古の聖人が
論理人形　　人形《ジンケイ》を論理するに

列別藏府　藏府を列別し
端絡經脈　経脈を端絡し
會通六合　六合を会通す

【訳】　黄帝がいう。私の聞く所では、むかしの偉い人が人間のからだについて整然と筋道立てて述べた所によると、五藏六府を解剖して相互に整然と配列した。身体を縦貫している経脈は左右対称的に分脈し連絡している。それは六合すなわち全身をくまなく流通して各部を連絡している。

【注】　○『素問』、『霊枢』の医学は解剖学を基礎として組み立てられている。本節はその一つの証明となる文章である。そもそも解剖という言葉は『霊枢』の経水第十二に由来する。正史における解剖の記述は『漢書』王莽伝にある（紀元十六年）。それによれば、中国古代医学の解剖学の主要なテーマが藏府と経脈にあることがわかる。本節の記述もまたこれに符合する。
○論　整然と秩序立って展開する言葉である。**○理**　筋目をたてることである。**○列別藏府**　『説文』によれば、列とは分解なり、別とは分解なり、とある。分とは刀を以て物を二つにすることである。解とは刀で牛の角をはずすことである。すなわち列も別も刀で解剖することであって、「列別藏府」とは、刀で人体を解剖し、五藏六府を区別してその位置関係を正確に把握することである。なお『漢書』王莽伝に刳剥《コハク》という言葉がある。これも解剖の意味である。**○經脈**　経は縦糸で、身体を縦貫することを意味する。脈は水が分岐、放散する様子である。経脈は血管と神経である。血管の主幹は、心臓から出発して、上方には大動脈弓より総頚動脈を分派している。下方では下行大動脈、腹腔動脈、総腸骨動脈、前腸骨動脈、大腿動脈、前後脛骨動脈を経て足の裏表に至る。この経路は『霊枢』の経脈第十、逆順肥痩第三十八に詳細かつ正確に記されている。また『霊枢』の経脈第十と脈度第十七では、動脈（経）と静脈（絡）、毛細血管（孫）をそれぞれ区別している。**○端絡**　端とは左右対称的に立つことである。絡とは連絡である。端絡経脈とは血管系がその主幹を中心にして左右対称的に分布連絡している姿を述べている。**○六合**　四方と上下の六方向をいう。人についていえば全身である。経脈は全身に通達し、各部を会合せしめている。

二　各從其經
氣穴所發
各有處名
谿谷屬骨
皆有所起
分部逆從
各有條理
四時陰陽
盡有經紀
外内之應
皆有表裏
其信然乎

各々其の経に従い
気穴《キケツ》発するところには
各々処名あり
谿谷《ケイコク》は骨に属し
皆、起こるところ有り
分部の逆従には
各々条理あり
四時《シイジ》の陰陽には
尽《ことごと》く経紀有り
外内の応には
皆、表裏有り
其れ信《まこと》に然《しか》るか

【訳】　経脈の流れに従って、その上には経脈の機能の状況を反映する穴（ツボ）があり、そこには各々その場所の名前が付けられている。

谿すなわち小さな関節のへこみ、谷すなわち大きな関節の隙間にある穴は（経脈ではなく）骨に所属していて、その機能はそこから起動している。

皮膚や筋肉の部分と経脈との所属関係にもそれぞれ整然とした決まりがある。

四季の移り変わりとともに陰陽が隆盛衰退する様子には、すべて一定の規則がある。

からだの内外の対応としては、陰経は裏にあり、陽経は表にありという関係がある、と。それは本当だろうか。

【注】　**〇分部**　分けられた部分という意味で、ここでは皮膚と筋肉の区分をいう。詳細は皮部論篇第五十六、『霊枢』経筋第十三に記載がある。**〇逆従**　逆は迎える。従は後について行くことである。

逆従で皮膚と経脈との所属関係を意味する。**〇内外之應、皆有表裏**この八字の意味はよくわからない。上の訳文は王冰の注に従って作った。

第三節　五行配当

岐伯對曰　岐伯対《こた》えて曰く
東方生風　東方は風を生ず
風生木　風は木を生ず
木生酸　木は酸を生ず
酸生肝　酸は肝を生ず
肝生筋　肝は筋を生ず
筋生心　筋は心を生ず
肝主目　肝は目を主る
「其在天爲玄　「其れ天に在りては玄と為《な》す
在人爲道　人に在りては道と為す
在地爲化　地に在りては化と為す
化生五味　化は五味を生ず
道生智　道は智を生ず
玄生神」　玄は神を生ず」
神（其）在天爲風　其の天に在りては風と為す

在地爲木　地に在りては木と為す
在體爲筋　体に在りては筋と為す
在藏爲肝　藏に在りては肝と為す
在色爲蒼　色に在りては蒼と為す
在音爲角　音に在りては角《カク》と為す
在聲爲呼　声に在りては呼と為す
在變動爲握　変動に在りては握と為す
在竅爲目　竅《キョウ》に在りては目と為す
在味爲酸　味に在りては酸と為す
在志爲怒　志に在りては怒と為す
怒傷肝　怒は肝を傷《やぶ》る
悲勝怒　悲は怒に勝つ
風傷筋　風は筋を傷る
燥勝風　燥は風に勝つ
酸傷筋　酸は筋を傷る
辛勝酸　辛は酸に勝つ

【訳】　岐伯が対《こた》えていう。

風は東方に発生する。風は木を育生する。木は酸味のものを生産する。酸味のものは肝の働きを助ける。肝は筋の働きを助ける（代謝面）。筋は心の働きを助ける（運動面）。肝は目の機能の主管となる。

「五行の木は天においては幽玄微妙の事柄とする。人においては規範とすべき自然の道理とする。地においてはものを変化生成することとする。地における変化生成の作業は五味を生ずる。自然の道理は、それを得る為の智恵を育成する。幽玄微妙な事柄はその変化の予測困難な存在を生む」。

その五行の木に相当するものは、天においては風である。地においては木である。身体においては筋である。五藏の中では肝である。色の中では蒼である。音の中では角である。病的な現象としては握である。人の九竅の中では目である。五味の中では酸である。志意（こころ）の中では怒である。

怒は（度が過ぎると）肝を傷つける。悲しみは怒の起こるのを抑える。風は肝を傷つける。乾燥は風の障害力を抑える。酸味のものは（過食すると）肝を傷つける。辛味のものは酸の肝障害性を抑える。

【注】　○括弧内の二十三字は本文や五行の木に無関係の記事である。『素問校注』の柯逢時の説に従って衍文とする。○十五行目の「神」の字は『素問校注』に従って「其」に改めて読む。○二ないし八行目まで文章と十五ないし二十五行目までの文章とは略同じ内容のことを述べている。外界の存在としては東方、風木酸角蒼、体内の機構としては肝筋目呼握怒、この両者が対応するというのである。

○風　一日の初めは朝、太陽が東から昇る。一年の初めは春、太陽は真東の方角から昇る。一日が朝の東の風から始まる様に、一年は春、東方からの風によって始まる。すなわち春、東方は万物の始生する季節であり、方向である。この万物の生成をもたらすものが風である。『史記』に曰く。「風は万物を生ずることを主る」と。『説文』に曰く。「風動きて虫（動物）生ず」と。『尚書』に曰く。「馬牛、其れ風《フウ》す（盛りが付く、繁殖期になる）」と。すなわち風には万物を生成化育する働きがある。これが一日の始まりである朝、東方、一年の始まりである春と風とを結びつかせたものと考えられる。

春は植物の発生の季節であり、樹木の青々とした新緑の見られる時である。その味は未だ熟せず、酸味の多い時期である。

肝は罷極の本である（六節藏象論篇第九）。運動時におけるエネルギー供給の拠点である。筋は運動を司る。五藏六府の精気は皆上って目に集まる。その精神面での主宰者は心である。栄養面での主宰者は肝である。五藏生成篇第十に「肝は血を受けて能く視る」とある所以である。肝が傷害されると怒りやすくなるといわれているが、「呼」、「握」と「肝」との関係も含めてさらに検討を要する。

第四節

南方生熱　　南方は熱を生ず
熱生火　　熱は火を生ず
火生苦　　火は苦を生ず

苦生心
心生血[※1]（脈）
血[※1]（脈）生脾
心主舌
其在天爲熱
在地爲火
在體爲脈
在藏爲心
在色爲赤
在音爲徴
在聲爲笑
在變動爲憂
在竅爲舌
在味爲苦
在志爲喜
喜傷心
恐勝喜
熱傷氣[※2]
寒勝熱
苦傷氣[※2]
鹹勝苦

苦は心を生ず
心は血（脈）を生ず
血（脈）は脾《ひ》を生ず
心は舌を主る
其の天に在りては熱と為す
地に在りては火と為す
体に在りては脈と為す
藏に在りては心と為す
色に在りては赤と為す
音に在りては徴《チ》と為す
声に在りては笑と為す
変動に在りては憂と為す
竅《あな》に在りては舌と為す
味に在りては苦と為す
志に在りては喜と為す
喜は心を傷る
恐は喜に勝つ
熱は気を傷る
寒は熱に勝つ
苦は気を傷る
鹹は苦に勝つ

※1　血　新校正にいう。『太素』は「脈」に作る、と。
※2　氣　『素問識《ソモンシ》』にいう。『太素』は「脈」に作る、と。

【訳】　南方は陽気が盛んである。故に火熱を発生する。熱は火を発生する。ものを火で焼くと焦げて苦味を生ずる。苦味の物は心の働きを盛んにする。心は血の働きを助ける。血は脾（ここの脾は膵臓ではない。脾臓である）の働きを助ける。心は舌の働きを主宰し、大きな関係を持っている。

五行の火に相当するものは、天においては熱である。地においては火である。身体においては（経）脈である。五藏の中では心である。色の中では赤である。音の中では徴である。声の中では笑である。病的な動作としては憂いである。九竅の中では舌である。五味の中では苦である。志意（こころ）に関しては喜である。

喜びは（度が過ぎると）心を傷つける。恐怖の感情は喜びを抑えつける。熱は（度が過ぎると）肺の機能を害する。寒は熱を抑える。苦は肺の機能を傷害する。鹹味《カンミ》は苦味を抑える。

【注】　〇五行の火に対応するのは、外界の存在としては南方、火熱苦徴赤である。体内の機構としては心脈舌血笑憂喜である。南方は温熱の地である。熱の色は赤。熱で焦げたものは苦味がある。

〇脈　血管である。心は血管系の起始部である。手の少陰心経は心に始まり、心系すなわち大動脈弓を経て全身の血管系と繋がっている。すなわち心と脈とは合同器官で相協力して循環機能を果たしている。この様な関係を合《ゴウ》という（後出）。〇舌を灌流しているのは舌動静脈で、外頚動静脈の分枝である。心から頚動静脈領域にかけて循環障害があると舌にも鬱血が起こる。心経は総頚動脈を通っており（『霊枢』経脈第十）、心経領域の処置によって舌鬱血が緩解することがある。すなわち心と舌とは循環系の上で密接な関係がある。心、小腸、舌に共通して働く薬に黄連がある。すなわち心と舌は薬理学的にも関係がある。**〇心生血**　心が血を生ずることはない。『素問』、『霊枢』を通じてこの様な考えはない。ここの生は育成、生育の意味であり、血の働きを助成するということである。**〇喜笑**　喜と笑と心の関係は病理的なものである。すなわち心の病的状態の時に異常な喜び、あるいは異常な笑いを起こす。例えば分裂病の空笑である。喜び過ぎてショック死を起こすなど、異常な喜びが心を傷害することもある。**〇脾生血**　『素問』、『霊枢』では脾は一般的には現代医学の膵藏を意味する。しかしここの脾は「血を生ずる」となっており、血と関係する藏器である。脾藏は血を藏している。従ってここの脾は現代医学の脾藏を指している。

『難経』四十二難に「脾は重さ二斤三両、扁の広さ三寸、長さ五寸、散膏半斤有り、血を裹《つつ》むことを主る」とある。膏とは白いあぶら肉である。扁は扁平で、膵藏の形である。この色と形から見てこの脾は膵藏である。ところが「血を裹むことを主る」は脾藏の形態を述べている。すなわち『難経』のいう脾は現代の膵藏と脾藏を一緒にしたものである。

私は千葉大学の病理学教室に在籍中、肝硬変の患者で膵藏の尾部が脾藏と癒着していて、一続きの藏器の様になっているのを見たことがある。恐らく古代の医師たちも解剖によってその様な症例を見ていたのではないかと思う。

第五節

中央生濕　　中央は湿を生ず
濕生土　　湿は土を生ず
土生甘　　土は甘を生ず
甘生脾　　甘は脾を生ず
脾生肉　　脾は肉を生ず
肉生肺　　肉は肺を生ず
脾主口　　脾は口を主る
其在天爲濕　　其の天に在りては湿と為す
在地爲土　　地に在りては土と為す
在体爲肉　　体に在りては肉と為す
在藏爲脾　　藏に在りては脾と為す
在色爲黄　　色に在りては黄と為す
在音爲宮　　音に在りては宮《キュウ》と為す
在聲爲歌　　声に在りては歌と為す
在變動爲噦　　変動に在りては噦《エツ》（しゃっくり）と為す

在竅爲口　竅に在りては口と為す
在味爲甘　味に在りては甘と為す
在志爲思　志に在りては思（欝）と為す
思傷脾　思は脾を傷る
怒勝思　怒は思に勝つ
濕傷肉　湿は肉を傷る
風勝濕　風は湿に勝つ
甘傷肉　甘は肉を傷る
酸勝甘　酸は甘に勝つ

【訳】　中央の風土は他の地域に比べて農耕を営むのに適当な湿気を持っている。湿気は農耕に適した土壌を育てる。豊穣な土地は甘味豊かな穀物を生産する。甘味の物は脾の働きを盛んにする。脾は甘味の食物を使って筋肉を養う。五行相生の法則により、脾土の養う筋肉は肺金の働きを助ける（疑問）。脾は口の状態を管理する。

　五行の土に対応するものは、天においては湿気である。地においては土である。人体においては筋肉である。五藏の中では脾である。色の中では黄である。音の中では宮である。声の中では歌である。病的な現象としては噦《エツ》すなわちしゃっくりである。九竅の中では口である。五味の中では甘味である。志の中では思である。

　過剰の思慮すなわち考えすぎは脾を傷《いた》める（うつ病）。激しい怒りは思慮分別を抑え付ける。湿気は筋肉の働きを傷める。風は湿気を吹き払い、その病気を起こす力を減らす。甘味のものの食べ過ぎは脂肪がつきすぎて肉の働きを傷める。酸味のものは甘味の働きを抑える。

【注】　○五行の湿に配当されるもの。外界のものでは中央、湿土甘宮黄。体内のものでは脾肉口歌思である。

　中央とは黄河の中流域をいう。中国古代文明の中心地である。東の海浜傍水、南の瘴癘《ショウレイ》湿熱、西の沙石多風、北の寒冷冰冽（異方法宜論篇第十二）に比べると適度の湿気を保った肥沃の土地であって、栄養豊富な食物を生産する。土の色は黄色である。

自然界における食物生産に対応する人体の器官は脾胃である。脾は胃と共同して飲食物から栄養素を抽出する栄養器官である。栄養の結果は肌肉に現れる。口は脾胃との相関関係が深い。また口は胃経の経路上にあり、胃の病気は口によく反映する。口の病変は胃の薬によく反応する。黄連はその例である。なお、脾は現代医学の膵臓である。

音の宮、声の歌が何故土に対応するのかはよくわからない。病理過程において、そのメカニズムは未詳であるが、多湿の環境は筋肉の機能を傷害する。湿気が骨関節や筋肉のリウマチ性の病変を起こしやすいことはよく知られている。甘味の食物の多食は糖尿病を起こしやすく、その脊髄症を通して筋肉の機能を傷害する。

思は脾を傷る例として、くよくよと思い患えば、食欲は減退し、消化も不良となることなどがある。すなわち鬱病は脾の傷害として現れる。

第六節

西方生燥
燥生金
金生辛
辛生肺
肺生皮毛
皮毛生腎
肺主鼻
其在天爲燥
在地爲金
在體爲皮毛
在藏爲肺
在色爲白

西方は燥を生ず
燥は金を生ず
金は辛を生ず
辛は肺を生ず
肺は皮毛を生ず
皮毛は腎を生ず
肺は鼻を主《つかさど》る
其の天に在りては燥と為す
地に在りては金と為す
体に在りては皮毛と為す
藏に在りては肺と為す
色に在りては白と為す

在音爲商
在聲爲哭
在變動爲欬
在竅爲鼻
在味爲辛
在志爲憂
憂傷肺
喜勝憂
熱※1傷皮毛
寒※2勝熱
辛傷皮毛
苦勝辛

音に在りては商《ショウ》と為す
声に在りては哭《コク》（なく）と為す
変動に在りては欬（咳）と為す
竅に在りては鼻と為す
味に在りては辛と為す
志に在りては憂と為す
憂は肺を傷る
喜は憂に勝つ
熱は皮毛を傷る
寒は熱に勝つ
辛は皮毛を傷る
苦は辛に勝つ

【校】

※1　熱　新校正にいう。『太素』は「燥」に作る、と。

※2　寒勝熱　新校正にいう。『太素』は「熱勝燥」に作る、と。

【訳】　西方の風土は乾燥した砂漠地帯を生む。この乾燥地帯には金玉が産生する。金玉の味は辛辣である。辛味のものは肺の働きを盛んにする。皮膚は皮膚呼吸を行い、毛は体温調節を行い、肺の機能に協力している。皮毛は発汗という排泄作用により腎藏の働きに協力している。肺は鼻の機能の主な管理者で、協力して呼吸を行う。

五行の金に対応するものは天においては燥である。地においては金である。人体においては皮毛である。五藏の中では肺である。五色の中では白である。音の中では商である。声の中では哭《コク》（大声をあげて泣くこと）である。病的な現象としては咳である。九竅の中では鼻である。五味の中では辛である。志の中では憂いである。

憂いは肺を傷める。喜びは憂いを吹き飛ばしてしまう。熱は皮毛を直ぐ焦がしたり、火傷をしたりと傷つけやすい。寒は熱を冷ます。

辛味のものは皮膚や毛の働きを悪くする。苦味のものは辛味のものの働きを抑制する。

【注】　〇五行の燥に配当されるもの。外界では西方、金辛白商。体内では肺、皮、鼻、咳、憂である。外界の対応については特記すべきことはない。肺と皮膚は呼吸という点で協力する。鼻は肺とともに呼吸器系の一部である。咳は肺の症状である。

なお、ここには出ていないが、大腸も肺の合同器官である。気管支喘息に有効な漢方薬に麻杏甘石湯という処方がある。これは大腸炎による下痢とか脱肛にも有効であり、両者には薬理学的な相関関係がありそうである。なお新校正にいう「燥傷皮毛」は合理性があるが、「熱勝燥」はどうだろうか。燥に勝つものは湿であろう。

第七節

北方生寒　　北方は寒を生ず
寒生水　　寒は水を生ず
水生鹹　　水は鹹《カン》（しおからさ）を生ず
鹹生腎　　鹹は腎を生ず
腎生骨髓　　腎は骨髄を生ず
髓生肝　　髄は肝を生ず
腎主耳　　腎は耳を主る
其在天爲寒　　其の天に在りては寒と為す
在地爲水　　地に在りては水と為す
在體爲骨　　体に在りては骨と為す
在藏爲腎　　藏に在りては腎と為す
在色爲黒　　色に在りては黒と為す
在音爲羽　　音に在りては羽《ウ》と為す

在聲爲呻　声に在りては呻《シン》（うめき）と為す
在變動爲慄　変動に在りては慄《リツ》（ふるえ）と為す
在竅爲耳　竅に在りては耳と為す
在味爲鹹　味に在りては鹹と為す
在志爲恐　志に在りては恐と為す
恐傷腎　恐は腎を傷る
思勝恐　思は恐に勝つ
寒傷血※　寒は血を傷る
燥勝寒　燥は寒に勝つ
鹹傷血　鹹は血を傷る
甘勝鹹　甘は鹹に勝つ

【校】　※血　『太素』は「骨」に作る。

【訳】　北方の風土は寒冷である。寒冷は水を凍らせ大量の氷雪を生む（人体でも冷えは多尿を起こす）。自然の水は海に注ぎ鹹水となる（人体の水も生理的に鹹味を持つ）。体内に鹹水《カンスイ》が多量になれば腎藏はその排泄に努める。腎藏は骨髄の生成を助ける。骨髄は（血液の生成を通して）肝の働きに関係する。腎藏は耳の働き（聴力）に関係する。

五行の水に対応するものは天においては寒である。地においては水である。人体においては骨である。五藏の中では腎である。色の中では黒である。音の中では羽である。声の中では呻《シン》（うめき）である。病的な現象としては慄《リツ》（ふるえ）である。九竅の中では耳である。五味の中では鹹である。志（こころ）の中では恐れである。恐れは腎を傷める。考え込んでいる時は恐れは忘れてしまう。寒は骨（血）を傷める。燥は寒に勝つ。鹹は血を傷める。甘味は鹹味を抑える。

【注】　○五行の水に対応するもの。外界では北方、寒水黒鹹羽。

体内では腎骨耳恐。腎藏と骨の関係は近年に至って明らかになったことである。二千年前の医師たちはどうしてこれを知ったのか、不思議である。耳と腎臓の関係はよくわからないが、老化において骨の変形と難聴がしばしば平行するのも関係付けの一因になったかも知れない。

なお中耳炎では、初期に桂麻剤、慢性期には柴胡剤が使われる。平行感覚の傷害や難聴では柴胡剤、苓朮剤が選用される。耳と腎、肝との関係の一班が見える様に思われる。「燥は寒に勝つ」の意味はよくわからない。乾燥は寒さを和らげるか。寒は水と関係が深いのでこの様にいうのかもしれない。新校正によれば、『太素』は「燥」を「湿」に作る、と。湿にしても、どうして寒に勝つのかよくわからない。土克水の相克関係を考えているのであろう。物理的には寒に勝つのは熱である。

第四章　陰陽論二

第一節

故曰
天地者萬物之上下也
陰陽者血氣之男女也
左右者陰陽之道路也
水火者陰陽之徵兆也
陰陽者萬物之能始也

故に曰く
天地は万物の上下なり
陰陽は血気の男女なり
左右は陰陽の道路なり
水火は陰陽の徵兆《チョウチョウ》なり
陰陽は万物の能始《ノウシ》なり

【訳】　そこで次の様にいう。天は上から万物を覆い、地は上に万物をのせる。故に天は万物の上にあり、陽である。地は万物の下にあり、陰である。

陰は静で、陽は躁である。故に、男女についていえば、女は陰で、男は陽、人体についていえば血は陰で、気は陽である。

陰は静で、陽は躁である。故に左右についていえば、陽気は右半身に行くことが多く、陰気は左半身に行くことが多い。

陰は静で、陽は躁である。故に水火についていえば、水は陰の象徴であり、火は陽の兆候である。

陰陽は変化の父母であり、生殺の本始である。故に陰陽は、万物の変化転生の根本的な原因である。

【注】　○本節は、陰陽の特徴性質を天地、血気、男女、道路、水火という具体的なものについて説明する。基本的には、陰静陽躁、陽生陰長の範囲で説明がつく。

飲食物を水穀という。液体と穀物である。水穀は胃に入ってのち、上、中焦において栄養分を抽出されて衛気、営気となる。営気は経脈に入り、血となって脈内を行き、衛気は気として脈外を行く。営気は一日二十四時間に全身を五十回廻る。衛気は昼は陽を廻ること二十五回、夜は陰を廻ること二十五回である。衛気は昼は陽にあって活動を支え、夜は陰にあって睡眠を保つ。営血は恒常的に運行し、衛気はこれに動静のアクセントを付ける。営血の働きは静的であり、衛気は動的である。故に血は陰で、気は陽とする。

中国古代では、左を尊み、右を卑《いや》しとした。陽を尊み、陰を卑しとした。そこで左を陽とし、右を陰とした。その理由として、労働は庶民の仕事であり、貴族は統治を行う。故に労働を卑しとした。また文官は武官の上にいた。故に武を卑しとした。右手は力仕事にも武器の操作にも使用する。そこで右を陰とし左を陽としたのではないかと考える。

本節の記述は人体の生理の上で陰陽を判定したものである。

第二節　陰陽の定義

故曰　　故に曰く

陰在内陽之守也　　陰は内に在りて陽の守りなり

陽在外陰之使也　　陽は外に在りて陰の使いなり

【訳】　そこで次の様にいう。

陰は身体の内部において精気（栄養素）を生産し、これを外表部に送付して、身体の外表部の活動を管理している陽の働きを保証し、守護する。

頭、四肢、体表において、その働きを調整する陽は、陰から精気の供給を受け、陰の使役を受けて、その任務を遂行する。

【注】　〇この節は陰陽の機能的定義を述べている。内容は生気通天論篇第三の「陰者藏精而起亟也、陽者衛外而爲固也（陰は精を藏して亟を起こすなり、陽は外を衛して固を爲すなり）」と略対応する。陰はエネルギーと物質の生産と供給すなわち同化機能を司り、陽はその物質とエネルギーを使って成長、運動、知覚などの生物活動すなわち異化機能を行う。現代医学と対比すると、陰は副交感神経、陽は交感神経に略相当するといえるであろう。

〇亟　音キョク、活動の意。**〇衛**　音エイ、巡回、パトロールの意である。パトロールして外界に対して警戒、防衛するのである。

第三節　陰陽偏勝の症状（陰陽偏勝の病症を説く）

一　帝曰　帝曰く

法陰陽奈何　陰陽に法《のっと》るには奈何《いか》にするか

岐伯曰　岐伯曰く

陽勝則身熱　陽勝つときは則ち身熱し

腠理閉喘粗　腠理《ソウリ》閉じ喘粗《ゼンソ》し

爲之俛仰　之が為《ため》に俛仰《フギョウ》す

汗不出而熱　汗出《い》でずして熱し

歯乾以煩冤　歯乾き以て煩冤《ハンエン》し

腹満死　腹満して死す

能冬不能夏　冬を能《よ》くするも、夏を能くせず

【訳】　黄帝がいう。

陰陽の法則を遵守して行動するにはどうすればよいか。

岐伯がいう。

陽の機能亢進時あるいは興奮性が高まると（身体の活動時や熱病の時）、身体が発熱し、腠理すなわち皮膚の発汗機構は閉塞する（故に発汗せず、熱を内にこもらせる）。そこでゼイゼイと息遣いが荒くなり、そのため、静かに呼吸することができず、仰向いたり俯いたりして苦しむ。汗が出ないで発熱する。歯は乾き、暑苦しくて悶え苦しむ。腹がパンパンに張って死ぬ（肺炎や腹膜炎）。陽熱が強いので冬の寒さには耐えられるが、夏の暑さには耐えられない。

【注】　〇本節は問答対応せず。

二　陰勝則身寒	陰勝つときは則ち身寒《ひ》え
汗出身常清	汗出でて身常に清《ひ》え
数慄而寒	数々《しばしば》慄《ふる》えて寒《こご》ゆ
寒則厥	寒えるときは則ち厥《ケツ》す
厥則腹満死	厥するときは則ち腹満して死す
能夏不能冬	夏は能くするも冬を能くせず
此陰陽更勝之變	此れ陰陽　更《こもごも》　勝の変にして
病之形能也	病の形能なり

【訳】　陰の機能亢進時あるいは興奮性が高まると、身体は冷える。汗が出て、身体は常に冷えている。数々震えて寒気（悪寒戦慄）がする。悪寒戦慄がする時は（マラリアや敗血症など、悪性の熱性疾患の場合で）手足の循環障害を起こして氷の様に冷える（厥）ことがある。手足が寒冷を起こす様な時は腹がパンパンに張れて死ぬ（赤痢、疫痢、腹膜炎）。陰寒が強いので夏の暑さには耐えられるが、冬の寒さには耐えられない。これが陰陽偏勝による身体の変化で、病の形態である（能は態と同意）。

【注】　○現代医学的にいえば、交感神経、副交感神経の優位あるいは劣位の時にはそれぞれに特有の症状を示す。陰陽の場合も同様である。

陽優位の時は、皮膚の腠理すなわち汗腺は閉塞し、そのために陽気が鬱滞して発熱し、汗は出ない、という特徴がある。その他、犬が暑さにゼイゼイする様に、人も暑さにハアハア息遣いが荒くなり、口が乾き、煩悶する。

陰優位の時は、皮膚の腠理は弛緩し、汗が出る。相対的に陽熱が弱く陰寒が強くて悪寒戦慄が起こる。

この陰陽更勝（互いに勝ったり負けたりする）の法則は『素問』、『霊枢』を通じて一貫している。本篇第一章五節の「陽勝つときは則ち熱す。陰勝つときは則ち寒す」は本文と同義である。なお、瘧論篇第三十五、調経論篇第六十二にも関係する文章がある。

第四節　陰陽調和と加齢対策

一　七損八益

帝曰　　帝曰く

調此二者奈何　　此の二者（陰陽）を調えるには奈何《いか》にするか

岐伯曰　　岐伯曰く

能知七損八益　　能く七損八益を知れば

則二者可調　　則ち二者調《ととの》う可し

不知用此　　此れを用いることを知らざれば

則早衰之節也　　則ち早衰の節なり

【訳】　黄帝がいう。

陰陽の二者を調節するにはどうしたらよいか。

岐伯がいう。

男女の加齢における七損八益の法則をよく承知していれば、陰陽の二者を調節することができる。この法則を利用することを知らなければ、加齢の段階を早めることになり、年相応より早く衰える。

【注】 **〇七損八益**　上古天眞論篇第一の女子七歳、男子八歳刻みの成長曲線における七つの消褪期と八つの成長（上昇）期のことをいう（多紀元簡の説）。要するに、人の成長曲線の特徴をよく把握して、これに適切に対応すれば、不老長生、長生久視の生涯を実現できる、ということである。なお、この項は第三章第三節の一の陰陽に則って行動するには奈何《いか》にするかの質問に対する答えになっている。

二　加齢現象

年四十而	年四十にして
陰氣自半也	陰気自ずから半ばなり
起居衰矣	起居衰う
年五十	年五十にして
体重	体重く
耳目不聰明矣	耳目聡明ならず
年六十	年六十にして
陰痿氣大衰	陰痿《インイ》し気大いに衰え
九竅不利	九竅利せず
下虚上實	下は虚して上は実す
涕泣倶出矣	涕泣《テイキュウ》倶《とも》に出づ

【訳】 四十歳では、陰気（精力の生成と生殖の力）が衰えて最盛期の半分になる。日常の立ち居振る舞いも軽快にはいかなくなる。

五十歳では、からだが重くて、若者の様には活発に動かず、耳は遠くなり、目は老眼や白内障で見えにくくなる。

六十歳では、陰気は萎縮して、精力の生成も性器の勃起力も衰える。五藏の働きが大いに衰えると、五藏は上の七竅と連携しているので、上の七竅すなわち耳目口鼻も（下の二竅も）その働きが悪くなる。陰虚して下の二竅すなわち尿道と肛門の働きは衰えては漏れやすくなり、上の七竅も邪気が実して、精気が弱って鼻汁や涙が一緒になって出る様になる。

【注】○ここに記された各年齢の特徴は、一般的平均的なものであって、特に早老現象を述べている訳ではない。客観的かつ正確な記載である。五十は耳目、六十は九竅の衰えについて述べている。

○この九竅の生理、病理に関しては、二つの経路がある。一つは藏府の気であり、今一つは経脈の気である。ことに耳目の場合は宗脈、宗気が関係するが、この宗脈、宗気の正体はよくわからない。

六節藏象論篇第九には「五氣鼻に入り心肺に藏す。上は五色をして修明ならしめ、音声をして能く彰かならしむ」とあり、五気が耳目の機能に関係することを述べている。解精微論篇第八十一は涕泣における心腎の関与についての詳細な記載がある。耳目鼻舌の感覚器と血気、宗気との関係については『霊枢』の邪気藏府病形第四に記載がある。なお、宗気については『霊枢』の刺節眞邪第七十五に関連記事がある。

○涕泣　涕は落ちるなみだ。泣はせき上げる涙。

三　加齢対応とその効用

故曰	故に曰く
知之則強	之れを知るときは則ち強し
不知則老	知らざるときは則ち老《お》ゆ
故同出而名異耳	故に同じく出でて名の異なるのみ
智者察同	智者は同を察す
愚者察異	愚者は異を察す
愚者不足	愚者は不足

智者有餘
有餘則
耳目聰明
身體輕強
老者復壯
壯年者益治

智者は有余
有余なるときは則ち
耳目は聡明にして
身体は軽強なり
老者も壮に復《かえ》る
壮者は益々治す

【訳】　そこで次の様にいう。この成長曲線の特徴とそれに対応する修養法を知っていれば強健であり、これを知らなければ老いを早めることになる。

根本の法則は同じであるが、その対応が違えば、結果も違う。賢い人はその根本的な原則（同）をよく考えて、これに適切に対応する。愚かな人は長寿、早老という違い（異）にとらわれて、なぜそうなるかという理由を考えない。そのため適切に対応できない。

その結果として愚かな人は精気を早く消耗して不足になり、賢い人は精気を温存蓄積して余りある健康な状況にある。精気が余りある時は、耳はよく聞こえ、目はよく見える。からだも軽快で強健である。年寄も壮年の様に若返り、壮年の者はますます強壮になる。

【注】　〇人の成長曲線、加齢の法則を知って、これに上手に対応することが、健康維持の方法であることを説く。文意は二を飛ばして一に直接する。

第五節　聖人の治身

是以
聖人爲無爲之事
樂恬憺之能

是《これ》を以て
聖人は無為《ムイ》の事を為《な》し
恬憺《テンタン》の能（状態）を楽しみ

従欲　欲を従（ほしいまま）にして
快志於虚无之守　虚無の守に快志す
故　故に
壽命无窮　寿命は無窮にして
與天地終　天地と與《とも》に終わる
此聖人之治身也　此れ聖人の治身なり

【訳】　そこで道理のわかった偉い人は、ことさらな人為《ジンイ》（作為）をなさず、自然に従った行動を取り、無欲であっさりした境地を楽しんでいる。自分の思うままに振る舞いながら、無為自然の道を守って、こころ楽しく暮らしている。そこで寿命は極まることなく、天地とともに終わる。これが偉い人の修養の方法である。

【注】　**○恬憺**　心が落ち着いて安定していることである。**○快志**　快とは心にゆとりがあって自由なこと。快志で心の思うままに楽しむこと。○加齢の法則を研究してその対策を考え、陰陽を調和させる方法を実践することは一つの作為である。『素問』の道は人為の道であって、老荘的な無為自然の道とは違う。

第六節　陰陽左右上下の偏勝　三才的天人対応的解釈　半身優位の理論

一　天不足西北　天は西北に不足す
故西北方陰也　故に西北方は陰なり
而人右耳目　而《しこう》して人の右の耳目は
不如左明也　左の明なるに如《し》かず
地不満東南　地は東南に満たず
故東南方陽也　故に東南方は陽なり

而人左手足　而して人の左の手足は
不如右強也　右の強きに如かざるなり

【訳】　人が南面して立つと、左が東で右が西である。故に左が陽で、右は陰である。

　中国の西北方は山岳地帯で天の占める空間が少ない。そして西北方は太陽の没する寒冷地帯である。故に陰に属する。

　今、天すなわち上半身について考えると、西北すなわち陰すなわち右は不足である。相対的に左が優位になる。耳目は上半身にある。そこで右の耳目は左のそれに及ばないのである。

　中国の東南方は平原と海洋で、地の占める面積が少ない。そして東南方は太陽の登る温暖な土地である。故に陽に属する。

　今、地すなわち身体の下部について考えると、東南すなわち陽すなわち左は不足である。相対的に右が優位になる。四足歩行位では手足は下部になる。そこで左の手足は右のそれに及ばないのである。

二　帝曰何以然　帝曰く、何を以て然るや、と
岐伯曰　岐伯曰く
東方陽也　東方は陽なり
陽者其精并於上　陽は其の精を上に并《へイ》す
并於上　上に并するときは
則上明而下虚　則ち上明らかにして下虚す
故使耳目聡明　故に耳目をして聡明ならしむ
而手足不便也　而《しか》れども手足をして不便ならしむ
西方陰也　西方は陰なり
陰者其精并於下　陰は其の精を下に并す

并於下　　下に并するときは
則下盛而上虚　　則ち下盛んにして上虚す
故其耳目不聡明　　故に其の耳目は聡明ならず
而手足便也　　而れども手足は便なり

【訳】　黄帝がいう。何故そうなるのか。

岐伯がいう。

東方は太陽の昇る方角で、陽に属する。陽は上昇する性質があり、精気を上方に集める傾向がある。精気が上方に集まると、上の方は力が盛んでよく見たり聞いたりできるが、下の方は力が減る。

人体についていうと、左が陽で、右が陰である。そこで陽すなわち左の上半身では耳や目が聡明になるが、左の下半身では手足がうまく使えない。

西方は太陽の沈む方向で、陰に属する。陰は下降する性質があり、精気を下方に集める傾向がある。下に并する時は精気が下方に集まると、下の方は力が盛んになるが、上の方は力が減る。そこで陰すなわち右の上半身では耳や目は聡明でなくなるが、右の下半身の手足は巧く使える。

【注】　○第一項は左右の優劣を考え、本項では上下の優劣を考えている。両方を考え合わせると訳文の様になる。原文のままでは理解し難いのでだいぶ言葉を補った。

三　故倶感於邪　　故に倶に邪に感ずるときは
其在上則右甚　　其の上に在るときは則ち右甚だし
在下則左甚　　下に在るときは則ち左甚だし
此天地陰陽所不能全也　　此れ天地陰陽の全きこと能《あた》わざる所なり
故邪居之　　故に邪が之に居る

【訳】　そこで左右が一緒に邪気に侵されて衝撃を受ける時、病が上（陽）にある時には、右側（陰）のやられ方が強い。病が下（陰）にある時には、左側（陽）のやられ方が強い。この様に天地も陰陽も、どこかに過不足があって完全であることはできない。そこで邪気はこの不足に乗じて侵入し、そこに腰を据えるのである。

【注】　○右利き、左利きという半身優位の現象とその根拠を説く。東西と自然の方位と人体を比較するという天人対応的な説明は、形式的過ぎて、説得力を欠く。陰陽による説明も、左が陽、右が陰、という法則の妥当性が問題になり、これまた、今一つ納得し難い。ただ、現象をその原理に遡って、合理的に追求しようとする姿勢は、『素問』、『霊枢』を通じて認められる。それとともに、その思弁的、形式的側面のあることをも示している。

――第五章　三才――

現代科学は、宇宙を構成する基本的要素として、物質、エネルギー、情報を挙げる。情報とは、物質とエネルギーの存在様式である。

中国古代においては、世界は形と気より成る、と考えられていた。形とは物質に当たり、気とはエネルギーに当たる。エネルギーとは仕事をする力である。物を動かす力である。形と気の存在様式を陰陽、五行、三才という。

陰陽は天地においては太陽エネルギーの存在様式である。

五行は天地間のすべての物事、物質と現象の存在様式を五つのパターンに分類、整理する枠組みであり、また相生相剋というフィードバック・システムを持つ運動の原理である。陰陽、三才とともに、情報論的空間を提供している。

三才とは天地人である。古代の中国人が考えた宇宙を構成する三つの基本的要素である。宇宙内のすべての物質はこの天地の間に存在する。天の日月星辰、地の山川草木、鳥獣虫魚である。人は虫の一種で裸虫という。ただし、この虫は動物一般の呼称である。昆虫その他のいわゆる「むし」ではない。

三才は陰陽、五行とともに、この医学の重要な枠組み概念を構成しており、上に見る様な理論的位置付けを持つ。この医学が宇宙論的視野を持つのはこの三才による。

第一節　三才的自然観―天地の生成化育の力―

故　　故に（一般に）
天有精　　天に精有り（太陽エネルギー）
地有形　　地に形有り（物質）
天有八紀　　天に八紀有り
地有五里　　地に五里有り
故能爲萬物之父母　　故に能《よ》く万物の父母と為《な》る
清陽上天　　「清陽は天に上り
濁陰歸地　　濁陰は地に帰す」
是故　　是《こ》の故に
天地之動靜　　天地の動静は
神明爲之綱紀　　神明、之が綱紀を為す
故能以生長收藏　　故に能く生長収藏し
終而復始　　終わって復た始まる

【訳】　天には太陽というエネルギーのもとがある。太陽はこのエネルギーを地上に供給している。それによって、地上には山川草木、動植鉱物など様々な形の物質が存在する。

　太陽が南北回帰線の間を上下することによって、天には立春から冬至にいたる八つの節季がある。節季はそれぞれに特徴的な方向性を示す風系を持つ。これを八風という。

地には東西南北の四方と中央という五つの地域が、寒暑燥湿により、それぞれ独特な風土の景観を示す。天は地にエネルギーを与え、地は物質を生み出し、万物の父母となる。「清明な陽気は昇って天となる。混濁の陰気は下って地となる」。

　こういう訳で、天地の活動の根源は何かといえば、天の神秘的で不可思議な全能の力が締め括《くく》りをしているのである。故に万物はこの力によって生長収藏という生成化育を演じ、終わってはまた始まるという無限の循環を遂行することができる。

【注】　**〇精**　米のエキスで、エネルギーのもとである。天の精とは太陽のエネルギーを意味する。太陽系の万物はこれによって変化転成する。本節は天地の生成化育の力を説く。**〇八紀**　太陽エネルギーの存在パターンを示すものは基本的には陰陽である。これを時間軸に沿って展開すると四季と八節になる。空間的に展開すると四方、八方となる。中国では空間と時間は重ねて認識する。すなわち四季には四方の風が吹き、八方から吹き出す風すなわち八風は八節の風となる。この四季と八風が地上の生物を育成し、生長収藏のリズムを刻ませる。人もまた天地の化育の一産物である。故にその生理は季節とともに変動する。これを生理的天人対応という。**〇八節**　立春、春分、立夏、夏至、立秋、秋分、立冬、冬至をいう。**〇綱紀**　綱は太い綱。紀は細い綱。綱紀で物事を整理、統制する大小の決まりの意。

第二節　三才的養生論

惟賢人
上配天以養頭
下象地以養足
中傍人事以養五藏

惟《ただ》賢人のみ
上は天に配して以て頭を養い
下は地に象《かたど》って以て足を養い
中は人事に傍《そ》って以て五藏を養う

【訳】　この様な天地の道理を理解している賢い人は、上にあって天に配当される頭は精明（目）の府であるが、これを養うことによって物を正確に観る力を養うことができる。

下にあって地の象徴である足は歩行や運動の手段であるが、これを養うことによって行動の力を養うことができる。

天地すなわち頭と足の間にあって人に準《なぞら》えられる五藏はもろもろの精神作用を藏しており、これを養うことによって精神を養うことができる。

頭と手足は外である。五藏は内である。三才的養生によって内外、全身の力を総合的に養うことができる。

【注】〇天は円（円形）。地は方（四角）。頭も円。足も方。故に天地に準《なぞら》える。形式的天人対応である。実質的内容的の対応はない。しかしこの対応関係を利用して養生の方法を作成するのは一つの医学的智恵である。一概に否定し軽蔑すべきではない。〇養　栄養物を与えて力を付けることである。本項の養うという言葉が、食物だけのことなのか、あるいはその他の事柄を意味するのかはよくわからない。頭を養う、足を養う、また五藏を養うとは具体的に何を意味するのかもはっきりしない。

第三節　三才的形態論

天氣通於肺
地氣通於嗌
風氣通於肝
雷氣通於心
谷氣通於脾
雨氣通於腎
六經爲川
腸胃爲海
九竅爲水注之氣
以天地爲之陰陽
陽之汗以天地之雨名之
陽之氣以天地之疾風名之
暴氣象雷
逆氣象陽

天気は肺に通ず
地気は嗌《エキ》（のど）に通ず
風気は肝に通ず
雷気は心に通ず
谷気《コッキ》は脾に通ず
雨気は腎に通ず
六経は川為《た》り
腸胃は海為り
九竅《キュウキョウ》は水注の気為り
天地を以て之が陰陽と為《な》せば
陽の汗は天地の雨を以て之に名づく
陽の気は天地の疾風を以て之を名づく
暴気は雷に象《かたど》る
逆気は陽に象る

【訳】　天の清気すなわち呼吸する気は肺に通ずる。

地の濁気すなわち飲食物の気は咽（食道）を通って胃に通ずる。

（季節）風の動きや働きは肝の機能と対応している。

雷（鳴や雷光）の力や働きは（神秘的で、神を蔵する）心の動きと相応している。

穀物の力や働きは消化器としての脾の働きと対応している。

雨の力や働きは（水の代謝を主宰する）腎のそれに対応している。

人体の三陰三陽の六つの経脈は血気の流れで、地上の川に当たる。

胃や腸は水や穀物が流れこむ所で、地上の海に当たる。

九竅《キュウキョウ》は涙、涕、涎、耳漏また屎尿といった水気が出入りする所である。

天地を以て人体の陰陽に対応させてみると、人体の体表（陽の部）から出る汗は、天地の雨に譬《たと》えられる。

人体の陽気の現す活動性は、天地の疾風に譬えられる。

率然として起こる狂暴の感情の暴発は雷鳴、雷光に譬えられる。

奔豚《ホントン》、心悸、咳き込み、のぼせなどの逆気は陽気すなわち火熱の上昇に譬えられる。

【注】　○三才的すなわち天人対応的形態論は、天地の動態、その力や働きと人体の形態と機能の間にある類似性に基づいて作られる。本節の対応は、ある所は形態的であり、ある所は機能的である。ある所は合理的であり、ある所はこじつけ的である○天気と肺は、空気と呼吸ということでもっともらしい。○地気は飲食物を作るので、食道との関係は、これも納得できる。○風気と肝、雷気と心は合理的根拠が明らかでない。○穀気と脾は消化が共通で理解できる。○雨と腎は水が共通だが、生理的病理的な関係は薄い。○六経の川、胃腸の海の比喩は正当である。○暴気象雷の気、感情の暴発として訳文を作ったが、また肺の喘鳴、胃腸の腹鳴もある。いずれの場合も雷ないし雷鳴に比較することができる。○逆気、陽気は生理的病理的相関を持つ。温熱や灸療が逆上を起こすことがある。○谷は穀と同じ。『太素』、『甲乙経』は「穀」に作る。

第四節　三才的治療論

故治　　故に治するに
不法天之紀　　天の紀に法《のっと》らず
不用地之理　　地の理を用いざれば

則災害至矣　　**則ち災害至る**

【訳】　そこで治療を行うに当たっても三才的考慮が大切である。形態や生理、病因や病理、また診断や治療において、天地人の対応、相関の法則を洞察して診療を行うのでなければ、医療過誤を起こして人々に被害を与えることになる。

【注】　〇三才的医学観の最初の表明である。医学は天地人三才を網羅する総合的体系的学術である。

天の紀とは八節あるいは二十四（節）気で、季節の推移である。四季の推移に従って地上の生物は生長収藏する。この陰陽四時の秩序は人体の生理的機能の遂行を助ける。この秩序が乱れると病理的現象が現れる。これが疾病異常である。故に天文、地理の変動は人の疾病や治療に大きな関係を持っている。これに従わなければ、天災、地災、人災は踵を接して起こってくる。天文の異変、地理の変動と人体の生理、病理との関係は、今後本書の至る所に出てくる。

第五節　三才的疾病論の一面

故邪風之至　　**故に邪風の至るや**

疾如風雨　　**疾《はや》きこと風雨の如し**

【訳】　そこで風邪の流行の様子を見れば、それは疾風暴雨の襲来のごとく急速である。

【注】　〇天人対応的疾病論の一面である。人体の疾病を暴風雨に対比する。形式的妥当性を持つ。

第六章　治療一（病位と病の展開、病期、病勢、予後、早期治療）

第一節　病位と治療原則の一　病は浅いうちに治す

故
故に

善治者治皮毛
善く治する者は皮毛を治す

其次治肌膚
其の次は肌膚《キフ》を治す

其次治筋脈
其の次は筋脈を治す

其次治六府
其の次は六府を治す

其次治五藏
其の次は五藏を治す

治五藏者
五藏を治する者は

半死半生也
半ばは死し、半ばは生く

【訳】　治療の要諦は早期、軽症の時に治療をすることである。病は体表の皮肉筋骨より経脈を経て府藏に入る。

故に治療の上手な人は、病が体表の皮毛にあるうちに治療する。

その次に上手な人は病が肌膚すなわち今いう筋肉にある時に治療する。

その次の人は病が筋すなわち筋膜ないし腱や経脈にある時に治療する。

その次の人は病が六府にある時に治療する。

その次の人は病が五藏にある時に治療する。

病が五藏まで来てしまうと病は最終段階にある。治療をしてもその予後は生死半々である（死亡率五〇％）。

【注】　○中国古代医学では、外来性の邪気による病は表陽より裏陰に進むと考えられている。体表は皮肉筋骨より成る。**○皮**　皮膚である。皮膚は今の表皮と真皮である。**○肌**　音キ。脂肪に富んだ皮下組織である。皮膚と合わせて肌膚《キフ》といい、筋肉と合せて肌肉という。肌だけでは筋肉を意味する。**○筋**　筋膜および腱である。**○脈**　経脈である。病邪は皮肉筋骨を表から深部へと侵した後、経脈

に侵入する。経脈すなわち血管（ないし血液）と藏との間には、邪気に対する強い抵抗力が存在し、病はここから先にはなかなか入れない（『霊枢』邪気藏府病形第四）。故に治療の上手な人はここまでの間に病を治療してしまう。**〇府藏**　経脈を突破されると病は一挙に六府に広がり、五藏にこもる。六府にある内なら人体には未だ病を自然に治癒させる力を残している。ところが五藏に入ると事情一変して重症化する。胃腸の病気と膵炎、肝炎あるいは感冒（咽喉の病で表に属する）と肺炎の予後を比べて見ればわかる。病が五藏に入ると一生の病気となり、予後も圧倒的に悪くなる。故に病は経脈にあるうちに治すべきである。少なくとも六府にあるうちである。

第二節　病因と病位

故
天之邪氣感
則害人五藏
水穀之寒熱感
則害於六府
地之濕氣感
則害皮肉筋骨

故に
天の邪気に感ずるときは
則ち人の五蔵を害す
水穀の寒熱に感ずるときは
則ち六府を害す
地の湿気に感ずるときは
則ち皮肉筋骨を害す

【訳】　一般に、人体が、天に由来する邪気すなわち風雨寒暑の衝撃を受けると、邪気は皮肉筋骨、経脈を経て五藏を傷害する。

　水や穀物には身体を冷やしたり温めたりする働きがあるが、その働きが強すぎたりすると六府すなわち胃腸が傷害される。

　地面には河川や沼沢など湿気の強い所があり、その湿気に侵されると湿痺すなわちリウマチ性骨関節炎、皮膚炎、筋膜炎などの疾患を起こす。

【注】　**〇病因**　病を起こす原因は三つある。第一に天の変動、風雨寒暑すなわち風寒暑湿燥である。第二に地の景観、飲食居処すな

わち風土と食習慣、生活様式である。第三に憂患喜怒すなわち人事の葛藤である。ここには、天の変動と地の景観の食物と湿気をとり上げている。

第三節　反対療法

故
善用鍼者
從陰引陽
從陽引陰
以右治左
以左治右
以我知彼
以表知裏
以觀過與不足之理
見微得過
用之不殆

故に
善く鍼を用いる者は
陰より陽を引く
陽より陰を引く
右を以て左を治す
左を以て右を治す
我を以て彼を知る
表を以て裏を知る
以て過と不足の理を観て
微を見、過を得れば
之を用いて殆《あやう》からず

【訳】　そこで鍼を上手に使う人は、陰の部位に処置して、陽位にある病を引き抜き、陽の部位に処置して、陰位にある病を引き抜く。左に病がある時、右の対照部位に処置して治療（巨刺《コシ》）し、右に病がある時、左の対照部位に処置して治療する。
此方、例えば脈から推測して、彼方、例えば身体の状況を判断する。表、例えば背兪の反応で裏すなわち胸腹の内部の状況を判断する。

　以上の様にして病人の虚実の反応の道理を観察し、虚すなわち微弱な反応を見たり、実すなわち過剰の反応を得たりして、これを的確に判断して治療に用いれば診療上に危険の起こることはない。

【注】　**〇反対療法**　中国古代医学の診療上の特徴は、反対側療法が原則だということである。本節の記述はその一例である。薬物療法において、熱病は寒薬で治療し、寒病は熱薬で治療するというのもその一例である。**〇鍼法**　鍼灸で左右の反対側の対照部位に処置する治療法を「巨刺《コシ》」という。その場合、手足の末端に刺鍼するものを「繆刺《ビュウシ》」という。胃経上に病がある時、胃経上の経穴を使って治療するのを「経刺《ケイシ》」という。頭が病んでいる時、遠く足の兪穴（三里、委中、陽陵泉など）を使って治療するのを「遠道刺」という。本節の従陰引陽、従陽引陰は、繆刺の場合も、経刺、遠道刺の場合もあり得る。

〇終わりの三行は虚実の判断の重要性を述べている。ただし、微妙な早期の兆候から、病状の過不足を判断して対処すれば、病人を危篤に陥らせる様なことは起こらない、という読み方もある。

――第七章　診断――

善診者
察色按脈先別陰陽
審清濁而知部分
視喘息聴音声
而知所苦
観権衡規矩
而知所病主※1

善く診する者は
色を察し脈を按じて先ず陰陽を別《わか》つ
清濁を審《つまび》らかにして而《しこう》して部分を知る
喘息を視、音声を聴き
而して苦しむ所を知る
権衡規矩《ケンコウキク》を観て
而して病の主る（生ずる）所を知る

按尺寸観浮沈滑濇
而知所病生
以※2治無過
以診則不失矣

尺寸を按じて浮沈滑濇《カッショク》を観
而《しこう》して病の生ずる所を知る
以て治すれば（則ち）過《とが》無し
以て診すれば則ち失（敗）せず

【校】
※1　主　『甲乙経』巻六第七は「生」に作る。
※2　以治　『甲乙経』巻六第七には「治」の下に「則」の字あり。

【訳】　診察の上手な人は、顔色を観察し、脈状を切診して、先ず病が陰の部位にあるか、陽の部位にあるかを判別する。

顔の中でどの部分の色艶が澄んでいるか、濁っているかを審査して、その部位から病んでいる藏器を判断する。顔面では五藏の反応が現れる部位が決まっている。

喘息の時の苦しみ方を見たり、音声の強弱、清澄混濁などを聞いて、苦痛はどこにあるか、その患部を推測する。

春夏秋冬の季節の脈と五藏の脈を勘案して、病がどの藏府に生じているかを判断する。

肘窩の尺沢の皮膚や拍動、腕関節部の寸口の脈動を診察し、脈が浮（表）か沈か（裏）、滑らかに打っているか（気、風）、とろとろと濇《しぶ》っているか（血、濇《ショク》）を観察して、病のある部位や病態を判断する。

この様に系統的、体系的、包括的に診断して治療すれば間違いや失敗することはない。

【注】　○診法　中国古代医学における診断の方法は望問切の三診である。脈を切し、色を望み、証すなわち症状を問うのである。これによって何を見るか。脈によって、病位（表裏、陰陽、藏府、経脈）、病情（寒熱、経脈の通塞、血気栄衛、藏府の盛衰）、病勢（虚実、藏府の有余不足）などがわかる。本節に述べるところの大部分は脈である。診断における脈の重要性がわかる。顔色によって病める藏府を診断する方法については『霊枢』の五閲五使三十七、本蔵四十七、五色四十九などに詳しい。

第八章　治療二（病期、病位と治療原則の二　治療方法）

第一節　病期的原則

故曰
病之起始也可刺而已
其盛可待衰而已

故に曰く
病の起こり始めは刺す可きのみ
其の盛んなるや（病勢が）衰えるのを待つ可《べ》きのみ

【訳】　病気の時期による治療の原則については次の様にいう。病の初期には、病は表層にあるので治りやすい。すぐ刺鍼によって治療すれば病状はとれる。病の勢いが盛んな時は、手を出すと失敗することがある。病勢が衰え、治癒への方向がはっきりするのを待って治療を行う。

【注】　**○治療原則**　中国古代医学の治療指針は三つある。第一、早期治療。病が皮毛にある時に治療する。第二、病の最盛期にあるもの、予後不良のものには手を出さない。本節はこの原則を端的に表示している。第三、雑合して治す。いろいろな手段、方法を総合して治療する（異法方宜論篇第十二）。

第二節　病位的原則

故
因其輕而揚之
因其重而減之
因其衰而彰之

故に
其の軽きに因《よ》って之を揚ぐ
其の重きに因って之を減ず
其の衰えるに因って之を彰《あら》わす

【訳】　病気の場所による治療の原則については次の様にいう。病状が軽くて表陽にあるものは発表して汗を取って病を除く。病状が重くて裏陰にあるものは、攻下して病勢を漸減させる。体力が衰えて来たものは、治療して生気を補充、発揚させる。

【注】　○病位に関する治療の原則は発表、攻裏、補虚である。病が体表にあれば発汗し、内裏にあれば瀉下し、精気の虚した時はこれを補う。

第三節　病勢的原則

形不足者温之以氣　　**形不足の者は之を温めるに気を以てす**
精不足者補之以味　　**精不足の者は之を補うに味を以てす**

【訳】　肉体的な病で悪寒、厥逆《ケツギャク》（手足の冷え）のある人は温熱作用のある薬物を用いてからだを温める。
精力の不足している人は、五味すなわち食物をとって栄養を補給する。

【注】　**○精**　人のからだは形と気から成る。精は形（からだ）を維持する栄養素である。気の高次のものが神（精神）である。本文は形と精の不足を記すが、気と神には触れない。従ってここでは肉体的な面のみについて述べている。そこで治療に使う気と味とは薬物の気と味ということになる。薬物の気には寒熱温涼平の五つある。味にも酸苦甘辛鹹の五つある。王冰の注によれば、気とは衛気であるとしている。衛気は皮膚を温め、栄養を司る作用がある。ただしこの解釈は通じ難い様に思う。

第四節　病位、病理と治療法

其高者因而越之　　**其の高き者は因って之を越《エッ》す**

其下者引而竭之　其の下《ひく》き者は引いて之を竭《つ》くす
中滿者寫之於内　中満の者は之を内に瀉す
其有邪者漬形以爲汗　其の邪有る者は形を漬けて以て汗と為《な》す
其在皮者汗而發之　其の皮に在る者は汗して之を発す
其剽悍者按而收之　其の剽悍《ヒョウカン》なる者は按じて之を収む
其實者散而寫之　其の実する者は散じて之を瀉す

【訳】　病が胃腸管の上方にあるものは、横隔膜を乗り越える様に、吐かせて病を除く。

病が胃腸管の下方にあるものは、下方に引っ張り降ろす様に、下剤をかけて病邪を除く。病邪が、マラリアの肝腫、脾腫の様に、腹中に腫満しているものは、発表も吐瀉もできないから、内部で消滅させる様な治療を行う。

風邪に侵されて、病が表にある場合には、からだを（温）水に漬けて汗を出させる。

病邪が皮膚にある場合には、汗を出させてこれ（邪気）を発散させる。

突発的で激しい痛みなどは、按摩やマッサージで処置して症状を収束させる。

邪気が実して局所に硬結などある場合は、バラバラにほぐして、これを消去する。

第五節

審其陰陽　其の陰陽を審《つまび》らかにし
以別柔剛　以て柔剛を別《わか》つ
陽病治陰　陽病は陰を治す
陰病治陽　陰病は陽を治す

【訳】　まず病気が陰にあるか陽にあるかを審察し、それによって、病が陽の部位にあり、急速な経過をとる陽病か、陰の部位にあり、緩慢に経過する陰病かを区別する。陽病の時は陰の部位に対して処置を行い、陰病には陽の部位に対して処置する。

【注】　○脈（診）、（顔）色、証（症状）によって、病が陰の部位にあるか、陽の部位にあるか、発熱性か、悪寒が主か、といった病の陰陽の区別をする。○剛柔は陰陽とほぼ同意である。

第六節　血実、気虚の治療法

定其血氣　　其の血気を定め
各守其鄉　　各々其の鄉《キョウ》を守る
血實宜決之　　血実は宜《よろ》しく之を決すべし
氣虛宜掣引之　　気虚は宜しく之を掣引《セイイン》すべし

【訳】　血が病んでいるのか、気が病んでいるのかを判定し、それに対して適切な治療を行い、血気それぞれ正常な機能を保つ様にする。

血絡（動静脈吻合による毛細血管拡張、蜘蛛状毛細血管拡張）に瘀血が充溢している時は、刺絡によって瀉血し、その瘀血を除くべきである。

神経、筋肉の働きが衰えて、皮肉の軟化、陥入があれば、その局所を按摩したり置鍼して、そこの神経、筋肉を興奮させ、栄養をよくして回復させるべきである。

【注】　**○掣引**　掣はおさえる、ひく意。引はひっぱる、また導引《ドウイン》と熟して呼吸法を意味する。掣引で按摩などによって精気を引き寄せる意味である。**○細絡**　また血脈、結絡ともいう。蜘蛛状毛細血管拡張である。静脈血の鬱滞が見られる。陳旧性のものでは中心部に小さく硬く盛り上がったものが見える。これを目標にして瀉血を行う。黒血が噴出する。これを刺絡という。『素問』、『霊枢』の医学で、鍼灸治療の第一着手として指示されている治療法である。血気形志篇第二十四に「凡そ病を治するには必ず先ず其の血を去れ……」とある。なお詳細は『霊枢』血絡論第三十九にある。

内藏に病があると対応する皮膚筋肉の部位に反応性の硬結が起こるが、慢性化すると栄養障害を起こして軟化、陥凹してくる。これを「局所の気が虚した」と判断する。この場合には、鍼灸、按摩、温罨法などで局所の循環をよくして栄養を回復させる。これを「気をその局所に引く」という。

陰陽離合論篇　第六

本篇は陰陽について述べる。

二部より成る。

第一は陰陽の定義である。植物の場合における陰陽の定義が示されている。地下にあって未だ地を出でざるもの、すなわち根茎を陰中の陰という。地下茎が地面に接触して地上に出る瞬間を「則して地を出づるもの」という。陰中の陽である。次の瞬間、地上に芽を出す。この芽の先端を陽という。生長点である。陽は芽をどんどん上に伸ばして行く。これを「陽は之に正（征）を予《あと》う」という。

陰は地中にある根茎で地中から水と養分を吸収し、これを陽に供給する。

第二は人体における三陰三陽の位置的関係を述べている。『霊枢』根結第五にほぼ同趣旨の文章がある。そこには開闔枢の異常による病症も記されており、ここの文章より整備されている。参考にすべきである。

新校正によれば全元起本では第四巻にある。

『太素』では巻五の陰陽合にある。

『甲乙経』には巻二第五に一部がある。

――第一章――

第一節

黄帝問曰　　黄帝問うて曰く
余聞　　余聞く
天爲陽地爲陰　　天は陽と為す、地は陰と為す
日爲陽月爲陰　　日は陽と為す、月は陰と為す
大小月　　大小の月
三百六十日成一歳　　三百六十日にして一歳を成す

人亦應之
今三陰三陽不應陰陽
其故何也

人亦之に応ず
今、（人の）三陰三陽は（天地の）陰陽と応ぜず
其の故何ぞや

【訳】　黄帝が質問していう。

私は次の様に聞いている。天は陽である。地は陰である。太陽は陽である。月は陰である。この天における日月の運動によって、地上に陰陽の盛衰、交替が起こり、その結果として月の大小、一年三百六十日の暦数が定まる。

この天地における陰陽の法則は人体にも生理的な影響を与える。ところが人体の三陰三陽という経脈の数字は（三×二で六）、天地における陰陽の数字（一×二＝二）と合わない。その理由は何であるか。

【注】　〇天地における陰陽の法則、原理とは、太陽と月の運動によって地上に起こる陰陽の盛衰とその推移である。一日なら昼夜、明暗の交替、一ヵ月なら月の朔望の盈虚《エイキョ》、一年なら四季の寒暖の推移である。この天地における陰陽の推移は地上にあるすべてのものに影響を与える。人体もまたその例外ではない。これを人体の方からいえば、人体が天地の陰陽の変化に反応する、ということになる。すなわち、「人亦之に応ず」である。

一方、人体には太陽、少陽、陽明という三つの陽経、太陰、少陰、厥陰という三つの陰経があって、それによって部位の区分が行われている。

天地の動的な陰陽の法則、原理と人体の静的な陰陽による分類原理とは適合しない様に見える。黄帝はその理由を問題にしている。

第二節

岐伯對曰
陰陽者
數之可十

岐伯対《こた》えて曰く
陰陽は
之を数うれば十とす可し

推之可百　之を推せば百とす可し
數之可千　之を数うれば千とす可し
推之可萬　之を推せば万とす可し
萬之大不可勝數　万の大、数うるに勝《た》う可からず
然其要一也　然れども其の要は一なり

【訳】　岐伯が答えていう。

陰陽の理論的、本質的な法則というものは、これを現象論的に展開すれば十の場合を挙げることができる。これを類推していけば百の例証を示すことができる。

現象として現れるものを数えれば千にも達し得る。理論を押し広げていけば万の例を示すことができる。

大きさも万ともなれば、大き過ぎて数えきれない程である。ただし要約すれば一つの法則、原理の現象論的展開に過ぎない。

【注】　○地上における陰陽は太陽の運行によって生ずる。日本人にとっては、太陽が北半球上にある時に陽であり、南半球にある時に陰である。故に陰陽とは地上における太陽エネルギーの存在様式である。この事は既に述べた。この法則、原則が地上における物質の存在とその変化、生命の発生とその展開を可能にする。その結果として、現象世界は千変万化する。すなわち十百千万と数えきれない陰陽変化の形を示すわけである。

第三節
天覆地載　天は覆い地は載す
萬物方生　万物方《まさ》に生ぜんとす
未出地者　未だ地に出でざる者を
命曰陰處　命じて陰処と曰《い》う

名曰陰中之陰
則出地者
命曰陰中之陽
陽予之正
陰爲之主

名づけて陰中の陰と曰う
則《ソク》して地に出ずる者を
命じて陰中の陽と曰う
陽は之に正（征）を予《あた》え
陰は之が主と為る

【訳】　宇宙の構成を考えると、天は円蓋のごとく地を覆い、地は平方に広がり万物をのせている。その地上に今まさに万物（この場合は植物の芽）は発生しようとしている。根茎として未だ地中に潜伏し、萌芽として地上に顔を出さないものを名付けて陰処という。名付けて地中という陰の中に居る陰（すなわち根茎）という。

　根茎から出た芽が土塊を押し退けて地面にぶつかり、まさに萌芽としてほんの少し地上に顔を出そうとしているものを、名付けて地中という陰の中にいる根茎から出た陽（すなわち萌芽）という。

　陽は陰の供給する精すなわちエネルギーを持った栄養素を使って萌芽を成長（異化）させ、地上に真っすぐに伸ばしていく。陰は土壌中から精気（栄養素）を吸収し、これを同化して貯蔵し、時に応じて陽に向かって放出し、成長を支持し、管理する。

【注】　○本節は植物における陰陽の定義を述べる。**○陰處**　地上を陽とする。地中は陰である。その陰という場所に居るという意味である。**○則出**　則という字は貝と刀とより成る。貝は鼎の略形である。すなわち則は肉やスープを入れた鼎にナイフを添えた字である。そばにくっついて離れない意味を表す。則地とは、芽が地面にひっついてわずかに顔を出した状態を示している。既に地中を離れているので陽という。**○正**　正とは征である。まっすぐいくことである。萌芽が地上に顔を出し、上に向かってまっすぐ伸びていくことをいう。現代植物学的にいえば、萌芽の先端の成長点の働きが陽の機能である。**○陰爲之主**　陰はこの成長に栄養を与えることで、この成長という現象の全体を管理、主宰していることになる。**○既**に陰陽の原理、動物学的定義についての記載があった（生気通天論篇第三）。ここに植物の場合の定義が示されたことにより、陰陽の生物学的定義がより明瞭になった。

第四節

故　　故に
生因春　　生は春に因《よ》る
長因夏　　長は夏に因る
收因秋　　収は秋に因る
藏因冬　　藏は冬に因る
失常則　　常を失うときは則ち
天地四塞　　天地は四塞す
陰陽之變　　陰陽の変は
其在人也　　其の人に在るや
亦數之可數　　亦之を数うれば数う可し

【訳】　一年間における太陽の運動は寒暖の推移を生じ、四季の成長収藏のリズムを生む。春、温暖の気によって発生し、夏、炎熱の気によって成長し、秋、清涼の気によって収成し、冬、寒冷の気によって藏匿する。

季節の正常の巡りが失われ、季節外れの気候が現れる時、生物の成長収藏は順調にいかなくなり、地上の生産は破壊される。

天地の間には、陰陽の変動によって、様々な現象が起こってくるが、人体における陰陽の推移による現象も、陰陽の原則に照らして、その本質を推測することができる。

【注】　○成長収藏のライフサイクルは植物だけではなく、動物にも共通する。このサイクルは天変地異や人災に影響されることが大きい。その変動は多種多様であるにしても、根底には陰陽推移の原理、法則が存在する。故に理解可能である。**○春**　この字は艸＋屯＋日からできている。艸《ソウ》（くさかんむり）は二本の草の芽が生えている様子。屯《チュン》は地中の根茎にずっしりと屯積した生気が芽を出そうとして地面につかえて伸び悩んでいる姿。日は季節を意味する。『万葉集』巻八に、「石《いわ》ばしる垂水《たるみ》の上のさ蕨の萌《も》え出づる春になりにけるかも」とある様に、春は草萌える発生の季節である。

〇夏　この字は大きな仮面を付けて踊る人の姿を示す。転じて草木が繁茂して地上を覆う成長の季節を意味する。**〇秋**　この字の古い形は、禾＋亀＋火からできている。亀の甲羅を火で乾かすと収縮する様に、禾本を火や太陽で乾かして収穫する季節を意味する。**〇冬**　この字の上半分はものをぶら下げて貯蔵する様子を示す。冫は氷結を意味する。冬は収穫物を貯蔵する寒冷の季節である。**〇**この季節の推移に変動がある時、地上の生産は傷害される。人体においても異常が現れる。その原理は推測可能である。

第二章

第一節

帝曰
願聞
三陰三陽之離合也
岐伯曰
聖人南面而立
前曰廣明
後曰太衝
太衝之地名曰少陰
少陰之上名曰太陽
太陽根起於至陰

帝曰く
願わくは
三陰三陽の離合を聞かん
岐伯曰く
聖人、南面して立つとき
前を広明《コウメイ》と曰《い》う
後を太衝《タイショウ》と曰う
太衝の地は名づけて少陰と曰う
少陰の上は名づけて太陽と曰う
太陽は至陰に根起し

結於命門
名曰陰中之陽
中身而上名曰廣明
廣明之下名曰太陰
太陰之前名曰陽明
陽明根起於厲兌
※1結於顙大
名曰陰中之陽
厥陰之表名曰少陽
少陽根起於竅陰
※2結於窓籠
名曰陰中之少陽

命門に結ぶ
名づけて陰中の陽と曰う
中身《チュウシン》よりして上を名づけて広明と曰う
広明の下を名づけて太陰と曰う
太陰の前を名づけて陽明と曰う
陽明は厲兌《レイダ》に根起し
顙大《ソウダイ》に結ぶ
名づけて陰中の陽と曰う
厥陰の表を名づけて少陽と曰う
少陽は竅陰《キョウイン》に根起し
窓籠《ソウロウ》に結ぶ
名づけて陰中の少陽と曰う

【校】　※1、※2　この二行、八字は原文にはない。『霊枢』の根結第五にここと略同文があり、そこには太陽だけでなく、陽明、少陽にも結する所が記してある。そこでこれを補った。

【訳】　黄帝がいう。

どうか次のことを聞かせてもらいたい。人体の三陽三陰の経脈の流注すなわち経絡の相互関係はどうなっているか。

岐伯がいう。

聖人が南に顔を向けて立った場合、その前面は広（々と開けていて）明（るい陽の盛んな場所）という。

体腔の後面は太衝（衝脈すなわち経脈の海といわれる血管が上下に貫通する場所）という。太衝の部位は（心経、腎経の通路と重なるので）、少陰（心経、腎経の通る場所）と名付ける。

少陰の部位の（四肢位の）上面（すなわち立位の背面）は太陽（膀胱経の通る場所）と名付ける。

太陽膀胱経は至陰に根拠をおいて、そこから出発し、命門すなわち目の内側の目尻の睛明に結合する。名付けて陰中の陽という。

立位の状態でのからだの上半身を名付けて広明（胸腔）という。広明の下、すなわち下半身を名付けて太陰（腹腔、脾経の通る場所）という。

立位では太陰の前面にあ（り、仰臥位では太陰の上にな）る経脈は陽明と名付ける。陽明胃経は足の第二趾端の厲兌に根拠を持ち、そこから出発し、顙大《ソウダイ》すなわち鉗耳《カンジ》すなわち側頭部の頭維《ズイ》に結合する。名付けて陰中の陽という。

厥陰肝経は肝に属す。肝は裏にあり、胆はその表にある。この胆の経脈を少陽という。少陽胆経は足の第四趾端の竅陰《キョウイン》に根拠を持ち、そこから出発し、窓籠《ソウロウ》すなわち耳中すなわち耳の前の聴宮《チョウキュウ》に結合する。名付けて陰中の少陽という。

【注】　○本文は三陽経の相互の位置的関係を述べている。**○後曰太衝**　文字通りに取ると、背部の皮膚上にあることになる。それでは経脈流注の位置に合わない。体腔の後面（背骨の前）とすれば、少陰や太陽との位置関係も合う。太衝とは背骨の前にある大動脈である。少陰心経、腎経と重なる。**○前曰廣明、中身而上名曰廣明、廣明之下名曰太陰**　この三者を総合すると、廣明は心肺の部位、太陰は腹部である。腎肝は別に記載があり、かつ太陰といっているので、これは脾の部位となる。「聖人、南面して立ち、前を廣明と曰う」といえば、上下にわたって廣明というと考えてしまうが、そうではない様である。中身而上を身体の上下ではなく、前後と考えると、廣明は陽明胃経の部位となり、太陰は脾経の部位となる。ただしこの様な切り方を中身而上とか下とかはいわないであろう。太陰の前を陽明というのは脾経、胃経の経絡に合う。**○結**　容器にものを納れ、口をしっかり締めて、内部を充実させることを結という。すなわち各経の結合する場所には、その経脈の精気が充実していることになる。

第二節

是故　　　是《こ》の故に
太陽爲開　　太陽は開《カイ》と為《な》す
陽明爲闔　　陽明は闔《コウ》と為す

少陽爲樞
三經者不得相失也
搏而勿浮命曰一陽

少陽を枢《スウ》と為す
三経は相失することを得ず
搏《ハク》して浮《フ》すること勿れ、命じて一陽と曰《い》う

【訳】　この三陽経の機能的関係は次の様である。

太陽は外界に対して開放的である。従って外邪の侵襲を受け、急性病を起こしやすい。

陽明は外界に対して閉鎖的である。内藏の異常による皮膚、筋肉の栄養障害で、下肢の痿弱を起こしやすい。

少陽は開閉の調節機関で、失調すると平衡感覚の傷害を起こし、めまいの様な動揺病を起こしやすい。

この三経はそれぞれ機能を分担し、協調して生命活動を行っている。故にその機能の協調が失われるといろいろと傷害が起こってくる。脈の打ち方は、太陽は浮、少陽は弦、陽明は遅緩である。陽は表を主っており、表の脈は浮であるが、浮に偏り過ぎてはいけない。三陽は一陽の如く協調して機能すべきである。

【注】　〇『霊枢』の根結第五に本節と略同文があり、より整備された形を示している。

太陽根於至陰。結於命門。命門者目也。
陽明根於厲兌。結於顙大。顙大者鉗耳《カンジ》也。
少陽根於竅陰。結於窓籠。窓籠者耳中也。
太陽爲開。陽明爲闔。少陽爲樞。
開折則暴病（急性病）起。闔折則痿疾（下肢痿弱）起。樞折則骨揺（動揺）。

訳文はこの『霊枢』の文章を参考にして作った。

〇勿浮　これについては諸説あるが、「一経だけが他とかけ離れて連携を失ってはいけないという意味である」とする点では一致している。

第三節
帝曰
願聞三陰

帝曰く
願わくは三陰を聞かん

岐伯曰
外者爲陽
内者爲陰
然則中爲陰
其衝在下名曰太陰
太陰根起於隠白
名曰陰中之陰
太陰之後名曰少陰
少陰根起於湧泉
名曰陰中之少陰
少陰之前名曰厥陰
厥陰根起於大敦
陰之絶陽
名曰陰之絶陰

岐伯曰く
外は陽と為す
内は陰と為す
然るときは則ち中は陰と為す
其の衝は下に在り、名付けて太陰と曰う
太陰は隠白に根起す
名づけて陰中の陰と曰う
太陰の後を名付けて少陰と曰う
少陰は湧泉に根起す
名づけて陰中の少陰と曰う
少陰の前を名づけて厥陰と曰う
厥陰は大敦に根起す
陰の絶陽なり
名付けて陰の絶陰と曰う

【訳】　黄帝がいう。三陰の場合について聞きたい。

岐伯がいう。

外は陽である。内は陰である。それなら中すなわち腹部も陰である。その要衝は横隔膜の下にある。名付けて太陰という。太陰は隠白に根拠を持ち、そこから出発する。名付けて陰中の陰という。

太陰（脾経）の後にある経脈を少陰（心経、腎経）と名付ける。少陰は湧泉に根拠を持ち、そこから出発する。名付けて陰中の少陰という。

少陰の前にある経脈を名付けて厥陰という。厥陰は大敦に根拠を持ち、そこから出発する。（陰の絶陽である）。名付けて陰の絶陰という。

【注】　〇陽経と同じ様に三陰経の位置関係と起止を述べている。

〇其衝在下　意味不明である。少陰は太陰の後だから、少陰の前は太陰となるべきであるが、厥陰となっていて、位置関係を明確にし難い。陰の絶陽、陰の絶陰は両立しない。**〇厥陰**　厥という字は、嘔吐する形を示しており、「つかえてもどす」意味を持つ。陰がここで極まり、ここから陽へ転ずる所である。故に絶陰の方が当たっている。『素問校注』は陰の絶陽は衍文とする意見を紹介している。

〇参考までに、五藏における陰の濃淡について述べる。五藏は陰であるが、その陰の濃度勾配は一様ではない。五藏の間には陰の程度に濃淡がある。陰陽の定義から考えると、陽は異化的で、活動時に優位となる。陰は同化的で、安静時に優位となる。これを基準にすると、太陰脾が一番陰の濃度が濃い。安静時に専らエネルギー産生にかかわっている。次は少陰腎で活動時にも少しは働く。厥陰肝は陰の濃度が最も薄く、活動時には貯藏している血（精気すなわちグリコーゲンを含む）を動員して筋肉に供給する。すなわち安静時にも代謝藏器として働くが、活動時にも休んでいる訳にはいかないのである。心肺は陽性が強い。

第四節

是故	是の故に
三陰之離合也	三陰の離合たるや
太陰爲開	太陰を開と為し
厥陰爲闔	厥陰を闔と為し
少陰爲樞	少陰を枢と為す
三經者不得相失也	三経は相失することを得ざるなり
搏而勿沈	（脈の打ち方は）搏して沈すること勿れ
名曰一陰	名づけて一陰と曰う
陰陽𩅦𩅦※	陰陽は𩅦𩅦《チョウチョウ》として
積傳爲一周	積伝して一周を為す

氣裏形表　気は裏、形は表にして
而爲相成也　相成すなり

※𩕄𩕄　新校正によれば一本は「衝衝」に作る。『太素』は「鐘鐘」に作る。

【訳】　この三陰経の相互の位置的関係と機能的関係は次の様である。

太陰は胃腸管を通して外界に開放的で、嘔吐や下痢を起こしやすい。厥陰は外界には閉鎖的で、内部異常によって感情の障害を起こしやすい。少陰は内外の調節機能を主り、失調すると血行障害を起こしやすい。

この三経はそれぞれ機能を分担し、協調して生命活動を行っている。故にその協調が失われるといろいろと障害が起こる。

陰経の脈は、太陰脾は遅緩、厥陰肝は微、少陰心は洪大、少陰腎は沈石である。従って沈に傾きがちであるが、傾き過ぎてはいけない。三陰は一陰のごとくに協調して機能すべきである。

血気は三陰三陽の脈を絶えず往来して止まることなく、太陰肺経より厥陰肝経まで伝えて一周をする。人体は形と気、表と裏に分ける事ができるが、これらは一体となって人体は完成するのである。

【注】　〇『霊枢』の根結第五には次の文章がある。本文の訳文はこれに基づいて作った。

太陰爲開。厥陰爲闔。少陰爲樞。

開（太陰）折則膈洞《カクトウ》（嘔吐、下痢）。

闔（厥陰）折則氣絶而喜悲（気絶して喜〔よ〕く悲しむ）。

樞（少陰）折則脈有所結而不通（脈に結する所有りて通ぜず）。

〇離合　これは位置的関係に関する言葉であるが、ここでは機能関係についても説明している。**〇𩕄𩕄**　本文は𩕄《チョウ》であるが、一本は衝衝（新校正）、『太素』は鐘鐘に作る。楊上善は「鐘鐘とは行きて止住せざる貌（様子）」という。訳文はこれを参考にして作った。𩕄について、王冰は、気の往来をいうとしているが、森立之は、これは字を成さない、蓋《けだ》し鐘の字の草体の誤訛である、といっている。

陰陽別論篇　第七

本篇では脈の陰陽を述べる。

第一　眞藏（陰）の脈と胃脘（陽）の脈によって予後の判定をする。
第二　三陰三陽の経脈の病症を述べる。
第三　各種の病症における脈状を示す。

新校正によれば全元起本では第四巻にある。
『甲乙経』には欠く。
『太素』では巻三陰陽雑説にある。

胃脘の脈と眞藏の脈について。

現代医学において、脈拍は血液が心臓から拍出されることによって起こる現象である。中国古代医学の考えはこれと異なる。

脈には二つの意味がある。第一は脈拍である。第二は経脈である。脈拍とは脈所における血管の拍動である。『素問』、『霊枢』では、総頚動脈（人迎）と撓骨動脈（寸口）、足背動脈（趺陽）などが主な脈所である。

経脈には二つの意味がある。一つは血管とそれに同伴する神経系やリンパ管をいう。二つは五藏六府の内藏に病変がある時、皮膚や筋肉上に表れる反応点を連ねた仮想線である。この両者を重ね合わせたものを経脈と呼んでいる。すなわち血管神経複合体である。単に経とも脈ともまた血脈ともいう。経脈の一部は血管であるから、当然その経路上には拍動する所がある。それが脈拍である。

すなわち脈は、血管とその拍動を意味する言葉である。中国古代も、血管は心に繋がり、血液を藏することは知っていた。しかしこの血液を駆動する原動力が心にあるとは考えなかった。それは肺と呼吸にあると考えていたのである。心は君主の官で、精神を藏する器官であったことは『霊枢』動輪第六十二に記されている。

飲食物は胃で消化吸収される。その上焦（胃周囲のリンパ管）から吸収された衛気はリンパ液であり、肺に送られ、肺経（鎖骨下動静脈）の外周に沿って全身を回る。営気すなわち乳糜は中焦すなわち胸管を経て鎖骨下の左静脈角で血管に入る。血管内外の血液（営気たま栄気）とリンパ（衛気、神経伝達）は呼吸によって推進され、全身を循環する。

この営気と衛気は液体である。気体ではない。これはまた精気ともいい、津液《シンエキ》とも呼ばれる。この営気と衛気、精気また津液は全身を循環しながら、皮肉筋骨、五藏六府に供給される。それが藏府の気（機能を維持、推進する物質）となる。この気の盛衰や有余不足などの機能状況は二つの場所に表れる。一つはその藏府の名前を冠した経脈の上である。二つは寸口（その他若干の脈所）の拍動の性状である。肺なら、肺経と寸口の一定の場所である。故に藏府の病の診断で、脈を見る時は、脈拍とともに経脈の切診すなわち皮膚の視診と触診を行うのである。

以上により、寸口の脈拍にはまず、精気を生成する胃の状況が反映することがわかる。胃の状態が良好であれば、脈には温和にして緩徐な性状が表れる。これを修飾するのが、季節の寒暖と藏府の機能である。春と肝は弦の脈、夏と心は洪の脈、秋と肺は毛の脈、冬と腎は石の脈を打つ。そこで正常な脈拍は胃の生気を基調として、これに季節と藏府の影響が加わったものとなる。これが胃気のある脈である。

病によってある藏府が傷害されると、その藏に特徴的な脈状が突出して表れる。肝なら弦である。病状が軽症の時は弦になお胃気があある脈状を呈する。重症となると胃も傷害されて、生気が衰える。そこで脈の胃気は消え、病める肝に特徴的な弦だけが目立ってくる。これが眞藏の脈である。眞とは充塡の塡である。その藏の脈だけが脈状に充塡された状態なので眞藏という。そこで眞藏の脈が表れる時は重症ないし予後不良と判断するのである。

第一章

第一節

黄帝問曰
人有四經十二從
何謂
岐伯對曰
四經應四時
十二從※應十二月
十二月應十二脈

黄帝問うて曰く
人に四経十二従有り
何の謂《いひ》ぞや
岐伯対《こた》えて曰く
四経は四時に応ず
十二従は十二月に応ず
十二月は十二脈に応ず

※従　『太素』巻三、陰陽雑説は「從」を「順」に作る。

【訳】　黄帝が質問していう。

人には四経と十二従があるというが、どういう意味か。

岐伯が答えていう。

四経とは心肺肝腎の四藏の経脈のことで、その脈状は四季に対応して変化する。十二従は十二ヵ月に対応する。十二ヵ月は十二経脈に対応している。

【注】　〇中国古代医学の基底には生気象学がある。すなわち五藏はそれぞれ特定の季節に機能亢進を起こし、特徴的な脈状を示す、と考えられている。春は肝の機能が旺盛となり、脈は弦を示す。夏は心、脈は鈎また洪。秋は肺、脈は毛。冬は腎、脈は石また沈である。この様に、季節と藏と脈は対応しているというのである。〇従　縦の繋がりということであるが、十二従が具体的に何を意味しているのかはよくわからない。十二従、十二ヵ月、十二経脈が互いに相応じているので、十二経脈とは別のものであろう。『太素』は「順」に作るが本体が明確になるわけではない。なお『霊枢』第四十一には、十二支（子丑寅卯辰巳午未申酉戌亥）と足の十二経の対応が記されている。互いに勘案すべきである。

第二節　脈の陰陽一　胃脘の陽と眞藏の陰、陰陽による予後の判定

一　脈有陰陽　　脈に陰陽有り
知陽者知陰　　陽を知る者は陰を知る
知陰者知陽　　陰を知る者は陽を知る
凡陽有五　　凡そ陽に五有り
五五二十五陽　　五五二十五の陽なり
所謂陰者眞藏也※　　所謂《いわゆる》陰とは眞藏《シンゾウ》なり
見則爲敗　　見《あらわ》（現）れるときは則ち敗と爲す
敗必死也　　敗《やぶ》れれば必ず死するなり

所謂陽者胃脘之陽也
別於陽者知病處也
別於陰者知死生之期

所謂陽とは胃脘《イカン》の陽なり
陽を別つ者は病の処を知るなり
陰を別つ者は死生の期を知る

※也　『太素』巻三、陰陽雑説は「其」に作り、其見則為敗（その見れる時は則ち敗る）と読む。

【訳】　脈には陰陽の区別がある。患者に胃脘の陽（胃袋から生成する精気、生気）があれば、その人には陰の脈である眞藏の脈はないことがわかる。陰の眞藏の脈がある時は、陽の脈である胃脘の陽のないことがわかる。

　およそ陽には五つの種類がある。微弦、微鈎、微緩、微毛、微石である。五藏の脈と五時（四季と長夏）の陽脈（微脈）を掛け合わせると二十五陽となる。

　いわゆる陰というのは眞藏の脈である。眞藏の脈とは藏の気（機能状況を示す脈状）だけがあって胃気すなわち生気がないものである。たとえば正常の肝の脈は微弦である。肝の眞藏の脈は弦だけが強く表れて胃気を示す微緩がない脈である。この眞藏の脈が表れた時は藏府の機能と形態は敗壊する。藏府が敗壊すれば必ず死ぬ。

　いわゆる陽というのは、精気を作る胃脘（胃袋）が生成する生気である。この生気があるのは生命力のある証拠である。胃脘の陽の脈（微緩）がどの藏の脈に表れているかがわかれば、（表れていない所は病んでいるのだから）病が何処にあるかがわかる。眞藏の脈がどの藏の脈に表れているかがわかれば、死ぬか生きるか、何時回復するか、何時死ぬか、予後がわかる。

【注】　**○胃脘**　脘は袋である。胃脘で胃袋となる。
○知陽者知陰、知陰者知陽　ここの陰陽は陰すなわち眞藏の脈と胃脘の陽を意味する。脈所の陰陽としては、他に人迎寸口診、尺寸診などがあるが、ここでの陰陽とするには以下に示す様に何れも無理がある。すなわち、人迎（頸部、胃経、陽）、寸口（腕関節、肺経、陰）とすると、この場合は両者の比較の上で病位を判断する訳で、陽の人迎だけがわかっても、陰の寸口の脈状は自動的にはわからない。また尺沢（肘関節、肺経、陰）、寸口（陽）としても、寸口、尺沢は別々に病に反応してそれぞれ特異の脈状を示すので、一方を知っても他方を知ることにはならない。胃脘、眞藏なら同時に出現することはない。**○五五二十五陽**　これは少しわかり難い。心が病めば鈎の脈が表れる。春の季節なら弦の脈が表れる。この場合、尚陽気すなわち生気があるなら、鈎＋微弦の脈となる。夏は鈎＋微鈎。長夏は鈎＋微緩。秋は鈎＋微毛。冬は鈎＋微石。すなわち一つ

の藏について五つの場合がある。五藏については五×五で二十五となる。**〇別於陽者**　病人の脈が上の二十五の場合の何処に当たるかがわかれば、病む藏と季節がわかる。**〇別於陰者**　眞藏の脈の表れる場合である。心が病めば鈎の脈が出る。胃脘の陽がないから各季節の微（弦、鈎、緩、毛、石）の脈は表れない。ただ純粋の鈎だけが出てくる。この場合、五行の相生相克の法則によって、病は長夏に癒える、冬に悪化する、春に持ちなおす、夏に立ち上がる、という経過を取る（藏気法時論篇第二十二）。そこで死生の時期すなわち予後がわかる、ということになる。**〇**なお本項に関係する文章が玉機眞藏論篇第十九にある。参照すべきである。

二　**三陽在頭**　　**三陽は頭に在り**
三陰在手　　**三陰は手に在り**
所謂一也　　**謂う所は一なり**

【訳】　太陽、少陽、陽明の三つの経脈の状況は頭部（頸部）にある人迎の脈所で判断する。太陰、少陰、厥陰の三つの陰経の状況は手首にある寸口の脈所で判断する。両者は別々ではなく、一体のもので、両者を比較することで状況を判断する。

【注】　**〇人迎寸口**　人迎寸口診は両者の脈の打ち方の比較によって病位、病状を判断する。人迎は陽を代表し、寸口は陰を代表する。そこで人迎が寸口の何倍の大きさがあるかにより三陽の何処に病があるかを判断する。たとえば一倍なら病は少陽にありということになる。寸口が人迎より大きい時は病は三陰にある。寸口が一倍なら病は少陰にある。人迎寸口診は『素問』、『霊枢』の各所に記されているが、手近なところでは六節藏象論篇第九にある。

三　別於陽者知病忌時　　陽を別つときは病の忌時《キジ》を知る
別於陰者知死生之期　　陰を別つときは死生の期を知る
謹熟陰陽無與衆謀　　謹んで陰陽に熟せよ、衆と謀ること無《なか》れ

【訳】　どの藏の脈に胃脘の陽が表れていないかを見分けることによって、どの藏が病んでいるか、何時病が起こるかを知ることができる。相生相克の法則で、病の経過を知ることができる。

どの藏の眞藏の脈が表れているかを見分けることによって、どの藏が病んでいるかがわかるので、それに基づいて死生の時期を知ることができる。

細心の注意を払って陰陽の判読に習熟せよ。皆で相談して決める様なことはしてはいけない。

【注】　**〇知病忌時**　己は起と同じ。忌とは出ようとして出られない状態をいう。知病忌時とはまだ出ていない病の出る時期、その経過を知るということである。**〇無與衆謀**　脈診は比較的に客観性に乏しく、主観性が強い。故に衆に謀《はか》って客観性を求めるよりは、自己の技術を磨いて脈診に習熟し、脈状による病状判断の客観性を高める様にした方がよい。

第三節　脈の陰陽二　素脈の陰陽

所謂陰陽者　　所謂《いわゆる》陰陽とは
去者爲陰　　去る者は陰と為《な》す
至者爲陽　　至る者は陽と為す
靜者爲陰　　静なる者は陰と為す
動者爲陽　　動ずる者は陽と為す
遲者爲陰　　遅なる者は陰と為す
數者爲陽　　数《サク》なる者は陽と為す

【訳】　脈の陰陽には胃脘の陽、眞藏の脈の他に、脈状による陰陽の区分がある。

指下から立ち去る時に大きく打つ脈は陰である。指下に打ち寄せる時に大きく打つ脈は陽である。

指下に静かに打つ脈は陰である。指下にドキンドキンと打ち付ける脈は陽である。

遅くゆっくり打つ脈は陰である。トットットと数多く打つ脈は陽である。

【注】　**○脈の陰陽**　これは脈の打つ場所で決まることがある。人迎寸口診なら人迎は陽、寸口は陰である。寸口尺沢診なら寸口は陽、尺沢は陰である。

また打ち方、脈状で決まることがある。胃脘、眞藏はその一つである。本節で述べているものもその一つである。

これは打つ場所は問わないが、この打ち方をすれば陰陽が決まるという場合である。ただし原則的には寸口での脈状である。

脈は指頭に触れる時、上方に凸の波状を呈する。前半が陽の部で後半が陰の部である。前半が大きい時に至ると感じ、後半が大きい時は去ると感ずる。そこで去る、至るによって陰陽が分かれる。動と数は、活動時や有熱の時に現れる。故に陽である。静と遅は安静時や冷えの時に現れる。故に陰とする。

第四節　眞藏の脈の予後

凡持[※1]眞脈之藏脈者
肝至懸絶急[※2]十八日死
心至懸絶九日死
肺至懸絶十二日死
腎至懸絶七日死
脾至懸絶四日死

凡そ真脈の藏脈を（保）持するとき
肝の至ること懸絶して急なるは十八日にして死す
心の至ること懸絶なるときは九日にして死す
肺の至ること懸絶なるときは十二日にして死す
腎の至ること懸絶なるときは七日にして死す
脾の至ること懸絶なるときは四日にして死す

※1　眞脈之藏脈　『太素』巻三、陰陽雑説は「眞藏之脈」に作る。

※2　肝至懸絶急　急の字は衍字である。

【訳】　一般的に、病人が眞藏の脈を打つ時、五藏における予後は以下の通りである。

肝の脈だけがかけ離れて強く指下に打つ場合には、十八日で死ぬ。
心の脈だけがかけ離れて強く指下に打つなら、九日で死ぬ。
肺の脈だけがかけ離れて強く指下に打つなら、十二日で死ぬ。

腎の脈だけがかけ離れて強く指下に打つなら、七日で死ぬ。
脾の脈だけがかけ離れて強く指下に打つなら、四日で死ぬ。

【注】○各藏の眞藏の脈が出た時の転帰の日数を述べる。なぜこうなるのかは不明である。ただ、脾、腎、心、肺、肝の順に予後が悪い。○**懸絶**　かけ離れて程度の激しいことである。懸について、『説文』には「繫なり。糸もて県（さかさ首）を持つに従う」とある。首を逆さまにぶら下げて、宙ぶらりんにすることである。ここでは「かけ離れた」という意味で、程度の違いをいう。絶は刀で糸を切断することである。ここでは比較を絶している意味である。

――第二章　経脈の病――

第一節

曰

二陽之病

發※心脾

有不得隠曲

女子不月

其傳爲風消

其傳爲息賁者

死不治

曰く

二陽（陽明）の病は

心脾（心痺）を発す

隠曲するを得ざること有り

女子は月せず

其の伝わるや風消と為《な》り

其の伝わりて息賁《ソクフン》と為る者は

死して治せず

※心脾　『太素』巻三、陰陽雑説は「心痺」に作る。この方がよい。

【訳】　次の様にいわれている。二陽すなわち陽明大腸経及び胃経の病は、心痺（胸痛）を発病する。また陰部（生殖器あるいは前陰すなわち尿道口と後陰すなわち肛門）の機能が傷害されることがある。女子の場合は無月経となる。

　病が経脈を伝わって深部の胃、脾に入ると急性一過性の消耗病になる。病が伝わって（大腸と表裏の関係にある）肺に入ると喘息性の咳逆発作（賁《フン》）を起こす。この様な病人は死んでしまう。処置の仕様がない。

【注】　○一陽は少陽、二陽は陽明、三陽は太陽である。以下の諸節では病名が記されているのに、ここだけ藏の名になっている。その理由は未詳。**○心脾**　これでは意味が通じないので、心痺に従う。心痺とは胸痛を起こす胸部の疾患をいう。肋間神経痛や狭心症などとともに急性の胃痛を起こす疾患も含まれる。五藏生成篇第十には、「名づけて心痺と曰う、外疾、思慮して心虚するによって得たり」という。しかし肺大腸、脾胃との関係はよくわからない。強いていえば、心疾患で心下部に痞塞感や心下痛を起こす場合は胃経に関係する。**○隠曲**　隠はかくれた、曲はまがって入り組んだの意味で、隠曲と熟して人の隠し所、陰部ということになる。隠曲することを得ずとは、陰部の機能障害があるということである。脾胃の病だから大小便の異常を含むであろう。女子の無月経に対しては、男子の場合はインポテンツである。**○風消**　風は急性一過性の病の意味である。必ずしも発熱は要しない。消は消耗性の病で、糖尿病、肺結核、甲状腺疾患などいろいろある。これらの病の一時期の症状かとも考えられる。**○息賁**　賁の音ヒはかざる、かざり。音フンは大きく膨れる。墳は音ホンで奔走の奔で、勢いよく走ること。噴は音ホン（フンは慣用音）で、ふき出すこと。息賁は喘息様発作であろう。**○治**　人工を加える、作為する、処置を加える意味である。不治は「処置なし」の意味となる。

第二節

曰
三陽爲病
發寒熱
下爲癰腫

曰く
三陽（太陽）の病為《た》る
寒熱を発す
下は癰腫《ヨウシュ》と為《な》る

及爲痿厥腨痟
其傳爲索澤
其傳爲頽疝

及び痿厥《イケツ》腨痟《ゼンエン》と為る
其の伝わるや索澤《サクタク》と為る
其の伝わるや頽疝《タイセン》と為る

【訳】　次の様にいわれている。三陽すなわち太陽膀胱経と小腸経の病は、（上半身が侵されると）悪寒発熱を起こす。下半身では化膿性のおできを作る。その上に、あしなえ、冷えのぼせ、ふくらはぎのだる痛みを起こす。

　病が経脈を伝わって慢性化すると皮膚は色艶を失う。伝わって深部に入ると鼠径部ヘルニアとなる。

【注】　○太陽膀胱経は外部に対して開放的であり、外からの刺激を受けやすい。故に風寒の邪気（細菌、ウイルスの様な病原微生物）を受けて寒熱の病を起こす。**○寒熱**　悪寒、発熱を起こす疾患で、インフルエンザ、腸チフス、敗血症などによく表れる症状である。その初発症状として頭痛、項から肩にかけての強ばりなどを起こす。**○癰腫**　この場合、膀胱経の経路に沿った背部や下肢の化膿性の腫瘍であろう。**○痿**　あしなえで、下肢の病である。陽明胃経に多い。痿論篇第四十四参照。**○厥**　経脈の病。太陽経の裏に当たる心経、腎経の病である。器質的機能的血管神経系の疾患である。厥頭痛（脳）、厥心痛（狭心症）、各所の動脈硬化症、冷えのぼせなど各種の疾患を含む。厥論篇第四十五参照。なお以下の諸項中の解説も参照のこと。**○腨痟**　腨はふくらはぎで、膀胱経の経路に当たる。痟は酸疼でだる痛むことである。**○索澤**　索は綱がばらばらに分解すること。索澤とは皮膚が索漠として色艶のなくなることである。**○頽疝**　脱腸すなわち鼠径部ヘルニアである。これは胃経、脾経、肝経の病である。腎経、膀胱経とはあまり関係がない。

第三節

曰
一陽發病
少氣善欬善泄
其傳爲心掣

曰く
一陽（少陽）の病を発するや
少気し善く欬（咳）し善く泄《もら》す
其の伝わるや心掣《シンセイ》と為る

其傳爲隔

其の伝わるや隔《カク》と為る

【訳】　次の様にいわれている。

一陽すなわち少陽胆経と三焦経の病は、その経脈上の症状として、胸部では息切れ、咳嗽、胃腸では嘔吐、下痢をよく起こす。

病邪が三焦経から心包経に入ると心が圧迫された様な狭心症様の症状を起こす。胆経から深部に入ると、食道癌、胃癌の場合の様に、飲食物はそこで阻まれて（隔、通過傷害）腸に下らず、嘔吐を起こす。

【注】　〇少陽胆経、三焦経の通路に当たる藏府に傷害があると、これらの経脈上に病を起こす。胆経は足の第四指の端から始まり、下肢と躯幹の側面を通り耳と目に至る。この線上には、腹部では、回盲部、S字結腸、上下行結腸、結腸肝曲部、同脾曲部、肝、胆嚢、胸部では肺、肋膜、横隔膜がある。三焦経の場合は下焦にも関係しているので下痢も起こる。狭心症は（厥陰）心包経に属する症状である。**〇隔**　鬲、膈とも書く。隔壁を作って通過傷害を起こすこと。胃の噴門、胃体部、幽門などに病変があると食物は腸に下らず、逆流して嘔吐を起こす。これを隔という。

第四節

二陽一陰發病
主驚駭背痛
善噫善欠
名曰風厥

二陽（陽明）一陰（厥陰）の病を発するや
驚駭《キョウガイ》し、背痛み、善く噫《アイ》（おくび）し、
善く欠《ケツ》（あくび）するを主《つかさど》る
名づけて風厥《フウケツ》と曰う

【訳】　二陽すなわち陽明胃経、大腸経と一陰すなわち厥陰肝経、心包経の病は、肝の病とされる驚駭《キョウガイ》（金匱眞言篇第四）を発し、背痛としては肝兪《カンユ》（第九胸椎の左右一寸五分の所）が痛み、噫すなわちおくびは寒気が胃に客《やど》ったとき起こり、欠すなわちあくびは胃経の（是動）病として表れる。この症状は胃経、肝経の急性一過性の厥逆（気の逆行）によって起こり、風厥《フウケツ》と名付ける。

【注】　**○厥**　気の上逆である。気が上に行ってしまう結果として、下肢はエネルギー不足になって冷える場合は少陰の厥逆という。ここに挙げられた症状は胃経と肝経の厥逆であって足は冷えない。胃経の厥逆の場合は顔が赤くなったり熱くなったりし、肝や胆経の時はめまいやふらふら感がある。**○驚駭**　驚も駭も馬がビックリして暴れることである。人の場合は子供の熱性痙攣などの様な、軽い一過性の痙攣をいう。肝の傷害時に起こる。**○噫**　胃が冷えて胃内のガスがおくびとして出ることをいう（『霊枢』口問第二十八）。**○欠**　昼は陽気が盛んであり、夜は陰気が盛んである。欠は、夜、陰陽が主役を交替する時に起こる。陰は下に盛んで、陽は上に盛んである。夜、陰気が萌してくると下が盛んになって、気を下に引く。しかし陽が未だ残っているので気を上に引く。気が上下に交互に引かれるのであくびが起こる（口問第二十八）。欠は胃経のいわゆる是動病として、『霊枢』経脈第十に挙げられている。また『霊枢』九針論第七十八では腎は欠を主るという。

第五節

二陰一陽發病　二陰（少陰）一陽（少陽）の病を発するや

善脹心滿善氣　善く（腹が）脹り、心（下が）満ち、善く気（放屁）す

【訳】　二陰すなわち少陰心経、腎経と一陽すなわち少陽胆経、三焦経の病では、心も腎もよく水腫や胸水、腹水を起こして腹が張り、心下は支満し、よく放屁する。

【注】　**○脹**　少なくとも二つの種類がある。一つは皮膚、体腔における水分の貯留である。すなわち水脹である。二つは肝腫、脾腫の様な藏府の実質的な腫脹である。この場合、その原因や病理は問わない。資料としては『霊枢』の脹論第三十五、水脹第五十七がある。ここは心腎という水に関係する藏の病であるから水脹であろう。また胃腸の冷えや肝の傷害ではガスが貯まるが、この時も膨満感を起こす。**○心満**　胸満すなわち肺炎、喘息、肺気腫、肺水腫やあるいは心臓自身の病変などによる胸部の詰まった感じの場合と、心下の痞塞感の場合がある。前者は心経、腎経に関係するが、後者は胃経、胆経の病に起こりやすい。**○善氣**　この気は溜息だとする解釈

がある。溜息は心経、腎経と関係がない。欬論篇第三十八の小腸の欬に、「心欬已まざれば則ち小腸之を受く。小腸の欬の状は、欬して失気す。気と欬と倶に失す」とある。失気とは放屁のことである。すなわち本節の気はこれである。

第六節

三陽三陰發病
爲偏枯痿易
四支不擧

三陽（太陽）三陰（太陰）の病を発するや
偏枯《ヘンコ》、痿易《イイ》と為《な》り
四支挙がらず

【訳】　太陽膀胱経と太陰脾経の病は、半身不随、あしなえを起こし、手足は麻痺して動かすことができない。

【注】　**○偏枯**　また偏風という（風論篇第四十二）。風が五藏六府の兪穴に中って起こす半身不随である。五藏六府の兪とは背部の兪穴で、太陽膀胱経の上に並んでいる。太陽膀胱経は現代の脳脊髄系で、正に偏枯の発生場所に相当する。**○痿**　あしなえ。**○四肢不擧**　脾経の病である（玉機眞藏論篇第十九）。○経脈の病についての記述は五藏生成篇第十にもある。診要経終論篇第十六にはその末期症状が記されている。経脈の病の基本的標準的な記載は『霊枢』経脈第十に詳細な記載がある。

――第三章　雑――

第一節　素脈の性質　四季、四藏の脈

鼓一陽曰鈎（弦）
鼓一陰曰毛
鼓陽勝急曰弦（鈎）
鼓陽至而絶曰石
陰陽相過曰溜

一陽を鼓《コ》するを弦《ゲン》と曰う
一陰を鼓するを毛《モウ》と曰う
陽を鼓して勝急なるを鈎《コウ》と曰う
陽を鼓して至って絶するを石《セキ》と曰う
陰陽相過《あいか》するを溜《リュウ》と曰う

【訳】　脈拍の打ち方に陽気が出始めたものを弦という。春、肝の脈である。
　脈拍の打ち方に陰気が出始めたものを毛という。秋、肺の脈である。
　脈で陽気が強く、激しく打つのを鈎という。夏、心の脈である。
　陽気が断絶してしまった脈の打ち方を石という。冬、腎の脈である。
　陰陽が滑らかに交流し平均しているのを溜という。長夏、脾の脈である。

【注】　**○張志聡**は、本文の「鈎」と「弦」を入れ替える可し、という。この指摘は正しい。これに従って訓読、訳文を作った。**○鼓**　つづみや太鼓をリズミカルに打つこと。心藏の動悸を鼓動という。ここは脈の拍動を意味する。**○弦**　この脈は浮にして緊である（『傷寒論』弁脈法九）。緊は寒の脈である。未だ冬の陰気が残っていることを示す。浮は陽の脈である。陰気の中に一陽が兆したことを示す。これが春の脈ですなわち鼓一陽である。**○毛**　陽が極盛の真夏を過ぎて、冬に向かって一陰が兆す。これが秋である。毛は浮きやすい。これは陽気の残存を示す。毛は細い。これは陽気が減少し、陰気が増え始めたことを示す。すなわち鼓一陰である。**○鈎**　陽気の勢いが極盛に達するのは夏である。脈拍の打ち方もこれに対応する。鈎《コウ》とは脈の前半（陽）が大きく強く、後半（陰）は急速に減弱する脈である。指に感じる脈の形が鈎《かぎ》を触れる様なので鈎《コウ》という。また洪ともいう。洪水の様に、溢れる様に大きな脈である。陽気の強さを示す脈状である。**○石**　硬いことを意味する。**○鼓陽至而絶**　脈の打ち方を診るに、陽気が至るも微弱で絶するが如き状態である、ということであろう。冬は陰気が強く、寒気が強く、脈は収斂《シュウレン》し沈潜してかつ硬くなる。すなわち石である。沈んでいて（陰）緊張が強い（寒）ことを示す脈状である。**○過**　滑らかに障りなく通過することである。陰陽が互いに平均して勝ち負けなしの状態を示す。土用は各季節に分属しており陰陽何れにも偏らない。脾は五藏の中央にあって四藏を灌漑する働きがある。長夏、脾の脈

は軟弱である（平人気象論篇第十八）。**〇溜**　たまる意味とともに滑らかに流れるという意味もある。ここの脈状は後者に近い。

第二節

陰争於内
陽擾於外
魄汗未蔵
四逆而起
起則薫肺
使人喘鳴

陰、内に争い
陽、外を擾《みだ》る
魄汗《ハクカン》未だ蔵《おさ》まらず
四逆して起こる
起こるときは則ち肺を薫《クン》ず
人をして喘鳴せしむ

【訳】　内を支配する陰も、外を管理する陽も、病変によって平衡が乱れ、虚実の変動を起こしてくる。陽虚あるいは陰実によって汗は流れ出て止まず。手足は陽虚または陰実で冷える。上半身は陰虚また陽実でのぼせが起こる。のぼせは肺をいぶして、炎症を生じ、呼吸は傷害されて喘鳴を起こす。

【注】　〇ここに掲げられた症状は魄汗（発汗）、四逆（手足の冷え）、喘鳴である。肺を薫ずるといえば、まず炎症性の病変を考える。たとえば肺炎である。咳嗽、喘鳴《ゼンメイ》はほぼ必発の症状である。重症で心が弱れば、四肢は冷え、脱汗も起こる。すなわち気の上逆が肺を薫ずるのではなく、肺の炎症が気の上逆を起こすのである。**〇魄汗**　肺は魄《ハク》を藏する。汗は皮膚より出る。皮膚は肺の合同器官である。故に汗を魄汗《ハクカン》という。汗は陰実で起こることは陰陽應象大論篇第五及び脈要精微論篇第十七に見える。陰実は相対的には陽虚となる。皮膚は陽である。陽が虚して皮膚の締まりが悪くなると汗が漏れる。**〇厥**　経気は一般的には上から下に流れると考えられている。従って、その気が上昇するのは気の逆行になる。これを厥、逆あるいは厥逆という。**〇四逆**　四肢すなわち手足の厥逆である。手足にある気が上にいってしまうと手足の気は減少する。すなわち虚する。気のエネルギーが減るのだから寒冷となる。上の方は在来の気に下か

ら上がってきた気が加わるので有余、実の状態になり、熱を持つ。すなわち火照り、のぼせが起こる。これが冷え逆上である。**〇薫**　薫製にすること。熱を持った煙で燻《いぶ》すことである。肺を薫《クン》ずとは、肺が熱を持つことで、すなわち肺の炎症である。肺は燻されて呼吸に異常が生じ、ゼイゼイと粘液の過剰分泌を伴った音を出す。実際の病理過程上は、先に肺炎が起こり、その結果として四逆、脱汗となる。なお、汗は陽が陰に加わることによっても起こることは本篇第四章三節に見える。また汗は心の液であることは『霊枢』の九針論第七十八に見える。

第三節

陰之所生　　陰の生ずる所
和本曰和　　本を和するを和と曰う
是故　　是の故に
剛與剛　　剛と剛とは
陽氣破散　　陽気は破散し
陰氣乃消亡　　陰気は乃ち消亡す
綽則剛柔不和　　綽《ドウ》たるときは則ち剛柔和せず
經氣乃絶　　経気乃ち絶す

【訳】　陰はエネルギー生産的、同化的に働き、陽はエネルギー消費的、異化的に働く。両者が根本的に調和し、バランス（和）がとれて、人体は初めて正常に機能する（和）。

このバランスが破れると生命は危うい。そこで剛すなわち陽気が陽気と一緒になれば、重陽すなわち陽の過剰となって、からだは過熱状態になり、体力は消耗し、生理機能は傷害される。陰気は、陽気過剰による活動から起こるエネルギーの消費を支えきれず、次第に疲労消耗する。

綿すなわち泥沼状の陰湿過剰の状態では、剛陽と陰柔の調和は崩れ、陰すなわちエネルギーの生産、補給と陽すなわち活動によるエネルギー消費のバランスが破れ、経気すなわち神経、循環の機能障害が表れてくる。

【注】　○陰陽の定義は陰陽應象大論篇第五で述べた。

○陰陽偏勝の症状もそこに記されていた。

陽勝つ時は発熱、無汗、煩躁などが起こる。

陰勝つ時は悪寒、発汗などが起こる。湿気は陰寒に伴いやすく、寒と湿による病（リウマチ性疾患など）を起こしやすい。また陰勝つ時は、精気の生産が盛んとなり、しかも陽気の活動性が減退するので栄養過剰が起こる可能性がある。何れにしても、陰陽偏勝は生命の存続を危うくする。

○剛　硬い刃物である。ここでは陽気の意味。**○與**　『素問校注』は、王冰の見た本では愈の字になっていたのではないかという。愈は益の意味を持っており、剛與剛は、陽気の上にさらに陽気を益すことだ、と『校注』は解釈している。妥当な見解であると考える。

第四章

第一節　伝病予後論

死陰之屬	死陰の属は
不過三日而死	三日を過ぎずして死す
生陽之屬	生陽の属は
不過四日而已※	四日を過ぎずして已《や》む
所謂生陽死陰者	所謂生陽死陰とは
肝之心謂之生陽	肝より心に之《ゆ》く、之《これ》を生陽と謂《い》う

心之肺謂之死陰
肺之腎謂之重陰
腎之脾謂之辟陰
死不治

心より肺に之く、之を死陰と謂う
肺より腎に之く、之を重陰と謂う
腎より脾に之く、之を辟陰《ヘキイン》と謂う
死して治せず

※已　已の原文は「死」である。全元起本では「已」に作る。『素問』のある本では「生」に作るが、それでは、四日を過ぎずして、という文句が相応しくない。ここは「已」がよいと考える。死では生陽の生が相応しないからである。

【訳】　死陰に属する病気群は三日を過ぎないうちに死ぬ。生陽に属する病気群は四日を過ぎないうちに症状がとれる。

ここでいう生陽死陰とは次の様な病気の伝わり方をいう。

肝木の病が伝わって心火にいく（母より子へ相生的に伝わる）。相生的な場合を生陽という。

心火から肺金に伝わる（火克金で相克的に伝わる）。相克的な場合を死陰という。

肺金から腎水（母子間）に伝わる場合は重陰という。

腎水から脾土（土克水の逆）に伝わる場合を辟陰《ヘキイン》という。この場合は死ぬ。処置の仕様がない。

【注】　○肝の病が心火に伝わる場合。金は木を克する。その金を克する火に伝わる。伝わった所は邪気が実して盛んとなる。すなわち火は盛んとなって金を克する。金は弱くなり、木を克する力が衰える。そこで木が強くなる。すなわち肝木の病は治っていく。すなわち軽症化への道である。故に生という。

○心の病が肺に伝わる場合。心火は肺金を克するが、病が伝わると、肺金は邪気が盛んとなって肝木を克する。肝木が克されると、子の心火が弱る。心の病は悪くなる。すなわち重症化への道である。故に死という。

○肺より腎に伝わる場合。母子間の相生的な伝わり方で生陽に属するはずである。なぜ重陰というのかよくわからない。陰から陰へいくからだという説明がある。肝は陰中の陽である。心は陽中の陽である。陽から陽へ伝わる。肺は陽中の陰である。腎は陰中の少陰である。陰から陰へ伝わる。そこで重陰という。

○腎より脾に伝わる場合。脾土は腎水を克する。自分を克する相手に伝わることで、相手は盛んとなる。自分は攻められて、弱くなる。辟は横に避ける、横に押し開く（開闢）、よこしま（辟邪）などの意味がある。脾は至陰である。少陰から至陰に伝わる。相克の逆行的伝わり方である。よこしま的な伝わり方なので辟陰というのであろうか。

この節は疾病の経過論、転帰論、予後論である。これについては玉機眞藏論篇第十九、藏氣法時論篇第二十二に詳しい。そこに述べられた原則と本節の記載とは一部合い、一部合わない様に思われる。

第二節　陰陽結の病

結陽者腫四支
陽（四肢の経脈）が結ぼれると四支（肢）が腫れる

結陰者便血一升
陰（内藏）が結ぼれると血を便すること一升

再結二升
再び結ぼれれば二升

三結三升
三たび結ぼれると三升

陰陽結斜※
陰も陽も結ぼれ

多陰少陽曰石水少腹腫
陰多く陽少なきは石水と曰う、少腹腫れる

二陽結謂之消
二陽（陽明）の結ぼれは之を消《ショウ》と謂《い》う

三陽結謂之隔
三陽（太陽）の結ぼれは之を隔と謂う

三陰結謂之水
三陰（太陰）の結ぼれは之を水と謂う

一陰一陽結謂之喉痺
一陰（厥陰）一陽（少陽）の結ぼれは之を喉痺と謂う

※斜　『太素』巻三、陰陽雑説は「者鍼」に作る。鍼は衍字で、「斜」は「者」が正しいとする『素問校注』の説がよい。他の文章の書き方と一致する。訳文はこれに従った。

【訳】　陽は四肢を主る。その四肢の経脈が鬱滞すると、気血の流れが悪くなり、四肢は腫れる。
陰は藏府を主る。その藏府の経脈が鬱滞すると、内藏の気血は凝結し、腸内へ一升の出血を起こす。再度鬱血すると出血量は増えて二升となる。三度鬱血すると出血量はさらに増えて三升になる。

陰の経脈も陽の経脈も鬱滞し、その程度が陰の方が多く、陽の方が少ない時に起こる症状を石水という。下腹（陰）に硬い腫瘤（動静脈血栓など）ができて腫れ、そのために下肢（陽）に浮腫が起こる。

陽明胃経と大腸経の鬱滞によって起こる病を消（渇）という。消は糖尿病などによって起こる多飲性消耗性の病である。

太陽膀胱経と小腸経の鬱滞によって起こる病を隔という。隔とは横隔膜における通過傷害の意で、胃や食道の病（癌など）で起こるが、ここでは（脊髄異常などによる）大小便不通をいう。

太陰脾経と肺経の鬱滞によって起こる病は水という。水は一般には腎病に因るが、ここは衛気すなわちリンパ液の腹部（下焦）及び下肢における貯留である。

厥陰心主経と少陽三焦経の鬱滞によって起こる病を喉痺《コウヒ》という。すなわち咽喉頭炎あるいは扁桃炎である。咽喉は三焦経の通路に当たる。

【注】　**○結**　物を入れた容器の口をしっかり結ぶことである。経脈をしっかり結べば、上流で物が鬱滞する。本節にはいろいろの経脈の結によって起こる病症を挙げている。何れも相当の因果関係が認められる。**○結陽**　四肢には陰経も陽経もあるが、内藏に対しては陽である。結陽すなわちここの経脈すなわち血管が欝滞すれば浮腫が起こる（四支腫）。**○結陰**　口から肛門までの消化管を府という。府は藏に対しては陽であるが、四肢に対しては陰である。結陰すなわちここに血気の欝滞が起こると、やがて胃腸の出血が起こる（便血）。**○再結、三結**　病の進行を示す。**○石水**　胃癌や子宮癌、卵巣腫瘍、動静脈血栓など、硬い腫瘤で、腹水を伴うものをいう。内藏の腫瘤であるから陰であるが、この場合、下肢の循環障害による浮腫も起こるので陽にも若干の病変が現れる。そこで陰多陽少となる。**○消**　消渇すなわち糖尿病で、多飲、多食でかつ消耗性の病である。胃に熱があると食欲が旺盛になる。そこで陽明胃経の病として消が起こる。**○隔**　太陽経の異常としては隔は起こらない。王冰の注では、小腸、膀胱の熱結で、便写せず、としている。隔とは隔塞不通の意味であるが、医学用語としては胃癌、食道癌などによる食道、胃の通過障害である。大小便不通を隔と呼ぶかどうか。疑問である。

第三節

陰搏陽別謂之有子

陰が搏《ハク》し陽が別《わか》れるのは之を有子（妊娠）と謂う

陰陽虚腸辟※死　陰も陽も虚し腸辟（下痢）するものは死す
陽加於陰謂之汗　陽が陰に加わる、之を汗と謂う
陰虚陽搏謂之崩　陰が虚し陽が搏《ハク》（うつ）するのは之を崩と謂う

※辟　新校正によると、全元起本では「辟」を「澼」に作る。この方がよい。

【訳】　陰すなわち肘の尺沢の脈が強く打ち、陽すなわち腕の寸口の脈が二つにわかれる様に打つのは妊娠の兆候である。

陰の脈すなわち尺沢も、陽の脈すなわち寸口も虚していて、下痢するのは、予後不良で死ぬ。

寸口の脈が尺沢の方にまでのびて打つ場合は、陽気が強く、陰に乗り掛かるもので、この様な時は発汗が起こる。

尺脈が虚していて、寸口脈が強く打つのは、子宮出血である。

【注】　**○別**　王冰は「別」を「特別」と解釈しているが、これはおかしい。一般に陰陽はそれぞれ別個の打ち方をしている筈で、ここだけが特別である訳がない。別は分かれるなり（『説文』）で、二つに分かれる様な脈の打ち方であろう。妊娠で子宮すなわち陰が強くなり、子すなわち陽気が一つ増えて母親の陽気と合わせて二つになる。この状態を反映して、陰は強く打ち、陽は二つある様に打つことになったのであろう。**○陰陽虚**は腸辟の結果である。陰陽が虚していて、その上で腸辟を起こすと死ぬというのではない。腸辟を起こすと陰陽が虚して死ぬというのである。**○辟**　辟は校正で述べた様に「澼」である。澼とは布を平らにのばして水にさらすことである。腸澼とは腸壁の襞がのびて締まりのなくなることである。その結果が下痢である。死ぬ様な下痢だから尋常一様な下痢ではない。赤痢、コレラの様な重症なものである。**○汗**　汗の出る場合はいろいろある。心は汗を主る（『霊枢』第七十八）。従って心の異常で出る。陰勝つ時に出ることは本篇で既に見た。陽勝つ時は不出汗である。本節では、陽気が盛んで陰に向かって溢れ出る時に汗が出る、としている。このままでは首肯し難い。運動をすると陽気が盛んになって陽脈も強く大きく打つ。ただし運動の初期には体温の上昇があるだけで発汗はない。体温が上昇して高温になると体温調節のために発汗が起こる。この時、陽が盛んなだけでなく、陰もまた盛んになるのである。そこで発汗が起こる。運動が続く間は、陰陽ともに盛んの状態でいることになる。この様に読まないと汗の発生病理の整合性が失われる。**○崩**の脈理はよくわからない。

第四節

三陰倶搏二十日夜半死
二陰倶搏十三日夕時死
一陰倶搏十日死
三陽倶搏且鼓三日死
三陰三陽倶搏
心腹滿發盡
不得隠曲五日死
二陽倶搏其病温死不治
不過十日死

三陰倶に搏《ハク》するは二十日夜半に死す
二陰倶に搏するは十三日夕時に死す
一陰倶に搏するは十日にして死す
三陽倶に搏し且つ鼓するは三日にして死す
三陰三陽倶に搏するは
心腹満ち発尽し
隠曲することを得ず、五日にして死す
二陽倶に搏し其の温を病むときは死して治せず
十日を過ぎずして死す
【訳】　（六部定位の脈診で）太陰肺経と脾経がともに強く打つ場合は、二十日目の夜半に死ぬ。
少陰心経と腎経がともに強く打つ場合は、十三日目の夕方に死ぬ。
厥陰肝経と心包経がともに強く打つ時は、十日で死ぬ。
太陽膀胱経と小腸経がともに強くかつ鼓動するのは、三日で死ぬ。
太陰脾経、肺経と太陽膀胱経、小腸経がともに強く打つのは、心下部から腹部にかけて膨満し、発尽し（意味不明）、大小便が不利になる。五日で死ぬ。
陽明胃経と大腸経がともに強く打つ時は、温病を病んで、予後は悪く、死ぬ。処置の仕様がない。十日を過ぎないうちに死ぬ。
【注】　○本節の意味はよくわからない。ここで搏したり鼓したりしている場所は何処か。恐らく寸口での六部定位の脈診であろう。大腸は寸口の軽按、胃は関上の軽按で得られた脈である。それがともに搏すると温病を病むとどうしていえるのか。不明である。他の場合も同じで、脈と予後、症状がうまく連結しない。『史記』の扁鵲倉公列伝第四十五に載せる倉公の治験例中に三陰倶搏の脈が出てくる。斉の中尉、潘滿如が少腹痛を病み、溲便《ソウベン》して死んだ症例である。合わせて研究する必要がある。

靈蘭秘典論篇　第八

藏府の形態と機能については、霊蘭秘典論篇第八、六節藏象論篇第九、五藏生成篇第十、五藏別論篇第十一に述べられている。本篇においては五藏六府の機能を王朝の役職に準じて述べている。以下の諸篇に比べると実質性に乏しいが、藏器の体系性と役割分担がよくわかる様に記述されている。

脳髄の機能がわかっていないので、精神、心理作用は藏府に分属されている。この点は古代的である。ただし脾胃以下膀胱に至る諸藏府の機能についてはかなり合理性のある記載がされている。古代の解剖学や生理学の持つ洞察力は優秀である。

近年、小腸を第二の脳といい、皮膚を第三の脳という学説が表れた。小腸は心と表裏の関係にあり、皮膚は肺の協同器官である。心が神（精神作用）を持ち、肺が精と魄《ハク》とを藏するという『素問』、『霊枢』の記載も今後改めて検討する必要が出てくるかもしれない。

新校正によれば全元起本では巻二にある。篇名を十二藏相使という。

『甲乙経』には欠く。

『太素』の現存本には欠く。

第一章

第一節

黄帝問曰
願聞
十二藏之相使貴賤何如
岐伯對曰
悉乎哉問也
請遂言之

黄帝問うて曰く
願わくは聞かん
十二藏の相使《ソウシ》貴賤は如何《いか》に
岐伯対《こた》えて曰く
悉なるかな問いや
請《こ》う。遂《つい》に之を言わん

【訳】　黄帝が質問していう。

私は次のことを聞きたい。十二の藏府の機能上の相互関係、職務分担の状況はどうなっているか。

岐伯が答えていう。

包括的な細かい質問です。ひとつ最後の最後までお話します。

【注】　**○藏**　心主（心包）を含めた六藏と六府である。本篇では、その藏府の機能上の関係を政府の官制に準じて解説する。**○相使貴賤**　相使は相互に使役すること、貴賤は主従である。相使は相互関係、貴賤は任務の分担関係である。**○遂**　ルートに従って奥へ奥へと進んでいくこと。

第二節

心者君主之官也
神明出焉
肺者相傅之官
治節出焉

心は君主の官なり
神明は焉《これ》より出《い》づ
肺は相傅《ソウフ》の官
治節焉より出づ

【訳】　心は君主の役目である。人の思考、情動、意志などの精神現象や神経作用はここから表れる。
肺は君主を助けるお守り役である。君主を助けて各藏器の機能を按配、調節する。

【注】　**○心**　心臓は二房二室からなる。心という字はその象形である。心は、「沁みる」「滲みる」「浸みる」などと同系の言葉で、血液を細い血管の隅々まで行き渡らせることに着目した命名である。**○神**　精神である。脳という高次統合系の機能である。思という字は、田と心よりなる。田は乳児の頭にある「ひよめき」で現在は泉門といっている。この部分は心とともに拍動するので、思考は脳と心で行われると考えたのであろう。思考は心の機能の一部である。**○肺**　肺の右側の字は横浜市などの市《シ》ではない。市《ハイ》である。市《ハイ》は屮（草の芽）と八からなる字で、草の双葉がぱっと開く様を示している。肺は月（肉月）と市で、肺が左右に分かれている様、あるいはぱっと開いて息をする点に着目した字である。**○相傅**　相は助ける。傅は付け人である。肺は君主である心の両側にあって、補助、介補する職務を持つと考えられた。**○治**　人工を加える、作為する

という意味である。**○節**　調節である。肺は経脈内外を流れる精気の循環に手を加え、調節する器官である。

【考】　胃の上焦、中焦から抽出された水穀（飲食物）の精気（栄養素、エネルギー）は衛気と営気となる。ともに胸中を上り、営気は肺経（血管）に入って血となり、全身を循環して、藏器組織を栄養する。衛気は肺を通った後、経脈の外を走り、四肢の筋肉を温め、皮膚を養い、発汗機構の調節をする。経脈内外の営衛を循環させるのは肺の呼吸の力である。心の拍動ではない。『霊枢』動輸第六十二を参照。

第三節

肝者将軍之官　　**肝は将軍の官**
謀慮出焉　　**謀慮焉より出づ**

【訳】　肝は将軍の役目である。策謀、思慮はこの藏器の機能である。

【注】　**○肝**　肝は月（肉月）と干《カン》からなる字である。干は干支と熟する時、分枝に対する主幹の意味を持つ。人体の中心にあって主幹の位置を占めているので肝というのである。

【考】　肝は血を蔵する。五藏生成篇第十に「人、臥するとき血は肝に帰す。肝、血を受けて能く視る」とある。肝は藏血藏器である。血液の貯藏庫である。肝が血の分配に関係するという記載は他にないが、同所には「足は血を受けて能く歩み、掌は血を受けて能く握り、指は血を受けて摂《つま》む」とあり、肝には血の配分機能が考えられていたのかも知れない。ただしこれは謀慮とは無関係である。

肝の機能で将軍に関係するものとしては、強いて挙げれば、肝が怒を主る、ということである。将軍は軍隊の最高指揮官として部下を叱咤激励することが多いであろう。これが怒と近いかも知れない。謀慮は将軍との関連で出てきた機能ではなかろうか。他には肝と謀慮を結ぶ様な記載はない。

六節藏象論篇第九には「肝は罷極の本、魂の居なり」とある。極は張り切って活動することであり、罷は力尽きて疲れることである。現代医学によれば、肝藏はグリコーゲンを貯藏しており、必要に応じて、グルコース（ブドウ糖）に分解して血中に放出し、筋肉での利用に供する。すなわち極の状態を維持する。極が続けば消耗して罷の状態に至る。罷極とはこの様な機作を意味するものである。能く現代医学を先取りしている。しかしこれもエネルギー代謝の問題であって、謀慮には関係ない。

また干は盾である。敵を防ぐ道具である。現代医学では肝は網内系という生体防御機構を持つと考えられているが、もとより『素問』、『霊枢』にはその様な知識はない。

第四節

膽者中正之官
決断出焉
膻中者臣使之官
喜樂出焉

膽《タン》は中正《チュウセイ》の官
決断焉より出づ
膻中《ダンチュウ》は臣使の官
喜楽《キガク》焉より出づ

【訳】　膽《タン》は役人の採用配置を司る人事官である。公正を旨として、諸藏府の働きを監査してこれに正確な判断を下す役割を担う。
膻中《ダンチュウ》は宮中の歌舞音曲にたずさわる召使の役目である。喜怒哀楽の感情はここから出る。

【注】　**○膽**　この字はずっしりと重く、人体の主幹をなす肝と表裏をなして、その重心を安定させる役目を持つ藏器を意味する。左右に傾くことなく、全体のバランスを保つのである。次の六節藏象論に「十一藏は決を胆に取る」とあり、本項と関連する記事である。**○中正之官**　秦末の動乱の時、楚王の陳勝が中正の官を置いたことが『史記』に記されている。人物を鑑別する役目である。三国の魏にも置かれた。ここの中正との関係は未詳である。**○膻**　心藏を包む心嚢すなわち心包である。心搏は感情に応じて変動する。これによって、心嚢と喜怒哀楽の感情とが結びつけられたのであろう。**○臣使**　臣は主君に仕える奴隷である。使は使役である。そこで臣使とは宮中の召使で、庖丁（料理）や音曲を担当した。ここでは後者をいう。

第五節

脾胃者倉廩之官
五味出焉
大腸者傳道之官
變化出焉
小腸者受盛之官
化物出焉

脾胃は倉廩《ソウリン》の官
五味焉より出づ
大腸は伝道の官
変化焉より出づ
小腸は受盛《ジュセイ》の官
化物焉より出づ

【訳】　脾と胃は食料倉庫の管理者である。水穀すなわち飲食物の持つ酸苦甘辛鹹の五つの味よりなる栄養素は、ここから吸収されて全身に供給される。

大腸は輜重《シチョウ》の役目で、物資の転送を司る。食物は転送する間にその姿を変え、大便として排泄される。

小腸は物を受け取って次の大腸に盛り与える役目である。この間に、物は液体から固体にとその形を変えて出てくる。

【注】　**○胃**　この字は丸い袋状の藏器を意味する。**○脾**　この字は薄くて平らな形をした藏器の意味である。現代医学の膵藏である。『難経』四十二難には「脾は……血を裹《つつ》むことを主る」という記載があり、これは現代医学の脾藏を意味する。すなわち脾は膵藏であるが、『難経』と『霊枢』の一部には脾臓を含む場合もある。**○傳**　転々と移動させることである。**○道**　導と同じ。一定の方向に引っぱっていくことである。**○變化**　飲食物は胃で精気を抽出された後、小腸を経て、大腸に入ると糞便に姿を変え、転送されて肛門に至る。**○化**　姿を変えて、元の物と違う物になることをいう。**○腸**　長いはらわたの意味。

【考】　飲食物の栄養素は胃で吸収されて人の精気となる。これを穀気という。精気には営気と衛気とがあり、営気は経脈に入って血となり、衛気は経脈の外を走る。

飲食物には五つの栄養素がある。これが五味である。五味とは酸苦甘辛鹹で、それぞれ親和性のある藏器に入り、それぞれの藏気を養う。脾は胃のためにこの精気を肺にまで押し上げる働きを持つ。

第六節

腎者作強之官
伎巧出焉
三焦者決涜之官
水道出焉
膀胱者州都之官
津液藏焉
氣化則能出矣

腎は作強《サクキョウ》の官
伎巧《ギコウ》焉より出づ
三焦《サンショウ》は決涜《ケットク》の官
水道焉より出づ
膀胱は洲都《シュウト》の官
津液《シンエキ》焉に藏す
気化するときは即ち能く出づ

【訳】　腎は精力の維持管理を司る役目である。精力を必要とする、細かい巧みな仕事はここから現れる。

三焦（下焦）は溝を切り開いて河川の水を流す役目である。ここに水分の流れる道（大腸、膀胱、尿道）が成立する。

膀胱は水の集まる場所を管理する役目である。滴々として流れる水を集めて貯藏する役目である。神経の状況が緊張から弛緩に変わると小便を出すことができる。

【注】　**〇腎**　腎という字の「臣」は身を硬くして主君に仕える奴隷である。「又」は「攴」と同じ字で動詞を示す記号で、ここでは臣と組んで硬くする意。そこで腎とは硬い藏器という意味になる。腎藏は内腔がなく、実質細胞がぎっしり詰まっていて硬い。この点に着目した命名である。**〇作強**　作は短切《タンセツ》な動作を起こすことをいう。ここでは強という動作を起こすことである。強とは大きい角をもち、硬い甲をかぶった兜虫である。そこで作強とは、兜虫の様に、シャンとした緊張状態を保持し、ガッシリと外敵に対する防御固めをすることを意味する。**〇伎巧**　この防御固めをするには大きい精力が必要であり、腎はこの精力を藏する器官である。この精力を使って、細かく巧みな仕事をする。これが伎巧である。伎は細かな手技、また技をあやつる人である。**〇決**　堤防の一部を欠き取ること、決壊することである。**〇涜**　溝である。決涜とは溝に穴を開けて水を流すことである。**〇三焦**　上中下の三つがある。飲食物は、胃の上焦で衛気が抽出され、中焦からは営気が抽出される。営衛が抽出された後の食物のかすを糟粕《ソウハク》という。糟粕は大腸において水分を分別する。リンパ液である。この水分は膀胱の外表から内腔に入って小便となる（実際のリンパはこれとは逆方向に流れており、膀胱の

外表から下腹部リンパ管へ入っていく）。小便を分別した後のかすは大便となって肛門に至る。この糟粕から大小便を作る課程を担当しているのが下焦である。すなわち上中下それぞれに、液体、水分の流通に関係している。そこで「水道これより出づ」という。**〇州** 川の中州である。周囲に水をめぐらす。**〇都** 人の集まるところである。膀胱は津液を集め、排泄する藏器である。そこでこれを「州都の官」と名付けたのである。**〇津液** 津も液も一滴一滴と垂れる水で、どっと流れる水ではない。しかしここでは水分一般を指すと考えてよい。

【考】 以上、身体を一つの政治組織と考え、その官制に対応させて各藏器の機能を説明している。現代から見て、一部は当たり、一部は外れている。

心は君主の官とは、全身を統合していることをいう。本来脳神経系の仕事である。ただし脳髄の機能がわかっていなかったので、心にこの機能を担《にな》わせたのである。心の停止は生命の終わりであるから、心は最高の支配者と考えたのであろう。

精神作用は心だけではなく、肝は謀慮、胆は決断、膻中は感情と、各藏府がその一部を分担している。肝が傷害されると、決断力や知謀が落ちるという臨床上の経験があって、肝や胆にこの様な機能を付与したのではないだろうか。なお膽《タン》という字のつくりはずっしりと重く、垂れ下り、落ち着かせる意味を含む。からだのほぼ中央にあって全身の重鎮の意味も込めた命名であろう。

市は屮と八からなる文字である。草がパッと開く様を示す。肺は左右にパッと開いているのでハイという。すなわち肺の形態に基づいた命名である。ただし古代医学は、洋の東西を問わず、呼吸生理がわからなかったので、肺の機能も見当外れである。「肺は五藏六府の蓋なり」（『霊枢』第七十八）で、心を左右から覆っているので相傅、お守り役とされたのであろう。

脾、胃、大小腸の消化器の機能、三焦と膀胱の機能は大体正確である。三焦については別にまとめて記す。腎は尿を作る下焦を管理しているが、直接尿を作るとは考えなかった。

第七節

凡此十二官者
不得相失也
故主明則下安

凡《およ》そ此の十二官は
相失することを得《え》ず
故に主明らかなるときは則ち下安し

以此養生則壽
歿世不殆
以爲天下則大昌
主不明則十二官危
使道閉塞而不通
形乃大傷
此以養生則殃
以爲天下者
其宗大危
戒之戒之

此れを以て生を養うときは則ち寿（命ながし）
世を歿するまで殆《あやう》からず
以て天下を為《おさ》むるときは則ち大いに昌《さか》んなり
主明らかならざるときは則ち十二官危うし
使道《シドウ》閉塞して通ぜず
形乃《すなわ》ち大いに傷《やぶ》る
此れを以て生を養うときは則ち殃《オウ》（短命）す
以て天下を為《おさ》むるときは
其の宗（同姓の一族）大いに危うし
之を戒《いまし》めよ、之を戒めよ

【訳】　以上の十二の役目を持つ藏府は協調して働いているので、どの藏府もその役目から抜け落ちる様なことがあってはならない。

　名君の下では国家は安全な様に、心が正常なら他藏も正常である。この様な状態で生命を養うなら、長い寿命を保つことができる。終生、命を脅かされることはない。この様な状態で天下を治めるなら、天下は大いに繁栄する。

　君主が暗愚であると、すなわち十二の君臣はともに危険にさらされる。十二官の連絡道路すなわち経脈は閉塞して不通となり、からだは大きな傷害を受ける。この様な状態で生命を養うならば若死してしまう。この様な状態で天下を治める時はその一族は大変に危険である。慎重の上にも慎重にしなければならない。

【注】　**○使道**　各藏器がその使命を果たすための通路、すなわち連絡道路である。ここでは経脈を意味する。

【考】　十二の藏府の中での心の重要性を述べている。昔は咽喉炎、扁桃炎などの後、リウマチ性の心炎を起こす人が多かった。幸いにして急性期に死を免れても、五年十年の後に、鬱血性心不全になって夭折した。心が侵されると全身に鬱血が起こり、多くの藏器が傷害される。本節の叙述はこの様な事情も踏まえているかも知れない。

第二章

第一節

至道在微
變化無窮
孰知其原
窘乎哉
消者瞿瞿
孰知其要
閔閔之當
孰者為良

至道は微《ビ》にあり
変化は窮まりなし
孰《たれ》か其の原《みなもと》を知らん
窘《クン》なるかな
消者《ショウシャ》は瞿瞿《クク》
孰か其の要を知らん
閔閔《ビンビン》の当《トウ》
孰か良と為さん

【訳】　医学の法則という様な奥深い道理は微妙な存在である。その変化は無限でここで終わりということがない。誰がこの微妙で無窮の変化を含む現象の本源、本体を知り得ようか。何とも困ったことである。

凡人がキョロキョロと鵜の目鷹の目で探して見ても、誰がその要点を把握することができようか。「ああかこうか」と思い悩むことを、「それはこうだ」と断定するにしても、どれがよいと決めることができようか、できはしないであろう。

【注】　**○窘**　困と同系の言葉である。困は梱包の梱の原字で、木材をぐるぐると縛ることである。縛られては動きが取れない。そこで困ることになる。**○消**　『太素』は「肖」に作る。肖は削の原字で、削って小さくすることである。すなわち肖者とは小人、凡人の意味である。**○瞿**　鳥がキョロキョロあたりを見回すことである。瞿瞿《クク》はキョロキョロと探し求めることである。**○閔閔之當**　紊紊《ブンブン》に同じ。紊とは糸がもつれて入り乱れることで、すなわち紊乱である。そこで閔閔《ビンビン》とは、ああかこうかと思い乱れることである。閔閔の当とは、この悩みを、それはこうだと明確に言い当てることである。

○本項は医学探求の困難さを説く。

第二節
恍惚之數生於毫氂
毫氂之數起於度量
千之萬之可以益大
推之大之其形乃制

恍惚《コウコツ》の数は毫氂《ゴウリ》より生ず
毫氂の数は度量より起こる
之を千にし、之を万にすれば以て益大《エキダイ》す可し
之を推して之を大にすれば其の形乃ち制せらる

【訳】　この様な微妙な法則、道理というものは、毫氂《ゴウリ》の様なあるかなきかの微細なものの探求、発見から生じてくる。この微妙なものから生じてくる法則は、身体とその諸現象を綿密に観察し、測定し、記録することから発見できる。

このやり方を、一から千に、千から万に、と推し進めていけば、発見された法則をますますもって拡大させることができる。この方法を推進し拡大していけば、人体の形態、生理に関する法則は、裁縫で布を裁断する様に次第にその姿が明確になってくる。

【注】　**○毫**　長い毛である。また分量の単位で、一厘の十分の一をいう。僅かなもののたとえになる。**○氂**　から牛、ヤク。チベットで飼われている毛の長い牛。細いもののたとえになる。

【考】　医学の探求という至難の業も研究の方法がある。それが度量である。度量の前提には観察がある。観察、度量の結果は類推によって拡大される。かくして現象の奥に潜む本質を洞察し、真理、法則を発見するのである。『素問』の医師たちの方法は、この観察と度量、類推と洞察である。その観察、度量は正確であり、その類推、洞察は鋭利である。その例は『素問』、『霊枢』の随所に見ることができる。

『素問』、『霊枢』の医学は、近代以降の中国医学のごとく、思弁と臆測によってでっちあげられたものではない。日本の漢方の医師たちが考える様な迷信に満ちた虚妄の塊ではない。漢方のごとく、学的体系を放棄して単なる医術に矮小化したものとは違う。東アジアの伝統医学の中で、最も優れた合理的実証的な医学体系である。この基礎を支えているのが、この観察と度量である。具体的には解剖学と生理学である。

第三節

黄帝曰善哉　黄帝曰く、善きかな
余聞　余は
精光之道　精光の道
大聖之業　大聖の業を聞けり
而宣明大道　而《しか》れども大道《ダイドウ》を宣明するには
非斎戒擇吉日　斎戒して吉日を択《えら》ぶに非ざれば
不敢受也　敢《あえ》て受けざるなり、と
黄帝乃擇吉日良兆　黄帝、乃ち吉日、良兆を択び
而藏靈蘭之室　而して霊蘭《レイラン》の室に藏し
以傳保焉　以て伝保《デンポ》す

【訳】　黄帝がいう。

結構結構。私は精妙にして詳細、明白にして広大な真理、大聖人の業績を聞くことができた。そこで、この大いなる真理を世界に行き渡らせて明らかにするに当たっては、斎戒沐浴して吉日を選んだ上でなければ、そう易々と伝授を受けるわけにはゆかぬ、と。

黄帝はそこで吉日で縁起のよい日を選んで伝授を受け、その伝授された書物を清らかな書庫に納め、そして保存して伝承した。

【注】　**〇精光**　精は優れて精妙なこと。光は明かりを四方に発散させることから、明白、広大の意になる。**〇斎**　祭の前に酒肉を断ち、清浄の室にこもり、心身を整えることである。**〇靈**　清々しい神の力である。**〇蘭**　漢代、宮中に置かれた藏書所を蘭台といった。蘭の香は書物の虫除けになるというので書庫に名付けた。

【考】　医学の伝授の一つの例がここに記されている。医学の伝授については、金匱眞言論篇第四の末尾に、『史記』扁鵲伝と『霊枢』禁服第四十八の関係する文章を掲げておいた。

六節藏象論篇　第九

本論篇は四つの部分から成る。

第一　運気に関する記述である。この部分はさらに二つに分かれる。一つは天文気象の運行についての総論的記載。二つは気象変動による疾病異常についての記述。

新校正によれば、「岐伯對曰、昭乎哉問也より天地之運、陰陽之化、其於萬物、孰少孰多、可得聞乎」に至る文章は『太素』、『全元起注本』になく、王冰が付加した文章と考えられる。

第二　栄養生理。五味、五氣の生理学である。

第三　藏象すなわち藏府の機能について述べる。

第四　人迎寸口診の脈診について記す。

本篇の命名。六六とは第一の部分が「六六の節……」という文章で始まるので、その文字を取って付けたもの。藏象は第三部の初めに「藏象何如」とあるところから付けたものである。

新校正によれば全元起本では第三巻にある。

『甲乙経』には欠く。

『太素』の現存本には欠く。

第一章

第一節

一　黄帝問曰

余聞

天以六六之節以成一歳

人以九九制會

黄帝問うて曰く

余聞く

天は六六の節を以て以って一歳を成す

人は九九を以て制会す

計人亦有三百六十五節
以爲天地久矣
不知其所謂也

計《かぞ》えるに人にも亦三百六十五節有り
以て天地と為《な》りて久し、と
其の謂《い》うところを知らざるなり

【訳】　黄帝が質問していう。

私の聞くところでは、天文すなわち日月星辰の運行は、十干十二支を組み合わせた干支における、甲子《コウシ》から癸亥《キガイ》に至る六十日の六倍の三百六十日で一年を形成している。

（地は九州、九野）人は、九竅《キュウキョウ》、九藏という様に、九の数字で体制を整えている。

勘定してみると、人にも（天と同じ様に、六六という数字に関係して）三百六十五の節目（兪穴あるいは骨節）がある。この様に天は六六、地と人は九九という比率が構成原理となって久しい、と。その謂《いわ》れ、理由を知らないので説明してほしい。

【注】　**○節**　節目、区切りの意。**○制**　規格、寸法に合わせて裁断すること、形を整え、けじめをつけることである。**○會**　会合、寄せ集まり。物事の要点、きまりをいう。

【考】　本項は地上あるいは人体という諸々の要素の集合を九州、九竅と九の字で区切り、整理している。人の兪穴《ユケツ》（ツボ）の数も、骨節の数も三百六十五と計算されている。一年三百六十五日に合わせた概数である。

二　岐伯對曰
昭乎哉問也
請遂言之
夫六六之節九九制會者
所以正天之度氣之數也

岐伯対《こた》えて曰く
昭なるかな問いや
請う、遂に之を言わん
夫《そ》れ六六の節、九九の制会は
天の度、気の数を正す所以《ユエン》なり

天度者所以制日月之行也　天の度とは日月の行を制する所以なり
氣數者所以紀化生之用也　気の数とは化生の用《はたらき》を紀《ただ》す所以なり

【訳】　岐伯が答えていう。

すみずみまで注意の行き届いた質問です。トコトンまで詳しく説明しましょう。

一体、六×六＝三百六十日法の節目や、九×九という九の数字による体制は、天の度や気の度を規制するものである。天の度（規則）とは、日月の運行を規制するものである。（四季の天）気（の移り変り）の数（法則）とは、地上の万物の生成変化がすらすらといく様に糸口をつけ整理することである。

【注】　**〇天之度**　日月の運行の法則をいう。**〇氣之數**　四季の推移の法則をいう。**〇紀**　糸口を見つけて整理することである。

三　天爲陽地爲陰　天は陽為《た》り、地は陰為り、
日爲陽月爲陰　日は陽為り、月は陰為り、
行有分紀　行に分紀（区分）有り
周有道理　周に道理（軌道）有り
日行一度　日の行（歩み）は一度
月行十三度而有奇焉　月の行は十三度にして奇有り
故大小月三百六十五日　故に大小の月と三百六十五日
而成歳　にして（一）歳を成す
積氣餘而盈閏矣　気の餘を積んで閏《ジュン》（うるう）を盈《みた》す

【訳】　天は陽であり、地は陰である。太陽は陽であり、月は陰である。日月の一日の運行には天空上の一定の範囲があるし、一周するのには決まった軌道がある。
　太陽の一日の行程は一度（弱）である。月の一日の行程は十三度と余りがある。そこで大小の月が十二ヵ月月あるいは三百六十五日の日数で（それぞれ）一年となる。月の巡りは一年十二回と余りがある。この余りを積んで閏月《うるうづき》とする。

【注】　**○分紀**　分とは二つに分けること。紀とは糸口を見つけて整理することで、どこから始まってどこまでという区分である。**○道理**　ここでは軌道の意味。**○日行一度**　天周三百六十度を太陽は三百六十五日で一周する。すなわち三百六十÷三百六十五＝〇・九八六でほぼ一である。**○月行十三度而有奇**　陰暦の一月は二八日である。そこで三百六十五÷二十八＝十三と〇・三五、すなわち十三度と余りになる。**○奇**　余りである。この余りが集まって閏となる。

四　立端於始
表正於中
推餘於終
而天度畢矣

端を始に立て
正を中に表し
餘を終に推し
而して天度畢《おわ》る

【訳】　日時計の影が最も長い冬至を年の起点として定め、日時計の影が最も短い夏至との中点を春分秋分として印を付ける。一年の月行は十二回余である。この余分を太陽周期の終わりに押しつけて閏年の用意をする。

【注】　**○端**　端緒、初めである。初めは年初である。**○正**　正しい位置である。**○表**　標識を付けることである。**○中**　冬至点と夏至点の中央である。**○推餘於終**　一年三百六十五日は月の十二回の巡りより多い。この余りを集めて閏月を設けるのである。

【考】　これと略同文が『春秋左氏伝』文公元年の項に「先王の時を正すや、端を始めに履《ふ》み、正を中に挙げ、余を終りに帰す」と出ている。

第二節

一　帝曰
余已聞天度矣
願聞氣數何以合之

帝曰く
余は已《すで》に天の度を聞けり
願わくは気の数を聞かん、何を以て之に合するや

【訳】　黄帝がいう。私は既に天の度、すなわち日月星辰の運行の規則について聞いた。どうか地の数、すなわち節気の推移の法則を聞きたい。どの様にして天の度と合致させるのであろうか。

二　岐伯曰
天以六六爲節
地以九九制會
天有十日
日六竟而周甲
甲六復而終歳
三百六十日法也

岐伯曰く
天は六六を以て節と為《な》す
地は九九を以て制会す
天に十日有り
日は六竟《ロクキョウ》にして甲を周《まわ》る
甲は六復《ロクフク》して歳を終わる
三百六十日の法なり

【訳】　岐伯がいう。天は六六の数字で節目とし、地は九九の数字で体制を整えている。天は甲から癸までの十干で十日とする。十日一旬の区切りが六巡りして十干十二支の六十日を一回りする。甲子の六十日を六回繰り返して一年が終わる。これが一年三百六十日の法則である。

【注】　**○十日**　中国古代では日を数えるのに甲乙丙丁戊己庚辛壬癸の十干を使った。十日一巡りを一旬という。天有十日とは天には一旬という区切りがあるということである。**○竟**　音楽の楽曲の一区切り、楽章の最後をいう。六竟《ロクキョウ》とは、一旬という区切りが六回あるということである。**○周甲**　甲子から癸亥までの十干十二支の組合せで六十となる。この間に甲が六回ある。これを甲を（六回）周ぐるという。**○三百六十日**　この六十を六回すると三百六十日で一年となる。

三　**夫自古通天者**　　夫れ古《いにしえ》より天に通ずる者は
生之本　　生の本なり
本於陰陽　　陰陽に本づく
其氣九州九竅　　其の気は九州九竅
皆通乎天氣　　みな天気に通ず
故其生五其氣三　　故に其の生は五、其の気は三

【訳】　昔から宇宙に存在するものはすべて天気と交流し、影響を受けている。それが生存の基本的条件である。それは太陽エネルギーの存在様式としての陰陽の原理に基礎を置いている。

その働きは外界としては中国の全領域、人体の上では九つの穴（から五藏六府に至る）まで天気と交流し交流し影響を受けている。

そこで、陰陽の原理は五行として展開し、その働きは天地人三才の上に発現する。

【注】　○この項は本書の生気通天論篇第三の文章と同文である。

四　**三而成天**　　三にして天を成《な》し

三而成地
三而成人
三而三之
合則爲九
九分爲九野
九野爲九藏
故
形藏四
神藏五
合爲九藏
以應之也

三にして地を成し
三にして人を成す
三にして之を三にすれば
合して九と為《な》る
九は分かれて九野と為り
九野は九藏と為る
故に
形藏が四
神藏が五
合して九藏と為す
以て之に応ずるなり

【訳】　『易』は陰陽の爻を三つ重ねて八卦を作り、陽爻三つで天となし、陰爻三つで地となし、陰陽三爻を重ねて人事を示し、三によって宇宙の万象を象徴した。この三を三度重ねれば、合計して九となる。

九という数字によって天地を分ければ九野となる。天地の九野に対応して人体には九個の藏がある。そこで、人体には形藏が四個、神気を藏する藏が五つある。合計して九個の藏となる。この九の数字をもって天地の気に対応しているのである。

【注】　**○形藏**　胃、大腸、小腸、膀胱。**○神藏**　肝、心、脾、肺、腎。

【考】　この項は三部九候論篇第二十に同文がある。そこでは天に天地人の三があり、地にも、人にも天地人の三がある。そこで三×三＝九となるとしている。訳文は『易』の三陰三陽に則って作成した。

第三節

一　帝曰余已聞
六六九九之會也
夫子言
積氣盈閏
願聞何謂氣
請夫子發蒙解惑焉
岐伯曰
此上帝所秘
先師傳之也
帝曰
請遂聞之

帝曰く、余已《すで》に
六六九九の会を聞けり
夫子《フウシ》（先生）はいう
気を積んで閏《ジュン》を盈《みた》すと
願わくは聞かん、何をか気と謂う
請う、夫子、蒙を発《ひら》き惑を解け
岐伯曰く
此れ上帝の秘する所にして
先師の伝える所なり
帝曰く
請う、遂に之を聞かん

【注】　**〇會**　制会の略。**〇遂**　所定のルートに従って奥へ奥へと進んでいくこと。

【訳】　黄帝はいう。私は既に六六の節、九九の制会の話を聞いた。先生のいうところでは、気を積んで閏年を作る、と。気とは何をいうのかを聞きたい。どうか冥蒙を啓発し疑惑を解消してもらいたい。

岐伯はいう。これは上帝も秘密にしているところであり、私は自分の先生からこれを伝授された。

黄帝がいう。どうぞトコトン聞かせてもらいたい。

二　岐伯曰
五日謂之候
三候謂之氣
六氣謂之時
四時謂之歳
而各從其主治焉

岐伯曰く
五日之を候と謂う
三候之を気と謂う
六気之を時と謂う
四時之《これ》を歳と謂う
而《しこう》して各々其の主治に従う

【訳】　岐伯がいう。

五日を候という。三候すなわち十五日を気という。六気すなわち九十日を時という。四時（四季）すなわち三百六十日を一歳という。各々の期間はこれを主宰する者（五行の旺気）の調整に従うのである。

【注】　**〇五日謂之候**　候とは季節の兆候である。それが五日ごとに変化、推移していく。一年七十二候ある。『素問校注』が引用する『汲周書・時訓解』には「立春の日、東風凍を解く、又五日、蟄虫始めて振るう、又五日、魚氷に上る……」とある。この季節の兆候は『礼記』月令《ゲツレイ》、『呂氏春秋』の十二紀、『淮南子』の時則訓などに記載されている。月令はまたガツリョウともいう。**〇氣**　小寒、大寒、立春より大雪、冬至に至る二十四の節気である。**〇時**　春夏秋冬の四季である。**〇主治**　主宰、統治、おさめることである。ここでは時を主宰する五行の気である。春は木が王（旺）する、夏は火が旺する、などである。

三　五運相襲
而皆治之
終期之日
周而復始

五運相襲《あいおそ》い
而してみな之を治す
終期の日
（一）周して復《また》始まる

時立氣布
如環無端
候亦同法
故曰
不知年之所加
　氣之盛衰
　虚實之所起
不可以爲工矣

時立ち気布《し》き
環《たまき》の端《はし》無きが如し
候も亦た法を同じくす
故に曰く
歳の加わる所
気の盛衰
虚実の起こる所を知らざれば
以て（医）工と為る可からず

【訳】　木火土金水の五つの運気が次々と重なる様に後を追ってやって来て、皆それぞれの時期を主宰する。一周期が終了する最後の日、一周が終わり、初めに戻って、また次の一周を開始する。

一年四季の時期が確立し、二四節気が次々と運《めぐ》って来て、環の端がない様に、何時までも循環していく。候についても同様である。

そこでこの様にいわれる。一年の運気の様子、その時期時期の旺気の有様、時候時候の虚実の起こり具合を知らなければ（立派な）医者となることはできない。

【注】　**〇襲**　衣服を重ねることである。**〇年之所加**　五運のある季節の気候を主宰する主気の他に、客気があって正常の気候状況を変調させる。この客気の存在を年の加わるところ、年加という。**〇環**　輪の形をした玉。たまき。**〇工**　技術者である。ここでは医師のことである。医工ともいう。

【考】　その年回りの運勢をよく知ることが医療をする上で大切な要件だということを述べている。運気の状況によって人体の受ける影響も違ってくる。それによって医療の対応の仕方もまた変化する。年加については『霊枢』官針第七に同文がある。「用鍼者、不知年之所加、気之盛衰、虚實之所起、不可以爲工也」と。また同書の陰陽二五人第六四に年加、年忌についての記載がある。

第二章

第一節

一　帝曰
五運之※始如環無端
其太過不及何如

帝曰く
五運の初め、環の端無きが如《ごと》し
其の大過と不及は何如《いかん》

【訳】　黄帝がいう。
木火土金水の五つの運気の終始は環の端がない様にぐるぐると回っている。その気のあり様の過剰と不足はどのようであるか。

※之　『素問校注』は「之」の字は「終」の字の誤りであろう、といっている。五運の終始の方が文意はよく通る。訳文はこれに従った。

二　岐伯曰
五氣更立各有所勝
盛虚之變此其常也
帝曰平氣何如
岐伯曰無過者也
帝曰
太過不及奈何
岐伯曰

岐伯曰く
五気更《こもご》も立ち、各々勝つ所有り
盛虚の変、此れ其の常なり
帝曰く、平氣は何如《いかん》
岐伯曰、過《カ》無き者なり
帝曰く
大過と不及は奈何《いかに》
岐伯曰く

在經有也

経に在る有りなり

【訳】　岐伯がいう。五つの運気が次々とやって来てその時々を支配しており、互いに相生相克の勝敗がある。盛んになったり衰えたりの変化があるのが正常の姿である。

帝がいう。平気すなわち平年の運気はどの様なものか。

岐伯がいう。太過も不及もない順調な気象の場合である。

帝がいう。年々の運気の行き過ぎと不足の場合にはどんな様子になるのか。

岐伯がいう。経典に記載されている。

【注】　**〇五氣更立**　「五氣」とは木火土金水の五つの運気である。「更」は次々と交代すること。五行の運気の間には相生相克の力が働くので勝つところがあり、盛虚の変がある。

三　帝曰
何謂所勝
岐伯曰
春勝長夏
長夏勝冬
冬勝夏
夏勝秋
秋勝春
所謂得五行時之勝
各以氣命其藏

帝曰く
何をか勝つ所と謂う
岐伯曰く
春は長夏に勝つ（木克土）
長夏は冬に勝つ（土克水）
冬は夏に勝つ（水克火）
夏は秋に勝つ（火克金）
秋は春に勝つ（金克木）
所謂《いわゆる》五行の時の勝ちを得
各々気を以て其の藏に命《な》づく

【訳】　帝がいう。何を勝つところというのか。

岐伯がいう。春の木は長夏（六月、梅雨時）の土に勝つ（木克土）。長夏の土は冬の水に勝つ（土克水）。冬の水は夏の火に勝つ（水克火）。夏の火は秋の金に勝つ（火克金）。秋の金は春の木に勝つ（金克木）。すなわち所勝とは五行の相克の法則による勝ちをいう。天地での春木の気は体内の肝が対応するという様に、各季節の五行の気をもって五藏と対応させるのである。

四　帝曰　　帝曰く
何以知其勝　　何を以て其の勝ちを知るか
岐伯曰　　岐伯曰く
求其至也皆歸始春　　其の至るを求むるや、みな始春に帰す

【訳】　帝がいう。何によってその勝ちを知ることができるか。

岐伯がいう。基準とする気の到来を何時にするかと考えると、皆立春の日を基準として始まるのである。

【注】　**〇求**　追求、探求の「求」で、「考える」の意。**〇始春**　立春の日。季節間の相生相克関係を知るためには基準となる時期を定めなければならない。それを「立春の時」とするというのである。

五　未至而至此謂太過　　（時節が）未だ至らずして（その気候が）至る、此を大過と謂う
則薄所不勝而乘所勝也　　則ち勝たざる所に薄《せま》って勝つ所に乗ずるなり
命曰氣淫　　命じて気（候の）淫《あふれ》と曰う
※不分邪僻内生工不能禁　　不分にして邪僻内生す、工も禁ずる能わず

※この十字について、王注は文義繋がらず、とし錯簡とする。訳文はこれに従った。

【訳】　暦の上では未だその節気でないのに、その節気の気候がやって来る。これを行き過ぎという。春の陽気が立春より早く来るのは、春木の気が強く、冬秋に肉薄して早く終わらせるからである。

　また肝木が強いので春木が土の長夏に乗り掛かって、その気候を弱くしてしまう。この様な状況を気淫、すなわち季節の天気がむやみに溢れはみ出した状態という。

（この様な時は、正常な節気のあり方は混乱し、横しまな邪気が内部に発生し、上手な医者もこれを制止することができない）。

【注】　**○薄所不勝**　春、肝木を主として考えると、勝たざるところは秋、肺金である。今、立春以前に春気が表れるのは、肝木の気が大過で秋（冬）の気に肉薄して早く終わらせるためである。**○乗所勝**　肝木の春が勝つところは長夏、脾土である。肝木の気が優勢で長夏の脾土に乗り掛かって強くこれを克制するのである。春、夏が続いて、晩夏の気候がはっきりしないということになる。

六　至而不至此謂不及
則所勝妄行而所生受病
所不勝薄之也命曰氣迫

至って至らず、此れを不及と謂う
則ち勝つ所妄行して生ずる所病を受く
勝たざる所が之に薄るなり、命じて気迫と曰う

【訳】　季節の日時が至っているのにその気候がやって来ない。これを遅れという。この時は、肝木の春が弱いと、肝木が脾土を制御できないので長夏が盛んとなり、土克水によって、腎水の冬の気候が弱く、暖冬となる。

　このために腎水の冬は（肝木が生ずる）心火を克することができないので、夏の暑気が盛んとなり、高温による病が生ずる。そして肝木が弱いので、これを克制する肺金の秋の気候が何時までも続いて春の訪れが遅くな（って寒い春とな）るのである。

　この様な状況を気迫すなわち前の気候が引き続いて切迫するという。

【注】　**○所生**　肝木の場合であれば、肝木が生ずるのは心火である。夏の季節である。

七　所謂求其至者氣至之時也
謹候其時氣可與期
失時反候五治不分
邪僻内生工不能禁也

所謂《いわゆる》其の至るを求めるとは気至るの時（をいう）なり
謹んで其の時を候《うかが》い気は與《とも》に期すべし
時を失し候に反すれば五治分《わか》たず
邪僻《ジャヘキ》内に生ず、工も禁ずる能わざるなり

【訳】　前に（この第二章第一節四で）「其の至るを求める」といった意味は、その季節の正常の気候が至る時期ということである。細心の注意をして時節の気配の様子を観察していれば、いつその時期の気候がやってくるかを予測することができる。

この時候の予測を間違えて季節外れの判断をすると、春夏秋冬と土用の五つの季節の気候に対応した正しい治療ができず、まちがった処置をすることになる。そのために横しまな邪気が内部に発生する。上手な医者もこれを制止することができない。

【注】　**〇五治**　五は五運である。五治とは五運の気に適応した治療である。**〇邪僻**　不正邪悪のもの、ここでは各種の病源因子をいう。

第二節

一　帝曰
有不襲乎
岐伯曰
蒼天之氣不得無常也
氣之不襲是謂非常
非常則變矣

帝曰く
襲《おそ》わざること有るか
岐伯曰く
蒼天の気は常無きことを得ざるなり
気が襲わざれば是れを非常と謂う
非常なれば則ち変ず

【訳】　帝がいう。五運の気が後から後から重なって、次々と続いて来ないという場合があるか。

岐伯がいう。青々とした天空の気象のあり方というものは恒常的な原則に従っており、それに反することはできない。もし五運の気が次々と続いて来ないという様なことがあれば、それは非常事態という。非常事態の場合は異変が起こる。

二　帝曰
非常而變奈何
岐伯曰
變至則病
所勝則微
所不勝則甚
因而重感於邪則死矣
故非其時則微
當其時則甚也

帝曰く
非常にして変ずるとは奈何《いか》なることか
岐伯曰く
変至るときは則ち病む
勝つ所なるときは則ち微《び》
勝たざる所なるときは則ち甚だし
因って邪に重ねて感ずるときは則ち死す
故に其の時に非ざるときは則ち微
其の時に当たるときは則ち甚だしきなり

【訳】　帝がいう。非常の場合に起こる変異とはどの様なものか。

岐伯がいう。変異が起こると病が発生する。肝木が病む場合、木が克する長夏土用の時期には軽症である。木が克される秋金の季節には重症化する。この様な非常の状況にある時、さらに邪気に重ねて感染すれば、すぐに重症化して死に至る。

邪気に当たる時の年回りや季節が克される時期（肝木の病なら秋金の季節）でなければ病状が軽い。克される時期に当たれば重症化する。

【注】　○ここには『素問』、『霊枢』の予後論、疾病経過論の基本的原則が記されている。それは五行の相克相生関係に基づく。詳細は藏氣法時論篇第二十二にある。

三　帝曰善
余聞
氣合而有形
因變以正名
天地之運
陰陽之化
其於萬物
孰少孰多
可得聞乎

帝曰く、善し
余聞く
気合して形有り
変に因って以って名を正す、と
天地の運
陰陽の化
其の万物に於《お》けるや
孰《いず》れか少、孰か多なるか
聞くを得べきか

【訳】　帝がいう。善《よろ》しい。私の聞いているところでは、天地の気（物質とエネルギー）が合体して地上の万物が現れる。気の変化によって発生する様々な物質にはそれぞれに名前が付いている。天気地気の運行と、陰陽の変化とでは、現象世界の構成要素としてどちらが少なくどちらが多いか。聞かせてもらいたい。

【考】　新校正によると、第一章冒頭の「岐伯對曰昭乎哉問也」より第二章末尾の「天地之変、陰陽之化、孰少孰多、可得聞乎」までの文章は、全元起注本にも『太素』にも該当するものがなく、疑うらくは王氏の補う所ならん、という。

この部分の内容は運気七篇に似ているが、それほど明確に運気論的に偏向している様には見えない。類似の文章は『傷寒論』の傷寒例第三にもあり、むしろ一般的な生気象学の記述として読める。ただし第三章以下の内容とは繋がらない。

なお、第二章の薄所不勝、而乗所勝また所勝妄行、而所生受病、所不勝薄之也の所不勝や所勝、所生が具体的に何を指しているのか、手もとの解説書や注釈書には明確な記載がない。訳文には私の見るところを記しておいた。当たっているかどうかはわからない。

第三章

第一節

一　岐伯曰
岐伯曰く
悉哉問也
悉《シツ》なるかな問《と》いや
天至廣不可度
天は至って広く、度《はか》る可からず
地至大不可量
地は至って大きく、量《はか》る可からず
大神靈問
大神霊の問いや
請陳其方
請《こ》う、其の方《ホウ》を陳《の》べん

【訳】　岐伯がいう。詳細な質問です。天はこれ以上ないくらいの高さで、測量することはできない。地はこれ以上ないくらいの広さで、測量することができない。せっかくの陛下の質問です。ひとつ天地を並べて申し述べましょう。

【注】　**〇陳其方**　方には「方向」、「方法」、「技術」の意味と「並べる」という意味がある。陳其方とは「天地を並べ、比較して陳述する」ことである。**〇大神靈**　黄帝を指す。大神靈問とは偉大な黄帝の質問の意味である。

【考】　第二章末尾の質問とこの答えは対応していない。本章以後は別の主題を扱う。

二　草生五色
草は五色を生ず
五色之變不可勝視
五色の変は勝《あ》げて視る可からず
草生五味
草は五味を生ず

五味之美不可勝極
嗜欲不同各有所通

五味の美は勝げて極む可からず
嗜欲は同じからず、各々通ずる所有り

【訳】 草は青、赤、黄、白、黒の五色を生ずる。五つの色が組み合わさってできる色調の変化というものは、これを悉《ことごと》く見極めることは到底できないことである。

草は酸、苦、甘、辛、鹹の五味を生ずる。五つの味が組み合わさってできる微妙な味というものは、これを悉く味わい尽くすことは到底できることではない。

人々の嗜好欲求というものは同じではないけれど、五味五色にはそれぞれが通達する決まった藏府があり、その機能を発揮することができる。

【注】 **○美** 美味。一本、「變」に作る。『素問校注』はこれを是とする。何れでも意味は通ずる。

三 天食人以五氣
地食人以五味
五氣入鼻藏於心肺
上使五色脩明
音聲能彰
五味入口藏於腸胃
味有所藏以養五氣
氣和而生津液
相成神乃自生

天は人を食《やしな》うに五気を以てす
地は人を食うに五味を以てす
五気は鼻に入り心肺に藏《こも》る
上は五色をして脩明《シュウメイ》ならしめ
音声をして能く彰《あきら》かならしむ
五味は口に入り腸胃に藏《こも》る
味には藏する所有り、以て五気を養う
気和して津液《シンエキ》を生じ
相成して神《シン》乃ち自ずから生ず

【訳】　天は人を養うのに五気（臊、焦、香、腥、腐）を用いる。地は人を養うのに五味を用いる。（臊、焦、香、腥、腐の）五つの気は鼻から体内に入り、心肺に行ってそこに貯蔵される。五気は上に昇って、心の機能状況が外部に表れる面部の色艶を明朗にし、肺の機能に属する音声を明瞭ならしめる。

（酸、苦、甘、辛、鹹の）五味すなわち五つの栄養素は口から体内に入り、胃（腸）に貯蔵される。五味には内藏している栄養素すなわち穀気すなわち精気がある。その精気は吸収されて五藏の気すなわち機能を養う（酸は肝に走り、苦は心に走るなど）。水穀の気が具合よく合わさって各種の体液（涙、涕、唾、涎、汗）が生ずる。五味、五気、津液が調和し協力して、そこで生命活動が自然に生じてくる。

【注】　**○食**　食物を与えることである。食らわす、養う意。**○五氣**　風、寒、暑、湿、燥とする意見もあるが、ここは五つの臭気とした方が納まりがよい。**○五味**　酸、苦、甘、辛、鹹の五つの栄養素である。**○五色**　色は顔面の色である。顔面に表れる五色によって五藏の機能状況がわかる。ことに心の華は面にあり（本篇第四章第二節）、その色艶に心の機能状況が表れる。**○五色脩明**　脩《シュウ》はもの形を整えてよくすること。五色脩明で五色をまぎれのないはっきりした状態にすること。**○音聲**　音は人の「こえ」、聲は自然の「おと」である。王注に「肺は音声を主る」とある。**○五氣**　五藏の気（機能）である。**○氣和**　この気は水穀の気すなわちその含有する栄養素である。**○神乃自生**　神とは精神である。自生とは内部からの自然的発生である。それは生命活動の発現を意味する。

【考】　**○音聲**すなわち発声機関とその傷害については『霊枢』憂恚無言第六十九に記載がある。「咽喉は水穀の道なり。喉嚨《コウロウ》は気の上下する所以の者なり。会厭《エエン》は音声の戸なり。口唇は音声の扇なり。舌は音声の機なり。懸雍垂《ケンヨウスイ》は音声の関なり」と。喉嚨は気管であり、肺に属する。舌は心の合同機関である。心、肺ともに発声に関係していることになる。

○飲食物のもつ栄養素は、胃の上焦、中焦において抽出されて衛気、営（栄）気となる。この衛営の気をまた精気という。エネルギーの担体である。また津液という。すなわち液体である。この衛気、営気、精気、津液は経脈によって皮肉筋骨、五藏六府に運ばれ、それぞれの気（機能）となる。ここに神気が生ずる。

第四章

第一節

帝曰藏象何如

帝曰く、藏象《ゾウショウ》は何如

【訳】　帝がいう。五藏の機能はどの様に外部に表現されているのか。

【注】　○藏象　象とは形、姿である。体内にある五藏の働きが外部に表現されている様相である。

第二節

岐伯曰　　岐伯曰く
心者生之本　　心は生の本
神之變※也　　神の変なり
其華在面　　其の華《カ》は面に在り
其充在血脈　　其の充《ジュウ》は血脈に在り
爲陽中之太陽　　陽中の太陽と為《な》す
通於夏氣　　夏気に通ず

※變　全元起注本ならびに『太素』は「處」に作る（新校正）。訳文はこれに従う。

【訳】　血管によって血液をからだのすみずみにまで浸透させる働きを持つ心は生命の根源である。精神の宿るところである。華すなわちその機能が華やかに外部に表出されるところは顔面である。充すなわちその充実した力は血脈（血管）の状態に表れる。

心は陽気の強い胸中にあり、藏としても陽気が強いので陽中の太陽とする（心と表裏の関係にある小腸は太陽経に属する）。陽気の強い夏の気候に対応している。

第三節

肺者氣之本　肺は気の本
魄之處也　魄《ハク》の処なり
其華在毛　其の華は毛に在り
其充在皮　其の充は皮に在り
爲陽中之太陰※　陽中の太陰と為す
通於秋氣　秋の気に通ず

※太陰　新校正によると、『甲乙経』ならびに『太素』は「少陰」に作る。

【訳】　肺は気管から左右に分かれて対になっている。肺には鼻から入る外からの五気がこもっている。また胃の上焦や中焦で水穀から抽出される内からの精気は太陰肺経から循環を始める。この様に、肺は気の元締めであり、魄《ハク》の宿るところである。

その機能が華やかに表出される場所は毛である。その充実した力は皮膚の状態に表れる。陽気の強い胸の中にあるが、藏としては心よりは陽気が弱いので、陽中の太陰とする（肺は太陰経に属する）。陽から陰に移行する秋の気候に対応している。

【注】　**○魂**　この字は鬼と云（雲）から成る。人の死後、雲の様に人体から離れ、天に登る。人の精神作用の一部を構成する。**○魄**　この字は鬼と白からなる。白は無色である。何もないことで、魂の遊離した後の脱け殻である。死後腐敗して土に帰する。人の肉体を意味する。

【考】　人は魂と魄から成る。また人は形（体）と（神）気から成る。魄は形、魂は気に当たる。気の高次元のものを神という。精神、神経の働きである。形すなわち肉体を維持栄養するものが精である。精は米のエキスで、エネルギーの担体である。栄養素である。魂は気すなわち神と連動し、魄は形すなわち精と連動する（『霊枢』本神第八）。人が死ぬと、魂は天上に昇り、魄は地下に朽ちる。肺は胃から輸送された精気を、太陰肺経を通して全身に配給する働きを持つ。そこで精と連動する魄の宿るところとなる。

肺と皮毛について現代医学的に見ても、肺の不感蒸発と皮膚の発汗、肺の呼吸と皮膚呼吸という様に、肺と皮膚とは機能的に相関関係がある。

第四節

腎者主蟄
封藏之本
精之處也
其華在髪
其充在骨
爲陰中之少陰※
通於冬氣

腎は蟄《チツ》を主《つかさど》る
封藏《ホウゾウ》の本
精の處なり
其の華は髪に在り
其の充は骨に在り
陰中の少陰と為す
冬の気に通ず

※少陰　新校正によると、全元起注本、『甲乙経』ならびに『太素』は、少陰を「太陰」に作る。

【訳】　実質がぎっしり詰まって高い硬度を持つ腎は、冬、虫が土中に閉じこもる様に精気を閉じ込めておく機能を持っている。精気を封じ込めて貯蔵し、必要に応じて放出する器官である。精の宿るところである。

その機能が華やかに表出する場所は髪である。その充実した力は骨の状態に表れる。陰気の強い腹部にある藏の中でも陰気は少ないので、陰中の少陰とする。万物の潜伏し、閉藏する冬の気候に対応している。

【注】 **○精**　二つの意味がある。一つは胃脾で作られる営衛の気、精気、栄養素である。これは藏府に供給されて藏府の気となり、その機能の遂行に使われる。そのうち、肝と腎はこの精気の貯藏と放出を担当する。肝に貯藏された精気（血）は比較的短期の筋肉活動（歩、握、摂）に利用される。腎に貯えられる精気は比較的長期の活動（作強）を支える。二つ目の精は男子の精液である。腎に貯藏されている。故に腎は「精の處」という。そこで腎には、肝と同様な活動に利用される精気と生殖に関係する精液と、二つの精が貯藏されていることになる。

【考】　腎と骨の間に生理的関係のあることは近年の発見である。古代において、この関係を把握していた古代の医師たちの鋭い洞察力は敬服に値する。

第五節

肝者罷極之本
魂之居也
其華在爪
其充在筋
以生血氣
其[※1]味酸
其[※1]色蒼
此爲陽中[※2]之少陽
通於春氣

肝は罷極《ヒキョク》の本
魂《コン》の居なり
其の華は爪に在り
其の充は筋に在り
以て血気を生ず
其の味は酸
其の色は蒼
此れを陽中の少陽と為す
春の気に通ず

※1　新校正にいう。此の六字当に去るべし、と。衍文であろう。
※2　新校正にいう。『甲乙経』、『太素』並びに「陰中之少陽」に作る、と。訳はこれに従った。

【訳】　身体の中心にあって植物の幹に相当する位置を占める肝は、エネルギー（血）の貯蔵と供給を通して、身体の活動と疲労を担当する機関である。魂の宿るところである。
　その機能が外に華やかに映えるところは爪である。その充実した力が現れる場所は筋である。また血気の働きを育成する。肝は腹部にあり、血の貯蔵、育成、罷極《ヒキョク》に関係していて陽気が強いので、陰中の少陽とする。陰より陽に移行する春の季節に対応する。

【注】　**○罷極**　罷は疲と同じ、疲労のこと。極は全身を緊張させて頑張ること。罷極で人の活動における弛緩と緊張を意味する。肝は血を貯え、血には栄養素としての営気が含まれている。これを必要に応じて放出する。そして極（活動）を起こす。その結果として、疲労困憊する。これが罷である。**○生血氣**　脈は血を生ず。心の充は脈にあり。血は心の主《つかさど》るところである。また肺は気の本である。すなわち血気は心肺の主るところである。故に肝が血気を生ずるのはおかしいという意見がある。しかし血気を生ずの「生」は発生、生成の「生」ではない。育成である。血気の働きを育成するのである。肝の働きの表現として適切である。

【考】　罷極　肝はグリコーゲンを貯蔵している。からだの活動時にはグルコースに分解して筋（筋肉）に供給する。肝には大体一日分、筋肉には半日分の活動を支えるエネルギーが貯蔵されている。肝と筋とが協同してからだの活動を支えているわけである。肝と筋が充の関係にあり、肝が罷極の機能を持つ、という古代の医師たちの優れた洞察力には感嘆を禁じ得ない。

第六節

脾胃大腸小腸三焦膀胱者　脾《ヒ》、胃、大腸、小腸、三焦《サンショウ》、膀胱は
倉廩之本　倉廩《ソウリン》の本
營之居也　営《エイ》の居なり
名曰器　名づけて器と曰う

能化糟粕
轉味而入出者也
其華在唇四白
其充在肌
其味甘※
其色黄※
此至陰之類
通於土氣

能く糟粕《ソウハク》を化し
味を転じて入出する者なり
其の華は唇の四白に在り
其の充は肌（肉）に在り
其の味は甘
其の色は黄
此れ至陰《シイン》の類
土気《ドキ》に通ず

※新校正にいう。此の六字当に去るべし、と。

【訳】　脾（平たい形をした脺臓）、胃、大腸（長いはらわた）、小腸、三焦（上、中は消化器官で、下は屎尿の生成器官）、膀胱（四方に膨張する器官）は物を入れたり出したりする倉庫である。胃の中焦は営気が生成される場所である。これらの藏器は物を入れる空間を持つ器と名前が付いている。

これらの藏器は、胃に入ってきた食物の混合物（糟）の姿形を変化させ、五つの栄養素として次々と転送する過程で、精気を吸収し、粕を排出する機能を持つ。

その機能が華々しく外に現れるところは唇の四隅である。その充実した力が現れるところは肌（肉）である。その味は甘である。その色は黄である。

陰は精気の生成、貯藏、放出を主る器官であるが、脾胃はこの陰の同化作用の直接の担当藏府で、陰の至極の仲間である。物を生産する土の働きに対応する。

【注】　**〇三焦**　上中下の三つがある。上中の二つは胃にあり、水穀から衛気、営気を抽出する機関で栄養に関係する。下は、大腸、膀胱とともに、大小便の排泄に関係する機関である。ここでは下焦を意味している。三焦については『霊枢』営衛生會第十八に詳しい。

〇肌　皮膚ではない。筋肉である。肌肉《キニク》という。

第七節
凡十一藏
取決於膽也

凡そ十一藏は
決を胆に取るなり

【訳】　以上の十藏に胆を加えた十一の藏府は、「中正の宮」としての胆が決定権を握り、全体のバランスを取っている。

【注】　○膽　古代の医師たちも胆が黄色い胆汁を含むことは知っている。ただしその機能については、その位置関係から全体のバランスをとる重しと考えていた。胆汁が脂肪の消化に働くことは近年の知識である。

第五章

第一節
故人迎
一盛病在少陽
二盛病在太陽
三盛病在陽明
四盛已上爲格陽

故に人迎《ジンゲイ》
一盛《イッセイ》は病は少陽に在り
二盛は病は太陽に在り
三盛は病は陽明に在り
四盛已上《イジョウ》は格陽と為《な》す

【訳】　人迎、総頚動脈の脈の打ち方が寸口、橈骨動脈の脈の打ち所に比べて一盛の時は、病は少陽（三焦、胆）の部位にある。

二盛の時は、病は太陽（小腸、膀胱）の部位にある。

三盛の時は、病は陽明（大腸、胃）にある。

四盛以上の時は、格陽という。陽気が極端に盛んでこれ以上はない状態である。

【注】　**○人迎**　陽明胃経のツボで、総頚動脈の拍動部である。三陽経の盛衰をみる脈所である。**○盛**　土饅頭の様にものを皿の上に盛り上げることである。一盛とは一倍である。倍とはものを二つに切り離すことである。切り離すと数は前の二倍になるが、切り離された部分の大きさは前の半分である。前の一に二分の一をたすと一・五倍になる。これが本文にいう一盛であり、一倍である。人迎寸口診では、それぞれ相手に対して何倍というが、ここでは正常時の自己の脈拍に対して何倍といっている様に見える。これは腹中論篇第四十（三陽のみ）と『霊枢』の終始第九も同じである。しかしこれでは陰経のうち、陽経のうちのどの経脈に異常があるかはわかるが、陰が病んでいるのか、陽が病んでいるのかがわからない。『霊枢』の経脈第十と禁服第四十八では、人迎寸口の比較が行われている。これなら陰陽のうち、どちらに病があるのかがわかる。訳文はこの考えに従って作った。なお禁服には、「春夏は人迎微大、秋冬は寸口微大、是の如き者は名づけて平人と曰う」とあり、季節的補正の用意がある。**○格陽**　格とは支えることである。陽気が溢れる様に盛んなため、陰気が陽に出ようとしても、陽気に支えて押し戻され、出てこられない状態である。

【考】　人迎の部位で格陽の様な拍動を示すのは、頚動脈や鎖骨下動脈の領域に血栓性動脈炎などの病変のある時で、予後不良である。『霊枢』禁服第四十八では、人迎四倍でかつ大かつ数を溢陽、外格と名付け、「死して治せず」と記している。人迎が寸口の四倍となる様な時には、寸口すなわち橈骨動脈拍動部が「微細なること髪の如し（奇病論篇第四十七）」となることがある。すなわち脈なし病などの場合である。

第二節

寸口
一盛病在厥陰
二盛病在少陰

寸口
一盛は病は厥陰に在り
二盛は病は少陰に在り

三盛病在太陰
四盛已上爲關陰

三盛は病は太陰に在り
四盛已上は関陰と為す

【訳】　寸口の脈の打ち方が人迎に比べて一盛の時は、病は厥陰（心主、肝）にある。二盛の時は、病は少陰（心、腎）にある。三盛の時は、病は太陰（肺、脾）にある。四盛以上の時は関陰という。陰気が極端に盛んで、これ以上はない状態である。

【注】　**○寸口**　太陰肺経のツボである。手首にある撓骨動脈の拍動部で、三陰経の盛衰をみる脈所である。**○關陰**　關（関）とは扉にかんぬきを掛けて閉めることである。陰気が強過ぎて、陽気が入ろうとしても、門のところで閉め出され、陰に入ることができない状態である。『霊枢』の禁服四十八では、寸口四倍以上でかつ大かつ数を内関と呼び、死不治としている。

【考】　寸口が四倍となる時は、人迎すなわち頚動脈の拍動がほとんど触れない状態で、高度の血栓症などで狭窄を起こしている場合であろう。これまた予後不良である。

第三節

人迎與寸口
倶盛四倍已上為関格
関格之脈贏
不能極於天地之精氣
則死矣

人迎と寸口と
倶《とも》に盛んなること四倍已上は関格と為す
関格の脈贏《みち》て
天地の精気を極むること能わず
則ち死す

【訳】　人迎と寸口の脈の打ち方が、両方とも正常時の四倍以上の時は、関格という。関格で陰も陽も満ち溢れる様な盛んな脈の打ち方をしている場合は、天地の精気を取り入れて人体のすみずみにまで行き渡らせることはできない。そうなればすぐに死んでしまう。

【注】　**○贏**　音エイ。盈《エイ》と同じで、満たす意味である。ここの四倍は相互の比較ではなく、自己の正常時との比較である。互いに四倍になることは不可能だからである。頚動脈領域に病変があり、それが撓骨動脈にあまり影響がなく、両方とも強い拍動を示す場合である。

五藏生成篇　第十

本篇は次の様に区分できる。

第一　五藏の合、栄、主―五藏システムの構成
第二　五味の多食による傷害
第三　五色と五藏の生死―色による予後判定
第四　五味と五藏の相性
第五　五藏の合と他の藏器との関係
第六　血行障害と他の藏器との関係
第七　谿と谷の形態学
第八　六経脈の病
第九　素問の方法
第十　五色の奇脈

新校正によれば全元起本では巻九にある。
『甲乙経』では巻一
巻十
巻六第九
巻四第一下にある。
『太素』では巻十七
巻十五色脈診にある。

――第一章　五藏の合、栄、主――

第一節

心之合脈也　　心の合《ゴウ》は脈なり
其榮色也　　其の栄《エイ》は色なり
其主腎也　　其の主《シュ》は腎なり

【訳】　心と協力して血を主り、かつ心の機能状態を反映するものは経脈である。心の機能が華やかに体表に表れるところは顔色であ

る。心の機能を制御するものは腎である。

【注】　○合　合とは穴に覆《おお》いをぴたりと当てはめることである。あわせる意。ここでは協同して一の仕事を遂行する仲間である。心は血を主り、血は脈の中をいく。心と脈は協同して血の運行を主宰している。この関係を合という。協同器官である。六節藏象論篇第九では充と呼んでいる。○栄　『説文』には、栄とは桐の木なりとある。桐の花が外から樹木を取り巻く様に咲くことから名付けられた。ここでは花と同じ意味で、華やかに表面に表れた現象をいう。これは内部の状況をも反映している。心の状態は顔色に表れ、肺は毛に反映するという様に。六節藏象論篇第九では華と呼んでいる。○主　主人である。主人は一家を主宰し統御するものである。ここでは五行の相克関係で自分を克する藏をいう。心火は腎水に克される。心の機能を制御しているものは腎である。故に心の主は腎という。現代医学的には、腎炎、ネフローゼでは、血圧を介して心に負担がかかり、心の機能障害を起こすことがある。○脈　経脈である。経脈とは血管である。経脈の外を伴走する衛気は本体は津液であり、リンパ液であるが、神経機能も持っている。従って経脈は血管神経複合体と呼んでよいであろう。

【考】　藏、合、栄、主の関係は中国古代医学における重要な概念である。現代医学の器官系統と同じ意味を持っている。肝、筋、爪、胆、肝経、胆経は肝系統の構成要素であり、これを単に肝と呼ぶこともある。中国医学の肝は現代医学の肝藏とは違うといわれる原因はここにある。実際には『素問』の医師たちのいう肝は現代医学のいう肝藏と同じものである。その解剖学的位置付けとか生理機能に関する理解が現代と違うだけである。

第二節
肺之合皮也　　肺の合は皮なり
其榮毛也　　其の栄は毛なり
其主心也　　其の主は心なり

【訳】　肺と協力して気を主り、かつ肺の機能を反映するものは皮膚である。肺の機能が華やかに体表に表れるところは毛である。肺の機能を制御するものは心である。

【考】　古代の医師たちは、肺が皮膚と合同関係にあることを如何にして知ったのか。事情はよくわからない。現代医学的にはともに呼吸機能を行い、相補的な関係にある。また肺は呼気として体液を排出しており（不感蒸発）、皮膚の発汗とともに水分代謝に関係している。二千年前にこの関係を発見していたのである。何気なく見逃していることであるが、これは中国古代医学の優秀性を示すものである。

現代医学的には、心と肺は運動時に協同作業をしており、心不全では肺鬱血を起こし、肺炎時には心に負担がかかる、といった様な関係が認められる。

第三節

肝之合筋也　　肝の合は筋なり
其榮爪也　　其の栄は爪なり
其主肺也　　其の主は肺なり

【訳】　肝と協力して活動と休養を主り、かつ肝の機能を反映するものは筋である。肝の機能が華やかに体表に表れるところは爪である。肝の機能を制御するものは肺である。

【注】　**○筋**　筋肉ではない。筋膜あるいは腱である。筋肉は肌《キ》あるいは肉あるいは肌肉《キニク》と表記する。筋肉は脾《ヒ》胃の主宰するところである。

【考】　肝は運動時にグルコースを放出して筋肉にエネルギー源を供給し、筋はこれを使って運動を行う。両者はこの点で協力関係にある。腱にはコンドロイチン硫酸が多く含まれている。その代謝は肝で行われている。ここにも古代医学の叡知を認めることができる。爪と肝との関係は未詳である。現代医学的には、肺疾患時や貧血に爪に病変の表れることが知られている。肝は血を蔵するので、貧血時の爪の色調や変形から相関を認めたのかも知れない。

第四節

脾之合肉也　　脾の合は肉なり
其榮脣也　　其の栄は唇なり
其主肝也　　其の主は肝なり

【訳】　脾（膵藏）と協力して栄養を主り、かつ脾の機能を反映するものは肉である。脾の機能が華やかに体表に表れるところは唇である。脾の機能を制御するものは肝である。

【注】　○脾　脾は胃と協同して、飲食物から衛気、営気という栄養素を吸収し、全身を栄養する機関である。全身の栄養状態が端的に表れるのは筋肉である。ここに両者の合同関係が認められる。脾の合同機関としては唇の他に口、舌本（金匱眞言論篇第四、陰陽應象大論篇第五）がある。何れも消化器の末端藏器として関係がある。

また薬物学的にも口内炎、舌炎、口唇炎は黄連、人参など脾胃の薬物が使用され、相関関係が認められる。脾は栄養素を運搬し、肉はこれを利用して肥満する。これも協力関係である。なお『素問』、『霊枢』の脾は現代医学の膵藏である。脾藏ではない。ただし例外として、『霊枢』の本藏第四十七の脾は脾臟と考えられる。『難経』四十二難では膵臟と脾臟を合わせて脾と呼んでいる。

【考】　肝硬変の時、膵臟と胃が傷害される。

第五節

腎之合骨也　　腎の合は骨なり
其榮髮也　　其の栄は髪なり
其主脾也　　其の主は脾なり

【訳】　腎と協力して根気のいる作業を主り、かつ腎の機能が反映するものは骨である。

腎の機能が華やかに体表に表れる所は髪である。

腎の機能を制御するものは脾である。

【考】　腎は作強の官で、細かな根気のいる仕事を請け負っている。骨はその実行を担当している。両者はこの点で協力関係にある。現代医学では骨の代謝に腎が関係していることが知られている。二千年前にこの知識を先取りしていたのである。

——第二章　五味の多食による障害——

是故　　是《こ》の故に

多食鹹　　多く鹹《カン》（塩辛いもの）を食《ショク》するときは

則脈凝泣而變色　　則ち脈 凝泣《ギョウキュウ》し而《しこう》して色を変ず

多食苦　　多く苦《ク》（苦味のもの）を食すれば

則皮槁而毛抜　　則ち皮は槁《かわ》き而して毛は抜く

多食辛　　多く辛を食すれば

則筋急而爪枯　　則ち筋は急《ひきつ》れ而して爪が枯《か》る

多食酸　　多く酸を食すれば

則肉胝䐢而唇掲　　則ち肉、胝䐢《チスウ》して而して唇掲《あが》る

多食甘　　多く甘を食するときは

則骨痛　　則ち骨痛む

而髪落　　而して髪落つ

此五味之所傷也　此れ五味の傷《やぶ》る所なり

【訳】　さて、そこで、鹹《カン》味のものを食べすぎると、すぐに脈の中の血が固まって、流れが滑らかにいかなくなり、そしてその局所の皮膚の色が変化する。

苦味のものを食べすぎると、すぐに皮膚はかさかさになり、そして毛が抜ける。

辛味のものを食べすぎると、すぐに筋肉がひきつれ、そして爪の色艶がなくなりかさかさになる。

酸味のものを食べすぎると、すぐに肉が厚くなり皺がよる。そして唇が捲れあがる。

甘味のものを食べすぎると、すぐに骨が痛む。そして髪が抜け落ちる。

これらの症状は五味によって起こってきた傷害である。

【注】　**○鹹**　鹹は腎に走る。そこで腎水が盛んとなって心火（脈と色）を克す。故に脈と色に病変が出る。**○苦**　苦は心に走る。そこで心火が盛んとなって、肺金（皮膚と毛）を克する。**○辛**　辛は肺に走る。そこで肺金が盛んとなって肝木（筋と爪）を克する。**○酸**　酸は肝に走る。そこで肝木が盛んになって脾土（肉と唇）を克する。**○胝**　皮膚の厚いこと。たこ。胼《ヘイ》胝《チ》はあかぎれである。**○䐢**　皺と同じで、肉が縮むことである。『史記』司馬相如伝の索隠が引く蘇林の注に「肉胝而唇䐢」とあり、肉厚く唇縮むの意である、と。**○掲**　挙げることで、「唇掲る」とは、唇が捲れあがることである。**○甘**　甘は脾土に走る。そこで脾土が盛んとなって腎水（骨と髪）を克する。甘味の多食は糖尿病を起こす。糖尿病性腎症は網膜症、神経傷害とともに三大糖尿病性細血管合併症に属する。骨も髪の毛も腎の関係藏器である。

『素問』の栄養病理は本篇と藏気法時論篇第二十二に詳しい。何れも過食、偏食による傷害である。現れる症状は相克関係に起因する。

――第三章　五藏の欲するところ――

故
心欲苦
肺欲辛
肝欲酸
脾欲甘
腎欲鹹
此五味之所合也※
五藏之氣※

故に
心は苦を欲す
肺は辛を欲す
肝は酸を欲す
脾は甘を欲す
腎は鹹を欲す
此れ五味の五藏の
気に合する所なり

【訳】　一般に、五藏は機能的に不足の状態になると、それぞれ適合する五味を欲しがる。心は苦味のものを欲しがる。肺は辛味のものを欲しがる。肝は酸味のものを欲しがる。脾は甘味のものを欲しがる。腎は鹹味のものを欲しがる。

これが五味と五藏の働きとの適合関係である。

※此五味之所合也五藏之氣　新校正によれば、『全元起注本』は「此五味之所合五藏之氣也（此れ五味の五藏の気を合する所なり）」に作るとある。『太素』も同じ。訓と訳はこれに従った。

第四章　色

第一節　死色

故
色見
青如草茲者死
黄如枳実者死
黒如炱者死
赤如衃血者死
白如枯骨者死
此五色之見死也

故に
(顔)色(の)見《あらわ》るるに
青きこと草茲《ソウジ》の如き者は死す
黄なること枳実《キジツ》の如き者は死す
黒きこと炱《タイ》(煤、すす)の如き者は死す
赤きこと衃血《ハイケツ》の如き者は死す
白きこと枯骨の如き者は死す
此れ五色の死を見すなり

【訳】　一般に、以下の様な顔色の表れる時は予後が悪い。
青さが、草が生い茂って黒っぽい色を呈する時の様な者は死ぬ。
黄色が、からたち(枳殻)の実の様に艶のないものは死ぬ。
黒さが、煤《すす》の様な色のものは死ぬ。
赤味が、凝固して腐った血の様な色のものは死ぬ。
白さが、野ざらしの様な枯れた骨の色を呈するものは死ぬ。
この様な五つの色を表す時は死の兆候である。

【注】　**○茲**　草木が繁茂すること。**○炱**　音タイ、煤《すす》である。**○衃**　音ハイ、丸く固まった血。色艶に生気がない、故に死候となる。

第二節

青如翠羽者生
赤如雞冠者生
黄如蟹腹者生
白如豕膏者生
黒如烏羽者生
此五色之見生也

青きこと翠羽《スイウ》（かわせみの羽）の如き者は生く
赤きこと鶏冠《ケイカン》（鶏のとさか）の如き者は生く
黄なること蟹腹《カイフク》（蟹の腹）の如き者は生く
白きこと豕膏《シコウ》（豚のあぶら）の如き者は生く
黒きこと烏羽《ウウ》（カラスの羽）の如き者は生く
此れ五色の生を見わすなり

【訳】　青が、翡翠の羽の様なものは生きる。
赤が、鶏冠の様な色のものは生きる。
黄色が、蟹の腹の様なものは生きる。
白が、豚の膏《あぶら》の様な色のものは生きる。
黒が、鳥の濡れ羽色のものは生きる。
この様な五つの色を表す時は生の兆候である。

【注】　〇色艶に生気がある、故に生の兆候となる。

第三節

生於心如以縞裹朱
生於肺如以縞裹紅
生於肝如以縞裹紺
生於脾如以縞裹栝樓實
生於腎如以縞裹紫
此五藏所生之外榮也

（正常な）心に生ずる（顔色）は縞を以て朱を裹むが如し
肺に生ずるは縞《コウ》を以て紅を裹《つつ》むが如し
肝に生ずるは縞を以て紺を裹むが如し
脾に生ずるは縞を以て栝樓実《カロウジツ》を裹むが如し
腎に生ずるは縞を以て紫を裹むが如し
此れ五藏生ずる所の外栄《ガイエイ》なり

【訳】　健康な人の心《シン》から生ずる顔色は、白い絹の布で朱《シュ》を包んだ様な色合を呈する。

健康な人の肺から生ずる顔色は、白い絹の布で紅を包んだ様な色合を呈する。

健康な人の肝から生ずる顔色は、白い絹の布で紺を包んだ様な色合を呈する。

健康な人の脾から生ずる顔色は、白い絹の布で栝樓実（きからすうりの実）を包んだ様な色合を呈する。

健康な人の腎から生ずる顔色は、白い絹の布で紫を包んだ様な色合を呈する。

この様な顔の色艶は、五藏の機能状態を外面に表現するものである。

【注】　〇縞すなわち白い絹で包むと暖かい生気を表す。剥出しの原色は反って生気を殺す。

【考】　中国古代医学の診断は色脈証によって行われる。色とは顔色である。心の栄は顔色であるが、顔色は単に心のみの状態を表すものではない。心は神を藏し、顔色は神気すなわち精神の状態を示す。心は君主の官で、心が病む時は臣下も病み、五藏すべてが病むことになる。そこで五藏の状態も顔色に表れるのである。また顔面のどの部位にはどの藏の色が表れるかも決まっている（『霊枢』五色第四十九）。すなわち顔色を見れば、どの藏の病かがわかり、またその生死も判断できるのである。

第四節

色味當五藏	色味、五藏に当《あ》つ
白當肺辛	白は肺、辛に当つ
赤當心苦	赤は心、苦に当つ
青當肝酸	青は肝、酸に当つ
黄當脾甘	黄は脾、甘に当つ
黒當腎鹹	黒は腎、鹹に当つ

【訳】 顔色と五味と五藏の対応は以下の様である。白は肺、辛味に対応する。赤は心、苦味に対応する。青は肝、酸味に対応する。黄は脾、甘味に対応する。黒は腎、鹹《カン》味に対応する。

【注】 ○**當** 適合、対応の意。ここに記されたのは五行配当表の一項目である。

【考】 肺は表面も割面も白色を呈する。そこで白に当たる。心は表面も割面も赤い。内腔には赤い血を藏する。そこで赤に当たる。肝は胆汁を含む。胆汁は酸化すると青くなる。そこで青に当たる。脾は現代医学の膵藏に当たる。その表面も割面も薄黄色である。そこで黄に当たる。腎の表面は灰色をしている。そこで黒に当たる。

第五節

故
白當皮
赤當脈
青當筋
黄當肉
黒當骨

故に
白は皮に当つ
赤は脈に当つ
青は筋に当つ
黄は肉に当つ
腎は骨に当つ

【訳】 一般に、白は肺と対応し、肺は皮膚と対応しているので白は皮膚に対応する。

赤は心に対応し、心は脈と対応しているので赤は脈と対応している。

青は肝と対応し、肝は筋と対応しているので青は筋と対応している。

黄は脾と対応し、脾は肉と対応しているので黄は肉と対応している。

黒は腎と対応し、腎は骨と対応しているので黒は骨と対応している。

【注】 ○色と五藏システムとの対応関係を示している。

第五章

諸脈者皆屬於目
諸髄者皆屬於脳
諸筋者皆屬於節
諸血者皆屬於心
諸氣者皆屬於肺
此四支八谿之朝夕也

諸脈は皆目に属す
諸髄は皆脳に属す
諸筋は皆節に属す
諸血は皆心に属す
諸気は皆肺に属す
此四支八谿《ケイ》の朝夕《チョウセキ》なり

【訳】　諸々の脈は、衛気（神経系）の走行路の示す様に、皆目から発進する。
脊髄を含む骨髄など諸々の髄は、皆脳髄に繋属する。
全身に分布して経筋を作る諸々の筋は、皆関節につながる。
全身を循環する諸々の血は、皆心に帰属する。
これらは、手足四本、肘腕膝股の八個の関節に出入し、盛衰を繰り返す。

【注】　**○目に属する脈**は、十二経脈ではない。脳から出て全身に分布する神経系である。『霊枢』の衛気行第七十六に記された衛気の走行路がここにいう脈に当たる。『霊枢』第八十の大惑論には、五藏六府の精気は皆上って目に注ぐ、また目は五藏六府の精なり、とある。この精気すなわち衛気は朝、目が醒めると目から全身に分散し、昼間は陽をいき、夜間は陰の諸藏をいく。**○髄**　『霊枢』海論第三十三に「脳は髄の海と為す」とある。髄は現代医学のいう骨髄ではない。脊髄、脳髄である。脳脊骨腔の中に充満している神経である。これは脳髄に直接している。骨髄は脳脊髄とは直接にはつながらない。ただし無関係とは考えなかったかも知れない。**○氣**　『霊枢』の本神第八に「肺は氣を藏す。肺氣虚するときは則ち鼻塞がって利せず。少氣す。実するときは則ち喘して喝す。胸盈ちて仰いで息す」とある。またその五味第五十六には「その大氣の搏して行かざる者は胸中に積る。命じて氣海と曰う。肺より出でて喉咽に循う。故に呼するときは則ち出で、吸するときは則ち出づ」とある。この気は今いう空気のことか、穀気から抽出した精気なのか、実は

明確ではない。どちらかといえば精気と考えた方がよさそうである。をいう。ただし、四支八谿の句はここの文章とは繋がらない。衍文

○朝夕　潮汐である。気血が潮汐の干満のごとく差し引きすることであろう。強いていえば、この後の血行と関係があるかも知れない。

第六章

第一節　正常の血行

故
人臥血歸於肝
肝受血而能視
足受血而能歩
掌受血而能握
指受血而能摂

故に
人、臥するときは血は肝に帰《キ》す
肝（目）は血を受けて能《よ》く視る
足は血を受けて能く歩む
掌は血を受けて能く握る
指は血を受けて能く摂《つま》む

【訳】　一般に人が横臥すると血は肝に帰還する。肝（目）は血を受けてみることができる。足は血を受けて歩くことができる。掌は血を受けて握ることができる。指は血を受けて摂《つま》むことができる。

【注】　**○肝**　王注では、目は肝の官、故に血を受けて能く視る、としている。それでもよいが、後文に合わせればここは目とした方がよく通ずる。

第二節　血行傷害

臥出而風吹之
血凝於膚者爲痺
凝於脈者爲泣
凝於足者爲厥
此三者
血行而不得反其空
故爲痺厥也

臥より出《い》でて風、之を吹き
血、膚に凝《こ》るときは痺《ひ》と為《な》る
脈に凝るときは泣《キュウ》と為る
足に凝るときは厥《ケツ》と為る
此の三者は
血、行《めぐ》りて其の空《クウ》に反《かえ》るを得ず
故に痺厥《ヒケツ》と為るなり

【訳】　横臥から起き出した時風に吹かれると、急に皮膚が冷やされて、皮膚を流れる血が凝《こ》って血痺（血しびれ）を起こす。経脈（血管）の中の血が凝ると血の流れが渋る様になる。足部を流れる血が凝ると足の冷えを起こす。この三つの場合は、循環する血がもとの空間（血管）に帰還することができないのである。そのため、痺や厥という病状を示す。

【注】　**○凝**　氷が停滞して固まること。ここでは血の凝滞。**○泣**　息を飲む様にせきあげること。ここでは血行が渋り、滑らかにいかないことである。**○痺**　ここではしびれ。**○厥**　下肢の循環障害による冷え、あるいは冷え逆上。厥には機能的障害、器質的障害、の両方ともある。器質的障害としては脳血管障害、狭心症、四肢の動脈硬化などがある。

　以上、循環障害の諸型である。

【考】　血液は起立して活動している時は頭や四肢を巡行する。横臥すると肝臓や脾臓、また腹腔の静脈などに集まり、貯蔵される。故に此等の器官を血の貯蔵器官という。古代の医師たちもこのことを知っていた。

　感覚器や運動器がその機能を遂行するためには血の循環が正常に行われていなければならない。それが傷害されると血行が滞り各種の病態を起こす。泣、痺、厥はその代表的なものである。

　中国古代医学は経脈すなわち血管と神経を発見した。その機能は河川との類比によって洞察された。雲雨―河川による水エネルギーの循環と栄気、衛気―経脈による血エネルギーの循環は対応する。黄河は内モンゴル、オルドス周辺の弯曲部付近で冬には凍結する。人の血行も冬には手足で凝滞する。中国の天地と人体の経脈が、生理的にも病理的にもよく対応していることがわかる。

第七章

人有大谷十二分
小谿三百五十四名
少十二兪
此皆
衛気之所留止
邪氣之所客也
鍼石縁而去之

人には大谷《ダイコク》十二分
小谿《ショウケイ》三百五十四名有り
十二兪を少《か》く
此れ皆
衛気の留止する所
邪気の客《やど》る所なり
鍼石縁《よ》って之を去る

【訳】　人の体には大きい河川（経脈）の流域となる谷間が十二個ある。この大河川の支流として、小さい川の流れる谷間（絡脈、兪穴）が三五四（三）ある。これは全身の兪穴三六五個から背兪十二個分を除いた数である。
　これらの経脈、絡脈、兪穴は、皆、衛気が常駐して、外界を監視し、それに反応し、それから人体を防衛するところであり、邪気が外から侵入して宿る場所である。その時は鍼石を用い、ここを手掛りとして治療し、邪気を取り去る。

【注】　**○谷**　谷とは水源のくぼ地であるが、ここは河川の流れる低湿の土地、河川の流域（河盂）を意味する。人体では十二経脈に相当する。経脈は河川をモデルとして構想された人体の機構である。血管や神経系に該当する。絡脈（静脈）や孫脈（毛細血管）がより狭い領域を灌漑しているのに対して、経脈は四肢の井穴から出発して関連の藏府に流注し、全身に分布している。故に大きい谷という。**○谿**　谷、または谷を流れる川の意。小谿は糸の様に細い谷である。人体では経脈から分岐した小さい支脈である。その末端に兪穴がある。兪穴は経脈の気が発するところで、正に小谿に当たる。**○少十二兪**　背兪すなわち背部の膀胱経上に並ぶ六藏六府の兪穴十二個分を除くということである。『素問攷注』は「（背兪十二は）皆藏気に通ず。小谿の列に在らず。則ち当に三百五十三名と為すべし。茲（ここ）に五十四と曰う者は伝写の誤りなり」と記している。**○兪**

穴　身体内部の病変が皮膚に反応する場所である。鍼灸の診断と治療が経脈、兪穴を手掛かりとすることというを待たない。衛気は胃の上焦で作られる時はリンパ液であるが、太陰肺経に沿って伴走する様になると、神経系としての機能を示す様になる。ことに交感神経的な働きをする。本章の衛気もそうである。すなわち皮膚上をパトロールして外界の様子を知覚し、それに対して適切に対応するものである。〇**少**　欠少である。数が少ない意味。〇**鍼石**　鍼と石である。石とは外科用のメスである。皮膚の化膿巣の切開に使う。〇**縁**　衣類の縁取りであるが、ここでは由縁、手づるの意。

――第八章　五経脈の定型的症候群――

第一節	
診病之始	診病の始めは
五決爲紀	五決を紀と為《な》す
欲知其始	其の始めを知らんと欲すれば
先建其母	先ず其の母を建つ
所謂五決者五脈也	所謂五決とは五脈なり

【訳】　病気の診療を始めるに当たっては、五つの経脈のどこに異常があり、どの様な状況かを判断することが糸口となる。病気の発生の状況を知るには、病の根源（原因、病位、症状、経過など）を把握しなければならない。先にいった五決とは、五つの経脈の病位の決定と病態の把握のことである。

【注】　〇診療の基本的問題はまず病位の決定である。次にそこで何が起こっているか、である。すなわち病位、病情（病理）、症状、経過である。これら諸項目を把握決定して、漸《ようや》く治療が始まる。〇**紀**　糸口。ここでは手始め、手掛かりの意味である。

第二節
是故
頭痛癲疾
下虚上實
過在足少陰巨陽
甚則入腎

是《こ》の故に
頭痛、癲疾《テンシツ》は
下が虚し、上が実す
過は足の少陰巨陽《キョヨウ》に在り
甚だしきときは則ち腎に入る

【訳】　さてそこで、頭痛がする、目眩、痙攣、癲癇《テンカン》その他頭の症状があるのは、足の精気が虚し、頭に邪気が実し、上逆（のぼせ）を起こしているのである。異常は足の少陰腎経と太陽膀胱経の部位にある。重症化すると病変は腎に及ぶ。

【注】　**○癲**　頭の病気一般をいう。必ずしも癲癇のみをいうわけではない。頭痛も眩暈も癲疾に含まれる。**○上實**　邪気は身体の上半身に侵入して充満し、精気と戦っている。これを上実という。実とは邪気も正気も盛んな状態である。**○下虚**　上半身で正と邪が争っている時、下半身にあった精気も上へ逆行して、上部すなわち頭の精気と協力して邪気と戦う。そのため、下半身の精気は減少する。これを下虚という。虚とは精気の減退、脱落した状態である。**○過**　過失、行き過ぎて病むことである。**○甚則入腎**　病邪は表から裏に入る。ここでは経脈から藏府に伝入する。より重症化、慢性化したことを意味する。

【考】　これは脳神経系の病である。太陽膀胱経に沿って症状が表れる。『傷寒論』の太陽病がこれである。

第三節
徇蒙招尤
目冥耳聾

徇蒙《ジュンモウ》、招尤《ショウユウ》、
目冥《くら》く、耳聾《ロウ》す

下實上虛
過在足少陽厥陰
甚則入肝

下が実し、上が虚す
過は足の少陽、厥陰《ケツイン》に在り
甚《はなは》だしきときは則ち肝に入る

【訳】　くらくらと目まいがしたり、ふらふらと体が動揺したり、目の前が真っ暗になったり、耳鳴りがしたりするのは、腹部に邪気が充実し、頭は精気が虚しているのである。異常は足の少陽胆経、厥陰肝経にある。重症化すると病変は肝に及ぶ。

【注】　**○徇**　旬とは、甲乙から壬癸《ジンキ》までの十干一回りで、十日のこと。徇《ジュン》は回る、一回りすることであるが、ここでは目まい、暈《ウン》である。外界がぐるぐる回る様に感ずる病態。内耳や小脳の傷害で現れる。**○蒙**　冒と同じ。覆う、暗いの意で、ここでは眩である。眩とは目の前が真っ暗になること。一過性脳虚血発作などで起こる。目まいと合わせて眩暈という。**○招**　手招きすることで、その動作のごとくふらふらすることである。**○尤**　手の疣《いぼ》であるが、ここでは揺と同じでゆらぐこと。

【考】　本節に述べられているのは、内耳や小脳の病、あるいは脳内の循環障害である。すなわち平衡感覚の異常を示す。少陽胆経の支配領域に症状が現れる。『傷寒論』に「少陽の病は口苦く咽乾き目眩くなり」とある。

第四節

腹満䐜脹
支鬲胠脇
下厥上冒
過在足太陰陽明

腹満、䐜脹《シンチョウ》し
胠脇《キョキョウ》が支鬲《シカク》す
下が厥《ケツ》し、上を冒《おか》す
過は足の太陰、陽明に在り

【訳】 腹部がいっぱいに充満し、膨れて、張り、脇腹が支《つか》えふさがるのは、足が冷えて、それが上逆して腹部を冷やしたのである。異常は足の太陰脾経、陽明胃経にある。

【注】 **○䐜脹** 腹がいっぱいに膨《ふく》れて張ること。**○支** つかえる意。**○鬲** へだてる、ふさがる意。**○厥** 冷え逆上。**○上冒** 冒とは目隠しして進むこと、犯すことである。ここでの病変は腹部にある。従って上冒は頭に冒《ボウ》するのではなく、厥気が昇ってきて、下肢から見た上、すなわち腹部を犯すのである。そのために腹満、䐜脹が起こる。**○胠** 肋骨弓と腸骨稜との間の骨のない部分。脇腹である。

【考】 足の太陰、陽明は消化器を支配する。そこで脾胃の病は、消化器系の症状、すなわち嘔吐、腹痛、便秘、下痢などの胃腸症状を示している。ここの腹部の膨張は、腫瘍やガスや水が貯まって起こる。ことに足の冷えはガスによる腹満感を起こす。

第五節

欬嗽上氣
厥※在胸中
過在手陽明太陰

欬嗽《ガイソウ》、上気《ジョウキ》は
厥《ケツ》、胸中に在り
過は手の陽明、太陰に在り

※厥 『甲乙経』巻六第九は「病」に作る。

【訳】 咳や咳込み、喘息などは、胸の中に下から上へ突き上げてくる病変がある。異常は手の陽明大腸経と太陰肺経にある。

【注】 **○上氣** 咳き込み、喘息など下から上へ突き上げる状態をいう。これは呼吸器疾患である。肺に病変がある時、その反応点はこの二つの経脈に沿って現れる。

第六節

心煩頭痛
病在鬲中
過在手巨陽少陰

心煩《シンバン》、頭痛は
病は鬲中《カクチュウ》に在り
過は手の巨陽、少陰に在り

【訳】　胸が煩《わずら》わしく、頭痛がするのは、病が胸隔の中にある。異常は手の太陽小腸経と少陰心経にある。

【注】　〇鬲　鼎、三本足の蒸し器である。中に濾し器を入れて水と蒸す物を隔てている。ここでは横隔膜の意である。

【考】　心の病である。胸部の苦悶感は心の直接の病状であるが、頭痛は心経、小腸経の流注の経絡上の症状である。呉茱萸湯は少陰の厥逆で煩躁、頭痛するものを治する。

以上五つの病形は、三陰三陽の六経脈の病の定型的パターンである。『素問』、『霊枢』の診断治療の第一の目標は病位である。病位を確定するための条件は脈、証、色にある。証とは症状であり、ことにその病位に特徴的な定型的な症状である。ここに記されたものはその一例である。

太陽膀胱経─脳神経系の病状　頭痛
少陽胆経──平衡感覚の病状　眩暈
陽明胃経──消化器系の病状　腹満
太陰肺経──呼吸器系の病状　欬嗽
少陰心経──心の病状　心痛

逆に脳神経系の症状をみたら太陽膀胱経の病を考え、平衡感覚異常をみたら、少陽胆経の病を考える、ということである。色、脈、証の証とはこの様なものをいう。

第九章

夫脈之小大

夫れ脈の大小

滑濇浮沈可以指別
五藏之象可以類推
五藏相音可以意識
五色微診可以目察
能合色脈可以万全

滑濇《ショク》浮沈は指を以て別《わか》つ可し
五藏の象《ショウ》は類を以て推す可し
五藏の相音《ソウオン》は意を以て識《し》る可し
五色の微診は目を以て察す可し
能く色脈を合すれば以て万全なる可し

【訳】　さて脈拍の大きい、小さい、滑らか、渋る、浮く、沈むなどの特徴は、指先の感じで区別することができる。

五藏の状態は、五行の配当表で関係のある各藏と協同関係にある藏器組織の様子から類推することができる。

五藏に対応する五つの音声の区別は（大変に微妙で）、（耳ではなく）こころで識別することができる。

顔色に表れる五つの色の微妙な診断は、目で察知することができる。

五つの顔色と脈の性状をよく照合して判断すれば、万に一つの取りこぼしのない完全な診断ができる。

【注】　**○類推**　肝、筋、爪、目といった肝システム内の臓器組織の状態から、逆に本体である肝の状態を推察することができる、という様なことである。**○相音**　音を相（看）ることである。五藏にはそれぞれ特有の音がある。肝の角《カク》、心の徴《チ》、脾の宮《キュウ》、肺の商《ショウ》、腎の羽《ウ》がそれである。今聞こえる音がそのどれに当たるかを判断することである。「相」の字、張景岳は形相の意味とする。『素問攷注』は「之」の訛《なま》りとしている。それなら「五藏の音」となり、上の「五藏の象」とよく対応しており、わかりやすい。**○能合色脈**　春、肝、青、弦という対応は正常である、春、肝、白、毛なら、春に秋の色と脈が出ているわけで病的である、という具合に判断することである。『素問』の診断方法が脈、色、証であることは先に述べた。故に色脈を参合せよ、というのである。脈色証については『霊枢』邪気藏府病形第四に記載されている。

【考】　『素問』における診断の方法を述べている。目、指という視覚、触覚による直接的な観察や、類推や意識という様な洞察的な思考によって、合理的に病の本質に迫ることができる。『素問』の医学は憶測や想像ででっち上げられた観念的な迷信ではない。正確な観察と鋭利な洞察によって構築された合理的医学である。

第十章

第一節

赤脈之至也喘而堅
診曰有積氣在中
時害於食名曰心痺
得之外疾
思慮而心虚
故邪從之

赤脈の至るや喘にして堅
診して曰《いわ》く、積気《セッキ》有りて中に在り
時に食を害す、名づけて心痺《シンピ》と曰《い》う
之を外疾に得《う》
思慮して心虚す
故に邪が之に従う

【訳】　心の色は赤である。赤脈すなわち心の脈が指頭に触れる様子は、忙しげな息遣いの様な打ち方をし（心虚）、しかも硬い（邪実）。この脈状を診察していう。病気の塊が胸隔中にある、と。時には食欲を害する。名付けて心痺（心不全、狭心症など）という。この病状は外邪の侵襲（たとえば溶血性連鎖球菌感染）で起こる。思い患って心の精気が虚した状態を起こし、邪気がその虚に乗じて侵入したのである。

【注】　**〇害於食**　食欲を害するとも読めるが、食によって心が害されるとも読める。心性鬱血が胃に起これば食欲がなくなる。また心不全の時、胃に食物が入ると胃心反射で心に影響を及ぼすことがある。心不全の患者がサイダーを飲んだところ、そのガスによって胃が膨れ、これが心に響いて悶死した例を見たことがある。**〇心痺**　痺とは通路の狭窄症候群である。心痺は心の経脈が不通あるいは流通障害を起こした状態。狭心症はその一例である。痺論篇第四十三には「脈不通、悶するときは則ち心下鼓し、暴《にわか》に上気して喘し、咽乾き善く噫す」とある。痺は風寒湿の三つの邪気が合体して人を侵す時に起こる。風寒とは外邪である。病原微生物を意味する。

第二節

白脈之至也喘而浮
上虚下實驚
有積氣在胸中
喘而虚
名曰肺痺、寒熱
得之酔而使内也

白脈の至るや喘にして浮《フ》
上は虚し、下は実す、驚《キョウ》す
積気有りて胸中に在り
喘して虚
名づけて肺痺と曰う、寒熱す
之を酔って内（房事）を使うに得るなり

【訳】　肺の色は白である。白脈すなわち肺の脈が指頭に触れる状況は、忙《せわ》しなくしかも浮（肺の脈状）いている。これは上すなわち肺の精気が虚し、下すなわち心に邪気が実しているためである。この様な時には、心気不定により、驚すなわち発作性の軽い痙攣が起こる。この時、病気の塊は胸の中にある。そこで脈はセコセコと忙しなく打ち、しかも虚している。この様な病状を肺痺という。悪寒発熱の症状を示す。この病は酒に酔って過度の房事を行ったために起こる。

【考】　「上虚下実、驚」と「喘而虚」は衍文ではないかと考える。この部分だけ上下の文に比べて余分である。痺論には「肺痺は煩満し、喘して嘔す」とある。肺痺は慢性の肺疾患で、肺気腫、気管支拡張症状などを含むと考える。これらの疾患は感染を受けて悪寒、発熱を起こしやすい。すなわち寒熱である。

第三節

青脈之至也長※而左右弾
有積氣在心下

青脈の至るや長にして左右弾ず
積気有りて心下に在り

支胠　　胠《キョ》（脇の下）支《つか》える
名曰肝痺　　名づけて肝痺と曰う
得之寒濕　　之を寒湿に得
與疝同法　　疝と法を同じくす
腰痛足清頭痛　　腰痛み足清《ひ》え頭痛む

【注】　○**肝痺**　痺論には「肝痺は夜、臥するとき則ち驚す、多飲、数々小便し、上は引（飲すなわち腹水）をなすこと懐（妊）の如し」とある。肝硬変の様な症状である。物理的な冷えと湿気では肝痺は起こらない。寒は感染症、湿はアレルギー機転と読み替えると肝炎後の発症という病理に合う。○**與疝同法**　この疝はいわゆる脱腸のことで、寒疝（輸尿管結石、一過性腸閉塞など）とは別である。○**支胠**　脇が仕《つか》えること。○**腰痛、足清《ひえ》、頭痛**　肝経上の症状である。

※長而左右弾　『甲乙経』には、「長而弦、左右弾」とある。弦は肝の脈状である。

【訳】　肝の色は青である。青脈すなわち肝の脈が指頭に触れる状況は、長く触れていて、指頭の左右が弾ける様に動揺する感じである。この様な時は、病気の塊は心下にある。そのために脇腹が支《つか》える。名付けて肝痺という。寒気と湿気によってこの病が起こる。疝すなわち冷えによる下腹部の有痛性の病と同様である。腰が痛み、足が冷え、頭が痛む。

第四節
黄脈之至也大而虚　　黄脈の至るや大にして虚
有積氣在腹中　　積気有りて腹中に在り
有厥氣　　厥気有り

名曰厥疝、女子同法
得之疾使四支
汗出當風

名づけて厥疝《ケッセン》と曰う、女子も法を同じくす
之を四支（肢）を疾使《シッシ》し
汗出でて風に当たるに得たり

【訳】　脾の色は黄である。黄脈すなわち脾の脈が指頭に触れる状況は、大きくてしかも虚している。この様な時は、病気の塊が腹中にある。上へ突き上げてくる様な病的な気がある。この病状を名付けて厥疝《ケッセン》という。

発病の状況は女子も同様である。この病気は、四肢を激しく使い、そのためにたくさん汗をかき、そこに風が当たって起こったものである。

【注】　**〇疝と厥**　疝は腹部の有痛性の病。厥は上へ突き上げること、厥疝で腸管のガス膨満や腸閉塞の蠕動異常を思わせる症状である。**〇四肢疾使**　マラソンの様な長距離の疾走であろう。足が冷えて腹痛を起こすことがある。**〇脾痺**　痺論には、「脾痺は四支解堕（ばらばらになる様なだるさ）、咳を発し、汁を吐き、上は大塞を為す」とあるが、本症はこれとは別の病である。

第五節

黒脈之至也堅而大
有積氣在小腹與陰
名曰腎痺
得之沐浴清水而臥

黒脈の至るや堅にして大
積気有りて小腹と陰とに在り
名づけて腎痺と曰う
之を清水に沐浴して臥するに得

【訳】　腎の色は黒である。黒の脈すなわち腎の脈が指頭に触れる感じが、硬（腎の脈状）くて大きい。この様な時は、病気の塊は下腹と陰部（生殖器）にある。この病気を名付けて腎痺という。冷たい水に沐浴して、横になり冷えたためにこの病を起こした。

【注】○他の節と違って、この第五節には病症の記載がない。小腹すなわち下腹部と生殖器に積気があるというだけである。恐らく寒疝の様な冷えに基づく有痛性の疾患と考えられる。痺論には、「腎痺は善く脹し、尻は以て踵に代わり、脊は以て頭に代わる」とあるが、ここの病と別である。
以上共通して、脈と色と症状は対応する。故に脈、色、証によって病の位置がわかる。

第六節

凡相五色之奇脈　凡そ五色の奇脈を相するに
面黄目青　面黄にして、目青し
面黄目赤　面黄にして、目赤し
面黄目白　面黄にして、目白し
面黄目黒者　面黄にして、目黒き者は
皆不死也　皆、死せざるなり
面青目赤　面青にして、目赤し
面赤目白　面赤にして、目白し
面青目黒　面青にして、目黒し
面黒目白　面黒にして、目白し
面赤目青　面赤にして、目青なるは
皆死也　皆死ぬるなり

【訳】いったい五色の正規でない脈をみる時、顔色が黄で目が青、顔色が黄で目が赤、顔色が黄で目が白、顔色が黄で目が黒の者は、皆死ぬことがない。黄は脾胃の色で胃気すなわち生気がある証拠である。顔色が青で目が赤、顔色が赤で目が白、顔色が青で目が黒、顔色が黒で目が白、顔色が赤で目が青の場合は皆死ぬ。顔色に黄がない。黄は胃気の色である。胃気がなければ死ぬのである。

【注】　○胃気の重要性を述べる。胃気の有無は脈に表れ、色に表れる。これらによって病の予後が判定される。

五藏別論篇　第十一

本論篇は三つの部分から成る。

第一　藏府の分類とその機能
脳、髄、骨、脈、胆、女子胞を取り上げているのは、興味がある。ここ以外ではあまり重視さていない藏器である。藏府の機能分担についての認識は解剖学的であり、かつ正確である。

第二　気口（寸口）論、五味と五気
脈の寸口診で全身の状態が把握できる理由について述べる。

第三　三不治
『史記』扁鵲伝の六不治に相当する文章である。鬼神の否定は両者に共通する。自らの学問技術について至徳、至巧と称していることは、その自信の程を伺わせる。

新校正によれば全元起本では巻五にある。
『甲乙経』では巻一第三
　巻二第一下にある。
『太素』では巻六藏府気液
　巻十四人迎脈口診にある。

第一章

第一節

黄帝問曰　　黄帝問うて曰く
余聞　　余聞く
方士　　方士《ホウシ》は
或以脳髄爲藏　　或は脳髄を以って藏と為《な》す
（※或以爲府）　　（或は以て府と為す）

或以腸胃爲藏
或以爲府
敢問
更相反
皆自謂是
不知其道
願聞其説

或は腸胃を以って藏と為す
或は以て府と為す
敢《あ》えて問う
更《こもご》も相反するも
皆自ら是《ぜ》と謂《い》う
其の道を知らず
願わくは其の説を聞かん

※『太素』巻六には、「或以爲府」の四字がある。この方が前後と整合する。

【訳】　黄帝が質問していう。私が方士に聞いたところでは、ある人は脳髄は藏である（あるいは府である）、ある人は腸胃は藏である、あるいは藏ではなく府だ、という。そこで推して質問したい。方士《ホウシ》たちは互いに相反する様なことをいいながら、皆自分が正しいと思っている。私にはその道理、どれが正しいのかがわからない。どうぞよく説明してもらいたい。

【注】　**○**現在の五藏六府説が確立するまでには、いろいろの説があったことを述べている。**○脳髄**　脳髄はこの医学ではあまり活躍していないが、ここでは胃腸と並んで取り上げられている。結局重視はされなかったが、一応は注目されていたことがわかる。**○方士**　不老長生の術を求める方術の士のことで、医薬、占卜、仙術、練丹などの技術を操る人である。『素問』では医師のことを、「工」あるいは「医」、または「医工」と呼んでいる。「工」とは技術者ことである。ここの方士は医学の知識を持ってはいるが、専門的な医師のことではなさそうである。

第二節

岐伯對曰

岐伯対《こた》えて曰く

脳髄骨脈胆女子胞
此六者地氣之所生也
皆藏於陰而象於地
故藏而不寫
名曰奇恒之府

脳、髄、骨、脈、胆、女子胞（子宮）
此の六つのものは地気の生ずる所なり
皆陰に藏《かく》れて地に象《かたど》る
故に藏《ゾウ》して瀉せず
名づけて奇恒《キコウ》の府と曰う

【訳】　岐伯が答えていう。脳、髄、骨、脈、胆、女子胞、この六つのものは、地の精気が育生するものである。皆陰の部位（脳脊髄腔や胸腹腔）にしまい込まれた様に位置しており、そしてその性質は地に似ている。すなわち物をしまい込むだけで、それをよそに移すということはしない。そこでこれを名付けて奇恒の府（何時も変らぬ単独の藏器）という。

【注】　○脳、髄、骨（髄）は内容が詰まっていて、それを外に出すということはしない。血管には血が充満していて、循環しているが、生理的には外に出すものではない。しかし胆嚢は胆汁を外に移し、女子胞すなわち子宮も胎児を出産する。この二つは、藏して瀉さずとはいえないようである。この辺は考え違いであろう。**○脳と髄**　脳には脳髄の意味と頭蓋骨の意味とがある。髄には脳髄、脊髄、骨髄の意味がある。脳髄は両者に共通する。ここでは脳は脳髄、髄は脊髄とする。髄を骨髄とすると骨は骨髄を含まないことになる。これはおかしいことで、当然骨髄を含んで骨である。**○脈**　血管である。一部神経も含む。**○地氣**　地の持っている精気、物質とエネルギーである。**○藏於陰**　藏は倉庫である。物をしまい込む働きを持つ。陰は一般的には内藏である。ここでも胆と女子胞は内藏といってよいが、その他のものについては皮膚より内側にあることを意味している。**○寫**　荷物を彼方から此方へ運んで来て屋下に置くことである。物を一方から他方に移動すること。**○恒**　常に変わらない、不変性があるという意味である。これらの器官はいわゆる五藏六府の様な動的な活動性は少ないからである。**○奇**　偶数に対する奇数で、孤独、単独の意味である。

第三節

夫胃大腸小腸三焦膀胱
此五者天氣之所生也
其氣象天
故寫而不藏
此受五藏濁氣
名曰傳化之府
此不能久留輸寫者也
魄門亦爲五藏使
水穀不得久藏

夫《そ》れ胃、大腸、小腸、三焦、膀胱
此の五つのものは天気の生ずる所の者なり
其の気は天に象る
故に瀉して藏せず
此れ五藏の濁気を受く
名づけて伝化の府と曰う
此れ久しく留まること能わずして輸瀉する者なり
魄門《ハクモン》も亦五藏の使いと為す
水穀は久しく藏することを得ず

【訳】　さて胃、大腸、小腸、三焦、膀胱の五つの藏器は、天の精気が育生するものである。その性質は天に似ている。つまり中身を外に移す働きを持っており、内にしまい込んだままにしておくことはしない。

これらの藏器は五藏の混濁した物質を受ける仕事をしている。そこで（物を受け取り、加工して、転送する）伝化の藏器と名付ける。これらの藏器は物を久しく貯留しておくことはできない。輸送、移動するのが仕事である。肛門もまた五藏の使役である。故に水や穀物を長期に貯えておくことはできない。

【注】　○ここに挙げられている五つは中空の藏器である。口から入った飲食物を次々と変化させながら転送していく。先に述べられた六つの藏器やいわゆる五藏は内容が詰まった実質藏器である。古代の医師たちはこの両者の違いを正確に区別することができた。これらは解剖しなければ得られない知識である。中国古代医学を憶測と想像で作り上げた観念の医学とする漢方の研究者の意見の間違いであることは、この文章によっても明らかである。**○天**　天は太陽の光と熱、すなわち精気（エネルギー）を放出し、地はそのエネルギーを使って万物を生成し、貯藏する。天の精気を天気といい、地の物質とエネルギーを地気という。**○濁氣**　胃は水穀から精気を生

成する。これを経脈によって全身に配給する。これが五藏の気となる。五藏はこれを使ってその機能を遂行する。精気を抽出した後の糟粕《ソウハク》が濁気である。**○傳**　『釈名』釈宮室に「傳《デン》とは轉《テン》なり」とある。ころがす様に伝えること、次々と送り出すことである。**○輸**　ある場所から品物を抜き取って車で運ぶことである。

【考】　以上の三節において、人の藏器は中身が充満していて、藏して瀉さない奇恒の府と、中身が中空で、瀉して藏しない伝化の府の二つから成ることを述べる。伝化の府は次の四節の六府と同じであるが、奇恒の府の方は五藏とはだいぶ違う。『素問』、『霊枢』の述べる基本的な五藏六府観は次の第四節に記された様なものである。そこで本篇に述べるところは別論としたのであろう。

第四節

所謂五藏者
藏精氣而不寫也
故滿而不能實
六府者
傳化物而不藏
故實而不能滿也

所謂《いわゆる》五藏なる者は
精気を藏して瀉せざるなり
故に満つるも実すること能わず
六府は
物を伝化して藏せず
故に実するも満つること能わざるなり

【訳】　いわゆる五藏といわれるものは、精気を貯め込んでいて、外へ移すことはしない。そこで内容物が充満していて、外から入れて充実させることはできない。六府は入ってきた物を加工して次々と伝送はするが、貯め込むことはしない。そこで入れ込むことはするが、（絶えず排出してしまうので）充満させることはできない。

【注】　**○精氣**　胃が水穀から抽出した栄養物である。**○滿**　器に水が辺縁までいっぱいに行き渡ることである。**○實**　うかんむりに田と貝を組み合わせた字である。屋根の下に財貨がいっぱいに詰まった様子を示している。内部に物がいっぱいに詰まっていることである。

第五節

所以然者　然《しか》る所以《ユエン》の者は

水穀入口則胃實而腸虛　水穀が口に入るときは則ち胃（が充）実して腸（は空）虚す

食下則腸實而胃虛　食下るときは則ち腸実して胃虚す

故曰　故に曰く

實而不滿　実するも満ちず

滿而不實也　満つるも実せざるなり

【訳】　そうなる理由は、飲食物が口に入って来ると、すぐに胃は充実するが、腸はからっぽである。食物が胃から下がって腸に移動すると、すぐに腸は充実するが、胃の方はからっぽになる。そこでこの様にいわれる。（六府は）物が入り込んで来て充実させるが、充満はしない。（五藏は）精気が充満しているが、物を外から入れ込むことはできない。

【注】　○飲食物が胃腸管を通過する時の充実と空虚の交替の様子がよく捉えられている。解剖時の所見をもとに、生理学的洞察を加えた結果得られた認識である。

―第二章　氣口論―

第一節

帝曰　帝曰く

氣口何以獨爲五藏主
岐伯曰
胃者水穀之海
六府之大源也
五味入口藏於胃
以養五藏氣

気口《キコウ》は何を以て独り五藏の主と為《な》るか
岐伯曰く
胃は水穀の海にして
六府の大源なり
五味は口に入り胃に藏し
以て五藏の気を養う

【訳】　黄帝がいう。気口すなわち寸口の脈所は、ここの脈状をみただけで、どうして五藏の状況を把握し、それに対応することができるのか。

岐伯がいう。胃は飲食物が注ぎ込む海の様なところである。六府すなわち胃、大腸、小腸、膀胱の大きな源流である。五味すなわち食物の五つの栄養素は口から入って、胃に貯えられ、そこで吸収されて、五藏に送られて、その機能を維持、養成する。

【注】　**○氣口**　寸口と同じ。手の関節で撓骨動脈の脈所である。ここで精気の盛衰、五藏六府の虚実を判断するので気（の状態が表れる出）口という。**○六府之大源**　飲食物は胃で精気を抽出された後、糟粕となって小腸、大腸に転送される。ここで大小便に分別され、肛門と膀胱から排泄される。この状況を六府の大源といっている。

第二節

氣口亦太陰也
是以
五藏六府之氣味
皆出於胃

気口亦太陰なり
是《これ》を以て
五藏六府の気味は
皆胃より出でて

變見於氣口　　変は気口に見《あら》わる

【訳】（胃と表裏の関係にある脾は太陰に属する）気口もまた太陰肺経に所属する脈所である。そこで五藏六府を栄養する精気、栄養素は皆胃から出て、肺経を通り、五藏六府を巡って、ここ気口にやってくる。そこで五藏六府の変化の状況は気口に現れるのである。

【注】〇胃が吸収した栄養素を肺に運搬するのは脾である。脾胃が協調して五藏の気を養うのである。故に脾胃が弱ると五藏にも栄養が行き渡らず、五藏の気は衰える。肺に運搬された精気は太陰肺経を経て全身に輸送される。この時、五藏の気と胃の気とは肺経の脈所気口（寸口）に現れる。そこで脾胃、五藏に病がある時は、その状況は太陰肺経に属する気口に現れるのである。なおここの文章には脱簡があるのか、文意が連続せず、明断さを欠くようである。

第三節

故五氣入鼻　　故に五気は鼻に入り
藏於心肺　　心肺に藏《こも》る
心肺有病　　心肺に病有るときは
而鼻為之不利也　　鼻は之が為《ため》に利せざるなり

【訳】そこで五気（五つの香臭）は鼻から入り、心肺に貯えられる（霊蘭秘典論篇第八）。心肺に病がある時、鼻はそのために、閉塞したり、臭いがわからなかったりする。

【注】〇この文章は五味と対になっている様であるが、文意が前後に連続しない。錯簡ではないかと考えられる。なお、『霊枢』脈度第十七に同趣旨の文章がある。

——第三章　診断論——

凡治病
必察其下
適其脈
観其志意與其病也

凡そ病を治するには
必ず其の下を察し
其の脈に適し
其の志意と其の病とを観るなり

【訳】　いったい病気の治療をするに当たっては、必ず大小便の様子をよく調べ、その脈状を適切に判断し、病人の精神状態と病状とを比較して観察する。

【注】　○診療の要諦を述べる。ただし簡略に過ぎ、かつ系統的でない。断簡の可能性がある。

——第四章　三不治——

第一節

拘於鬼神者
不可與言至徳

鬼神に拘《かか》わる者は
與《とも》に至徳《シトク》を言う可からず

【訳】　神様や霊魂のお告げを信用して、それに拘泥する人は、最高の理論である現代医学について語り合うことはできない。

【注】　〇鬼神　鬼は死者の亡霊また祖霊である。神は超自然的能力をもつ存在である。鬼神は超能力を持つ神霊をいう。この鬼神に仕えて霊と人との媒介をする人を「巫」という。シャーマンである。殷人は鬼神を尊崇し巫が権力を持っていた。周人は人と儀礼を重んじた。中国は殷周革命において、鬼神の支配する非合理的世界から合理的世界に転進した。

宝命全形論篇第二十五に「道に鬼神無し、独り来たり独り往く」とある。道すなわち医学には超越的な存在は関係がない。巫祝の様に鬼神にうかがいをたてて医療を行うのではなく、医学の真理に基づき、鬼神からは独立して医療を行うというのである。

これらの文章は『素問』の医師たちがシャーマニズムの地平から離陸し、古代的合理主義の高みへの飛翔を始めたことを告げる宣言である。

第二節

悪於鍼石者　　鍼石《シンセキ》を悪《にく》む者は
不可與言至巧　　與《とも》に至巧《シコウ》を言う可からず

【訳】　鍼や石鍼（メス）に悪意を持つ人とは、最高の技術である現代医学について語り合うことはできない。

第三節

病不許治者　　病んで治を許さざる者は
病必不治　　病は必ず治せず
治之無功矣　　之を治するも功無きなり

【訳】　病気になっても治療を許さない人は、病気は必ず治癒しない。治療しても効果はない。

【注】　○『史記』扁鵲伝の後に付されている六不治に相当する文章である。当時の医師たちの共通の意識であったと思われる。鬼神を信ずる人とは、今シャーマンと呼ばれる人々である。方士もその仲間である。古代の医学はこの鬼神の地平から飛翔し、合理の世界に入ったのである。

【参考】　『史記』扁鵲伝の後に付された六不治に関する記事

使聖人預知微	聖人をして預め微を知らしめ
能使良医蚤従事	能《よ》く良医をして事に従わしむれば
則疾可已身可活也	則ち疾《やまい》は已《や》む可く身は活《い》く可きなり
人之所病病疾多	人の病《や》む所は病疾《ビョウシツ》の多きことなり
医之所病医道少	医の病む所は医道の少きことなり
故病有六不治	故に病に六つの不治有り
驕恣不論於理一不治也	驕恣《キョウシ》にして理を論ぜず、一の不治なり
輕身重財　二不治也	身を軽ろんじ財を重んず、二の不治なり
衣食不能適　三不治也	衣食に適なること能わず、三の不治なり
陰陽并藏氣不定四不治也	陰陽并《ヘイ》し藏気定まらず、四の不治なり
形羸不能服薬五不治也	形《からだ》が羸《や》せ薬を服すること能わず、五の不治なり
信巫不信醫　六不治也	巫《フ》を信じて医を信ぜず、六の不治なり
有此一者則重難治也	此の一つでも有るときは則ち重くして治し難きなり

【注】　○陰陽并藏氣不定　并とは並ぶことである。正常の時には陰陽のバランスはとれている。陰陽の一方、たとえば陰の方に精気、エネルギーが加わって在来の力と並ぶ（これが并）と、陰の力は増加して陽とのバランスが崩れる。その結果として藏府の機能に傷害が生じる。この様な場合は難治である。

異法方宜論篇　第十二

本篇は各種治療法出現の地方的因縁について論じている。しかしその内容はすぐれた風土病論である。古代中国の東西南北と中央の各地の地勢、風土、生活と食事、疾患と治療法が相互に関係付けられて記述されている。ヒポクラテスの風土水に相当する文章である。

新校正によれば全元起本では巻九にある。『甲乙経』では巻六第二にある。『太素』では巻十九知方地にある。

――第一章――

黄帝問曰
醫之治病也
一病而治各不同
皆愈何也
岐伯對曰
地勢使然也

黄帝問うて曰く
医の病を治するや
一病にして治各々同じからず
皆愈《い》ゆるは何ぞや
岐伯対《こた》えて曰く
地勢然らしむるなり

【訳】　黄帝が質問していう。

医師が病気を治療する場合、同じ病気でも治療法は人毎に違う。それでも皆治癒するのはなぜか。

岐伯が答えていう。

土地の状況の違いがその様な結果をもたらすのである。

【注】　**〇一病**　病名が同じということである。**〇治各不同**　治療法は人毎に違うということである。これは病名は同じでも、病態、病理は皆違うからである。これは別に中国医学に特有なことではない。現代医学でも同じである。**〇地勢**　山川草木の状況、鳥獣虫魚の生態である。ここでは風土の問題である。そして主として風土と

風土病、並びにそれに対する処置法が論じられている。

第一章

第一節
故
東方之域
天地之所始生也
魚鹽之地
海濱傍水
其民食魚而嗜鹹
皆安其處
美其食

故に
東方の域は
天地の始生する所なり
魚塩《ギョエン》の地
海浜にして水に傍《せま》る
其の民は魚を食して塩を嗜《たしな》む
皆其の処に安んじ
其の食を美《うまし》とす

【訳】　一般に、東方の地域は、太陽の昇る方向であり、天地はここから夜明けを迎える場所である。魚や塩の産地であり（産業）、海岸に沿った水辺の土地である（地勢）。
　人民は魚を常食にしており、塩気のものを好む（食生活）。人々は皆地域に安住してその食事に満足している（生活態度）。

【注】　**○東方**　古代の斉《セイ》、すなわち山東半島を指している。その東にある朝鮮半島や日本のことではない。**○傍**　名詞としては、かたわらの意。動詞としては、そばに寄り添う意味。

第二節

魚者使人熱中
鹽者勝血
故其民皆黒色踈理
其病皆爲癰瘍
其治宜砭石
故砭石者亦從東方來

魚は人をして中（腹部）を熱せしむ
鹽《エン》は血に勝つ（傷る）
故に其の民は皆黒色にして踈理《ソリ》
其の病は皆癰瘍《ヨウヨウ》と為《な》る
其の治は砭石《ヘンセキ》に宜《よろ》し
故に砭石は亦東方より来る

【訳】　魚は（栄養に富んでおり）人のお腹に熱を持たせる（栄養過剰）。塩の多食は腎を傷《やぶ》る。腎水は心火を克す。心は血を主る。そこで鹽《エン》（塩）は血を傷ることになる（栄養病理）。そこで人民は色が黒く（腎の色）、肌理は荒れている（体質）。病気としては化膿性のおできができやすい（疾病）。その治療法としては砭石すなわち石製のメスによる切開が適当である（治療法）。そこで砭石は東方からやって来たものである。

【注】　**○魚**　優れた蛋白資源である。その多食は栄養過多となる。それは糖尿病の様な栄養障害を起こしやすく、また皮膚の化膿を起こしやすい。**○熱中**　胃に熱を持つことで、口渇、多飲、多食などの症状を示す。糖尿病などはこれに属する。**○癰瘍**　どちらも化膿性の病気である。糖尿病は化膿をよく起こす。**○鹽**　過食は腎を傷害する。水克火の関係で塩は血に勝つことになる。しかし黒色踈理は海浜という潮風の所為《しょい》でもある。**○砭石**　石鍼である。現代のメスに当たる。**○亦**　この字は語助的なもので特に意味はない。

第三章

第一節

西方者
金玉之域
沙石之處
天地之所收引也

西方は
金玉の域
沙石《サセキ》の処にして
天地の収引する所なり

【訳】　西方は金属や宝玉が豊富に産出する地域であり、砂や岩石の多い砂漠地帯である。草木に乏しく粛殺《しゅくさつ》の気の盛んな地方である（地勢）。

【注】　**〇西方**　陝西《センセイ》からゴビ、タクラマカン砂漠にかけての西域地方である。気候は大陸性で寒冷で水に乏しい。故に水土剛強という。**〇天地之所収引**　収は引き締める意味。中国の西方は高山地帯で天地の間が狭い。寒冷で乾燥した地帯である。西は秋に対応しており、秋の収斂《シュウレン》の気が多い。また東方の始生に対して収引といっているのであろう。

第二節
其民陵居而多風
水土剛強
其民不衣而褐薦
其民華食而脂肥

其の民は陵居《リョウキョ》して風多く
水土剛強なり
其の民は衣せずして褐薦《カッセン》す
其の民は華食して脂肥なり

【訳】　人民は丘陵の陵線上に住居しており、風当たりが強い（住所）。気候風土は強烈であり、寒暖の差が激しい（気象風土）。人民は絹織物は着ず、毛織物を着て、細草で作った「ござ」を使っている（衣服）。人びとは羊乳、バターや肉類を食べて肥満している（食生活）。

【注】　**○陵居**　黄土地帯の丘陵の崖地に掘られた横穴住居で、「ヤオトン」と呼ばれている。**○衣**　絹糸で織った衣服。**○褐**　粗末な毛布。毛布を着るのも羊毛が豊富だからである。**○薦**　わらなどの草で作った寝ござ。**○華食**　栄養豊富な食物の意。脂肥は羊などの牧畜により乳製品を常食としているからである。

第三節

故邪不能傷其形體	故に邪は其の形体を傷《やぶ》る能《あた》わず
其病生於内	其の病は内より生ず
其治宜毒薬	其の治は毒薬に宜《よろ》し
故毒薬者亦従西方來	故に毒薬は亦西方より来る

【訳】　栄養状態が良いので、外邪（細菌、ウイルスの様な病原体）は易々とからだを傷害することができない。そこで病は飲食居処、陰陽喜怒により、からだの内部から発生する（病理と病症）。その治療法としては毒薬（ドロドロに磨り潰した薬草）が適当である（治療法）。故に毒薬はまた西方から由来する。

【注】　**○毒薬**　毒はもとの形がなくなるくらいグタグタに溶けた粥状のものをいう。毒は熟や粥と音も意味も近い言葉である。薬は『説文』に「病を治する草なり」とある。すなわち毒薬とはグタグタに煮た薬のことである。有害な薬の意味ではない。なお毒薬の原料になる薬草は、同じ西にしても四川には多いが、陝西《センセイ》以西の沙石の地である本来の西方にはむしろ乏しいのではなかろうか。

第四章

第一節

北方者　北方は
天地所閉藏之域也　天地の閉藏する所の域なり
其地高陵居　其の地は高く、陵居す
風寒冰冽　風は寒く冰《こおり》は冽《つめた》し

【訳】　北方は四季の冬に相当し、発生、生育の期間は短く、収斂《シュウレン》、藏匿の時間が長い。土地は高原で、人々は丘陵に住居している。寒風は吹き荒び、氷はピリピリと皮膚を引き裂く様に冷たい（地勢と住居）。

【注】　**〇北方**　陰山山脈の北、蒙古高原である。病気の原因としては藏寒が挙げられている。

第二節

其民樂野處而乳食　其の民は野処を楽しんで乳を食す
藏寒生滿病※　藏、寒え《ひ》滿病《マンビョウ》を生ず
其治宜灸焫　其の治は灸焫《キュウゼツ》に宜し
故灸焫者亦從北方來　故に灸焫は亦北方より来る

※満　『甲乙経』には「満」の字はない（新校正）。『太素』並びに『医心方』にもこの「満」の字はない（『素問校注』）。

【訳】　人民は遊牧して原野に天幕を張って楽しく生活しており、乳製品を常食とする（生活）。

この気候と野外生活によって内藏が冷え、腹部の脹満する腫瘤を生ずる（病理と疾病）。治療法としては灸や火で焼く方法が適当である。故に灸焫は北方に由来する。

【注】　**○藏寒**　内藏が冷却することであり、寒冷な風土と野外の生活が原因で、そのために満病が生ずるというのである。果たしてそうか。○満病とは何か。腹部の膨満する病としては肝藏や脾藏の腫脹、胃腸の腫瘍などがある。中国や南方ならマラリアなどもあるが、北方ではその他の寄生虫などが考えられる。動物との共存生活から人獣共通の寄生虫に侵される可能性はある。ここで藏寒の寒は、傷寒、寒中と同様、感染症、寄生虫病を意味している。内藏の物理的な冷えではない。内藏の物理的な冷えによる病として凍傷の他には考え難い。**○満**　『甲乙経』、『太素』、『医心方』ともに「満」の字がない。王冰の注も単に「藏寒より病を生ず」となっていて、「満」の字がない。従ってどの様な病が生じたのかということになると、「藏寒によって起こる藏寒という病」とでもいう他はない。**○焫**　焼くこと。火箸の様なもので皮膚を焼くことである。火で焼くことは灸と同じであるが、材料はもぐさではない。○灸の北方由来説については民俗学的な調査が必要であろう。

―第五章―

第一節

南方者	南方は
天地所長養	天地の長養する所にして
陽之所盛處也	陽の盛んなる所の処なり

其地下水土弱
霧露之所聚也

其の地は下《ひく》く水土は弱く
霧露の聚《あつ》まる所なり

【訳】　南方は四季の夏に相当し、気候は温暖で万物の繁茂する地域である。炎熱の気候で陽気の盛んな場所である。土地は河川湖沼に富み、低湿である。気象は温和で、土地は肥沃で、水は暖かい。霧露の多い、湿気に富んだ土地である（地勢風土）。

【注】　**○水土弱**　弱は柔軟の意で、ここでは西方の大陸的寒冷の風土に対して海洋性の温暖な気候を意味していると考える。

第二節

其民嗜酸而食胕
故其民皆緻理而赤色
其病攣痺
其治宜微鍼
故九鍼者亦從南方來

其の民は酸を嗜み胕《フ》（発酵食品）を食す
故に其の民は緻理《チリ》にして赤色なり
其の病は攣痺《レンピ》なり
其の治は微鍼に宜し
故に九鍼は亦南方より来る

【訳】　住民は酢の様な酸味を好み、粕漬けの様な発酵食品を食べる。そこで住民は肌理が細かく、赤銅色をしている（生活と体質）。
湿気に侵されて痙攣や湿痺（リウマチ）に罹りやすい（病症）。
治療には微鍼が適当である（治療法）。故に微鍼以下九つの種類を持つ鍼は南方に由来する。

【注】　**○南方**　長江流域からその南方の地域である。照葉樹林地帯に属する。民族的に南朝鮮や日本人と文化を共通する人々である。食文化でも寿司や納豆、味噌、醤油などの発酵食品を好む。嶺南は瘴癘《ショウレイ》の地と呼ばれ、高温多湿でマラリアなどの伝染病や寄生虫病の多い土地である。そこで寄生虫や感染による神経疾患で筋肉の麻

痺や拘急を起こしたり、湿気によりリウマチになったりすることが多かったのであろう。**○鍼**は南方由来だというが、鍼や石鍼を使った治療法が南中国、インドシナ半島からインドネシアにかけての住民に認められるかどうか、検討が必要と思われる。石鍼による瀉血は行われた様である。**○胕**　腐と同じで、ここでは醗酵性食品を指す。**○攣痺**　痺には「しびれ」という意味もある。攣痺で、運動性の痙攣と知覚性の鈍麻を示す病も考えられる。

第六章

第一節

中央者
其地平以濕
天地所以生万物也衆
其民食雑而不労

中央は
其の地、平らにして以て湿《うるお》う
天地の万物を生ずる所以《ユエン》や衆《おお》し
其の民は雑を食して労せず

【訳】　中央は土地は平坦で湿気が多い。土地は肥沃で、多くの産物を生産する条件が豊かに備わっている（風土）。

人民の食生活は雑食で、また過労になる様な厳しい労働生活はしていない（生活）。

【注】　**○中央**　黄河の中流域で、河南から洛陽、長安にわたる地域である。当時の中国では最も文明が進み、生活条件の調《ととの》っていた地域である。故に食物は種類も豊富で量的にも足りていた。そこで苛酷な労働をする必要がなかった。すなわち不労である。

第二節

故其病多痿厥寒熱
其治宜導引按蹻
故導引按蹻者亦從中央出也

故に其の病には痿《イ》、厥《ケツ》、寒熱多し
其の治は導引《ドオイン》、按蹻《アンキョウ》に宜し
故に導引、按蹻は亦中央より出るなり

【訳】　そこで痿、厥、寒熱という様な病気になりやすい（疾病）。治療法としては体操や按摩が適当である（治療法）。そこで体操療法や按摩療法は中央地方に由来する。

【注】　○**痿**　神経系、骨関節や筋肉など運動系の傷害による四肢の麻痺その他の運動知覚傷害である。脳神経疾患、筋肉疾患、骨疾患、血管障害などを含む。中年以後に生ずる変性疾患である。○**厥**　血管障害である。機能的なものとしては血管運動神経症、器質的なものとしては動脈硬化などがある。何れの場合も多くは心身症的な色彩を持っている。中央地域は生産も豊かで人口が多く、人事の葛藤も多くて心身症が多かったと思われる。○**寒熱**　インフルエンザ、敗血症や腎盂腎炎など弛張熱を示す感染症である。○**導引按蹻**　導引は馬王堆漢墓医書の導引図に見る様に、現在の大極拳に似た体操である。按は按摩であり、蹻も手足を動かす体操様の治療法である。この様な方法がなぜ中央に由来するのかはよくわからない。

第七章

故聖人雑合以治各得其所宜
故治所以異而病皆愈者
得病之情知治之大體也

故に聖人は雑合して以て治し、各々其の宜しき所を得たり
故に治、異《こと》にして而《しか》も病の皆愈《い》ゆる所以は
病の情を得て、治の大体を知ればなり

【訳】　以上の様に、もののよくわかった偉い人はいろいろの方法を総合して病の治療を行い、それぞれその病状に適合した方法を行って成績を上げた。そこで治療法はそれぞれ違っているのに、病が皆治癒したのは、病気の状況を正確に把握して、治療原理の大筋をよく知っていたからである

【注】　○病の治療は病名を目的、対象として行うわけではない。病人各々の病因、病理、病状に基づいて、それに適合する様な方法を選択して治療を行うのである。故に同病異治ということが起こる。また同じ事情で異病同治、すなわち病気は違うのに治療法が同じということも起こる。ことに病因微生物の知識のなかった古代には、現代の様な病因治療は困難であって、対症療法が主流を占めた。そこでこの様なことになるのである。

移精變氣論篇　第十三

本篇は二つの部分より成る。
第一　治療の歴史　第一章と第三章　神《シン》を得ることの重要性
第二　治病の要道　第二章と第四章　色脈、神の重要性

本篇と次篇は治療の今昔について述べている。すなわち医史学的記載である。

古代の医学は移精変気という非合理的な医療であったのに対して、今の医学は薬物療法と鍼灸療法という合理的医療が行われている。

しかるに治療効果は反って上がらない。その理由は何か。これが本篇と次篇の主題である。答えは憂患、苦形、嗜欲無窮という文明の進歩に基づく人事の葛藤による精神の消耗であり、これによる肉体の衰弱である。また微鍼、湯液という技術主義が精神をなおざりにしているためであるという。

これは現代の科学的、機械論的な生物医学に対する批判と共通する面を持っている。また、色脈、四時、日月の生気象学を強調している。

新校正によれば全元起本では巻九にある。
『甲乙経』には欠く。
『太素』では巻十九知祝由
巻十五色脈診にある。

――第一章　往古、今世の治病――

第一節　治病の古今

黄帝問曰　　黄帝問うて曰く
余聞　　余聞く
古之治病　　古《いにしえ》の治病は
惟其移精變氣　　惟《た》だ其れ精を移し気を変じ

可祝由而已
今世治病
毒薬治其内
鍼石治其外
或愈或不愈
何也

祝由《シュクユウ》す可きのみ
今の世の治病は
毒薬、其の内を治し
鍼石《シンセキ》、其の外を治し
或は愈《い》え、或は愈えざるは
何ぞや

【訳】　黄帝が質問していう。私が聞いているところでは、昔の治療方法は、ただ精神を動かし気分を転換させ、お祈りや呪《まじな》いをするだけで病状を取ることができた。

今の世の治療方法は、ドロドロにした薬草を飲ませてからだの内部を治療し、鍼や石鍼（メス）で体表を処置して外部を治療する。その結果、治癒したり、治癒しなかったりする。その理由は何か。

【注】　**○祝**　祝詞《のりと》を上げることである。また鬼神、神様のお告げを述べ、神と人との間を媒介する神官や巫である。いまシャーマンといわれている。巫祝《フシュク》が呪術を行って人々の悩みや病を治療することをシャーマニズムという。ここに述べる移精変気とはこのシャーマンの行う呪術である。○中国古代医学はこの神秘的なシャーマニズムすなわち鬼神の世界から離脱して作り上げた合理的な医学である。『素問』、『霊枢』の医師たちが鬼神を否定したことは、五藏別論篇第十一の「鬼神に拘はる者は與に至徳を言う可からず」、宝命全形論篇第二十五の「道に鬼神無し。独来、独往す」に見るごとくである。そして毒薬や鍼石は彼らの誇る最新の医学技術である。○『素問』の中には、復古的懐古的思潮が強い論篇がある。本篇、次篇などその代表的なものである。別に鬼神を肯定しているわけではない様であるが、ここでは祝由を持ち上げ、現代をけなしている様に見える。また診断治療の上では、精神や色脈、四時の脈法を重視して、微鍼や毒薬を、否定はしないまでも、積極的には尊重しない。すなわち本篇は古代医学における微鍼、毒薬派に対抗する神、色脈派の論文と考えられる。**○鬼神**　祖先の霊魂、その他の一般の死者の霊魂、また神霊など神秘的存在をいう。

第二節　往古の治病

岐伯對曰
往古
人居禽獸之間
動作以避寒
陰居以避暑
内無眷慕之累
外無伸官之形
此恬憺之世
邪不能深入也
故毒藥不能治其内
　鑱石不能治其外
故可移精※祝由已

岐伯対えて曰く
往古には
人は禽獣の間に居し
動作して以て寒を避け
陰居して以て暑を避く
内には眷慕《ケンボ》の累《わずらい》無く
外には伸官《シンカン》の形無し
此の恬憺《テンタン》の世には
邪は深く入ること能《あた》わざるなり
故に毒薬は其の内を治すること能わず
鑱石は其の外を治すること能わず
故に移精（変気）祝由す可きのみ

※移精　『素問校注』は「移精」の下に「變氣」の二字あるべし、という。王冰注と『太素』楊上善注は何れも「移精變氣」と語を連ねて解釈している。

【訳】　岐伯が答えていう。

　昔、人々は禽獣の仲間として生活しており、寒気をさけるにはからだを動かして暖を取り、暑気をさけるには日陰に入って休んでいた。精神的には眷恋思慕する係累もなく、肉体的には宮仕えの堅苦しさもない。

　この様に、虚心無欲で落ち着いた世の中では、心身の抵抗力が充実していて、邪気は体内深く侵入して病気を起こすことができない。病気がないのだから、毒薬でも内藏の病を治療することができないし、微鍼や砭石《ヘンセキ》は体表の病を治療することができない。そこで精神を動かし、(気分を変え)呪をして病症を取ることができるのである。

【注】　**○伸官**　伸とは両手で腰を伸ばすこと。ここでは紳と同じで、高官が用いる腰帯である。伸官とは腰帯をつけて宮仕えをすることである。伸官の形なしとは、宮仕えの堅苦しい苦労がないということである。○古代の人々は純真素朴で、今の世の中の様に人事の葛藤や労働の苦労もない。従って精気が充実していて病に侵されない。この様な古代尊重的、老壮的な思想が本篇の基礎にある。故に移精、変気、祝由を尊重して、毒薬、鍼石を軽視する。

第三節　今世の治病

一　當今之世不然	当今の世は然《しか》らず
憂患縁其内	憂患、其の内に縁《よ》り
苦形傷其外	苦形、其の外を傷《やぶ》る
又	又
失四時之従逆	四時の従逆
寒暑之宜	寒暑の宜きに失《たが》う
賊風數至	賊風は数々《しばしば》至り
虚邪朝夕	虚邪は朝夕《チョウセキ》す

【訳】　現在の世の中はそうではない。心配事は心に纏《まと》わり付いて離れず、肉体の重労働はからだを痛める（社会）。

世の中が不安になっただけではない。自然界でも季節の移り変わりの順序や寒暖の推移は不規則になり、季節外れの風がしばしばやって来るし（自然）、それにつれて、人体に虚（機能低下）をもたらす邪気が朝夕の汐の様に去来する。

二　内至五藏骨髄
外傷空竅肌膚
所以
小病必甚
大病必死
故祝由不能已也

内は五藏骨髄に至り
外は空竅《クウキョウ》肌膚《キフ》を傷《やぶ》る
所以《ゆえ》に
小病は必ず甚《はなは》だしく
大病は必ず死す
故に祝由《シュクユウ》するも已《や》むこと能わざるなり

【訳】　その邪気は、内部では深く五藏骨髄にまで入り込んで病気を起こし、体表では空竅《クウキョウ》すなわち九つの穴（目鼻耳口と二陰）や皮膚筋肉を傷つける（疾病）。

そこで軽い病気は必ず重くなり、重い病気は必ず死ぬことになる。故に呪では症状を取ることができなくなったのである（予後）。

【注】　○現代は世の中が複雑になり、それにつれて、人の心身の苦労も増え、精気が虚損して邪気に対する抵抗力も衰えて来た。故に移精変気というシャーマン的な精神療法では病気の治療がおぼつかなくなったのである。そこで工夫されたのが、色脈であり、四時の脈法であり、また精神を確保することである。それが以下に述べられる。

――第二章　治病の要道　色脈――

第一節
帝曰善

帝曰く、善し、と

余欲臨病人
觀死生決嫌疑
欲知其要如日月光
可得聞乎

余は病人に臨んで
死生を観、嫌疑を決せんと欲す
其の要を知ること日月の光の如くならんと欲す
聞くことを得可きか

【訳】　帝がいう。よろしい。私は病人に向かい合い、症状を観察して、死ぬか生きるかという予後、転帰に関する迷いためらいに明確な決断を下したいと思う。日月の光の様にはっきりとその要領を知りたいと思う。聞くことができるだろうか。

【注】　**〇予後**　古代の医師たちの最大の関心は予後の判定である。病名を付けることでもなく、治療法を決めることでもない。『春秋左氏伝』の医緩、医和の説話や『史記』の扁鵲伝を見ても、治せたかどうかという治療実績より、病気が何処にあるかという病位診断の正確さと予後の判定の確実さが評価されている。扁鵲は斉の桓公が予後不良とみるや一目散に逃げ出している。患者の生死が予見できない医者は藪なのである。それどころか、責任を問われて自分自身の命が危なくなる。本節は死生すなわち予後判定の重要性を教えている。

第二節　色脈

一　岐伯曰
色脈者
上帝之所貴也
先師之所傳也
上古使僦貸季
理色脈而通神明

岐伯曰く
色と脈は
上帝の貴ぶ所なり
先師の伝うる所なり
上古に僦貸季《シュウカキ》（人名）をして
色脈を理《おさ》めて神明に通じ

合之金木水火土　　之を金木水土火、
四時陰陽※　　四時陰陽に合せしむ

※陰陽　『太素』巻十五色脈診によって補った。

【訳】　岐伯がいう。病気の診断に当たって、顔色と脈状をしっかり把握することは、上帝が重要視した事柄であり、先生が私に伝授した事柄である。昔、上帝は僦貸季《シュウカキ》という者に命じて、顔色や脈状を理論立てして、それに十分通暁させ、これを金、木、水、火、土の五行の運行や春夏秋冬の陰陽の推移に対応させた。

【注】　**○色脈**　五藏（肝、心、脾、肺、腎）と五色（青、赤、黄、白、黒）と五脈（弦、鈎、緩、毛、石）と四季（春、夏、長夏、秋、冬）の対応関係についてはこれまで何回か触れてきた。これは中国古代医学の診断学におけるもっとも基礎的基本的な認識であり法則である。**○僦貸季**　岐伯の先師。

二

八風六合　　八風六合
不離其常　　其の常を離れず
變化相移　　変化相移り
以觀其妙　　以て其の妙を観
以知其要　　以て其の要を知る
欲知其要　　其の要を知らんと欲すれば
則色脈是矣　　則ち色脈是れなり

【訳】　四方八方から吹く風という自然現象、四方と上下の位置関係には、一定の変わらぬ決まりがあり、法則に離反することはない。人間の色脈も自然の現象も普段に変化推移している。その変化を手掛かりとして微妙な法則をしっかりと見極める。この様にしてその診断の要諦を知ることができる。すなわち診断の要諦を知ろうと思うならば、顔色と脈状と自然との対応関係をよく知ることが大切である。

【注】　**〇八風**　八とは東西南北とその間の八方である。これは春夏秋冬とその間の季節に対応する。この八方から、および八つの節季に、地上に吹く風が八風である。この風が人体に影響してその方向また時期に特有の病状をもたらすのである。このことは『霊枢』九宮八風第七十七および歳露第七十九に詳しく書かれている。

三　色以應日　　色は以て日に応じ
脈以應月　　脈は以て月に応ず
常求其要　　常に其の要を求む
則其要也　　則ち其の要なり

【訳】　顔色は体表に現れるもので、陽に属し、日すなわち太陽に対応する。脈状は深部に現れるもので、陰に属し、月すなわち太陰に対応する。そこで何時でも色脈という診断の要諦を追求把握していることがすなわち死生を観て嫌疑を決する要領なのである。

四　夫色之變化　　夫れ色の変化は
以應四時之脈　　以て四時の脈に応ず
此上帝之所貴　　此れ上帝の貴ぶ所にして
以合於神明也　　以て神明に合するなり

所以遠死而近生
生道以長命曰聖王

死を遠ざけて生に近づく所以《ユエン》なり
生道を以て長ずるを命《な》付けて聖王と曰う

【訳】　さて顔色の変化というものは、四季の脈状の推移に対応している（夏は顔色が赤くて脈は洪などである）。これらのことは上帝が尊重し、重要視したものであり、これによって神のごとき明察を診断上に発揮することができるのである。これは死から遠ざかり生に近づく方法である。生存の方法をしっかりと確立して長生きするならば、その様な人を聖王と名付ける。

【注】　**○色**　主として顔色である。他にも皮膚、毛細血管や静脈の色も診断や予後の判定の手掛かりとなる。**○脈**　主として寸口、尺沢、人迎の脈状である。他に足背動脈や少陰の脈なども利用される。**○色脈**　五行配当表によって陰陽や五行に対応し、季節、方位や藏府経脈と連動する。これに基づいて診断治療の助けとするのである。具体的な事情については陰陽別論篇第七などに詳しい。その他の場合についてはその都度考える。

――第三章　中世、近世の治病――

第一節

一　中古之治病　　中古の治病は
至而治之　　至って之を治す

湯液十日
以去八風五痺之病
十日不已
治以草蘇草荄之※枝

湯液十日
以て八風五痺の病を去る
十日にして已《や》まざれば
治するに草蘇《ソウソ》草荄《ソウガイ》の枝を以てす

※之　『素問校注』は「之」の字はなお「與」の字のごとしという。訳はこれに従う。

【訳】　中古の時代の治療は（未病を治療することはできず）、病気が起こってから治療を行った。おもゆ状の薬で十日間治療し、それによって八風、五痺の病を取り去った。十日間で症状が取れない時は、草蘇や草荄や枝で治療した。

【注】　**〇至而治之**　上古は色脈によって病を早期に診断し、未病の内に対処することができた。中古になってはもう未病を治する力量はなく、病が発病してから治療する。**〇湯液**　湯とはスープ、おかゆのことである。湯液は今の煎じ薬である。**〇八風**　四方八方から吹く風によって起こる病を八風の病という。一種の季節病である。『霊枢』の九宮八風第七十七に詳しい。**〇五痺**　痺はアレルギー性疾患群あるいはリウマチ性疾患群である。五痺には急性軽症の皮肉筋脈骨の痺と慢性重症の肝心脾肺腎の痺とがある。痺論篇第四十三に詳しい。**〇草蘇草荄枝**　王注によれば、草蘇《ソウリ》は煎薬、草荄《ソウガイ》は草根、枝は茎の意という。詳細は未詳である。

二　本末爲助
　　標本已得
　　邪氣乃服

本末、助けを為《な》し
標本、已《すで》に得れば
邪気は乃ち服す

【訳】　根や枝が互いに共同して薬効を強め、病状と医療がピタリと適合する時は、邪気は次第に克服される。

【注】　**○標本**　湯液醪醴論篇第十四に「病を本と為す。工を標と為す。標本得ざれば邪気服さず」とある。病とは病状である。工とは医師のことである。病状と医療がぴたりと合致すれば病は治癒する、合わない時は治らない、というのである。

第二節

一　暮世之治病也則不然
治不本四時
不知日月
不審逆従

暮世《ボセイ》の治病は則ち然らず
治は四時に本づかず
日月を知らず
逆従を審《つまび》らかにせず

【訳】　末世すなわち現代の医療は上古や中古の様ではない。治療は人体の生理が四季によって変動することに基礎を置かず、同様に人体生理の日周リズム、月周リズムも知らずに治療したり、また病状が順調に経過しているか逆境にあるかを正確に審査しない。

二　病形已成
乃欲
微鍼治其外
湯液治其内
粗工兇兇

病の形が已《すで》に成って
乃ち
微鍼をもって其の外を治し
湯液をもって其の内を治せんと欲す
粗工兇兇《ソコウキョウキョウ》として

以爲可攻
故病未已
新病復起

以て攻む可しと為す
故病《コビョウ》未だ已《や》まざるに
新病復《また》起こる

【訳】　病勢が進んで症状がすっかり出揃って、もう手遅れになってから、そこでやっと微鍼で体表部に処置を加えたり、煎じ薬で体内から治療しようとする。
藪医者は、しどろもどろでビクビクしながら、自信も確信もなくむやみに積極的な治療をする。そこで古い病気が未だ治らないうちに、間違った治療により新しい病気がまた起こってくる。

【注】　○『素問』、『霊枢』の医学の基礎には生気象学あるいは気象医学がある。ここに述べられている四時すなわち四季、日月がそれである。人体の生理には年周リズム、月周リズム、日周リズムがある。すなわち四季による生理の季節的変動、月の朔望による変化、日の明暗による昼夜の変化である。それによって病理も変わり、対する治療法も変わってくる。この間の事情は四時刺逆従論篇第六十四、八正神明篇第二十六に詳しい。ことに後者は神を重視している点で本篇の思想に近い。微鍼、湯液による積極的治療を非難していることも特徴的である。

――第四章　治の要道　色脈――

第一節
一　帝曰
願聞要道

帝曰く
願わくは要道を聞かん

岐伯曰
治之要極
無失色脈
用之不惑
治之大則

岐伯曰く
治の要極は
色脈を失すること無《なか》れ
之を用いて惑わず
治の大則なり

【訳】帝がいう。どうか治療上の大切な方法を聞かせてもらいたい。
岐伯がいう。治療上の極め付けの要点としては、顔色と脈状を間違いなく正確に把握することである。この二つの要領を、枠にはまらない様に、自由自在に使うこと、それが治療の大切な法則である。

二
逆從到行※
標本不得
亡神失國
去故就新
乃得眞人

逆從到行し
標本を得ざれば
神を亡《うし》ない国を失う
故《ふる》きを去り、新に就けば
乃ち眞人たることを得ん

※到 『太素』巻十五色脈診は「倒」の字に作る。倒は顛倒である。訳はこれに従う。

【訳】順調な経過を引っ繰り返して逆境としたり、法則違反の治療をしたりして、病状と医療がうまく噛み合わなければ、精神は傷害を起こし、国を失う様に、命を失う様なことになる。古い医術を捨て、新しい医学を採用すれば、段々に真理を体得した人になるであろう。

【注】　〇本節では、色脈派が新しく、微鍼、湯液派が古いという。後者は技術派で、本篇の著者たちは理論派である。『素問』が次第に観念的に理論化していった経過を見ることができる様に思われる。〇**従**　正常、順調である。〇**逆**　異常、逆行である。〇**眞人**　眞は塡である。生命力の充実した人である。上古天眞論篇第一に解説がある。

第二節

一　帝曰
余聞其要於夫子矣
夫子言不離色脈
此余之所知也
岐伯曰治之極於一
帝曰何謂一
岐伯曰一者因得之
帝曰奈何

帝曰く
余は其の要を夫子に聞けり
夫子の言は色脈を離れず
此れ余の知る所なり
岐伯曰く、治は一に極まる
帝曰く、何をか一と謂う
岐伯曰く、一は因って之を得《う》
帝曰く、奈何《いかん》

【訳】　帝がいう。私は治療の要領を先生から聞いた。先生は色と脈だけで、それ以外のことに言及しない。ではそれについてはよくわかった。それ以外には何があるのか。

岐伯がいう。治療の要点は唯一つだけである。

帝がいう。唯一つとはどういう意味か。

岐伯がいう。唯一つのものは次の様な事によって得られる。

帝がいう。それはどういう意味か。

二　岐伯曰
閉戸塞牖
繫之病者
數問其情
以従其意
得神者昌
失神者亡
帝曰善

岐伯曰く
戸を閉じ牖《ユフ》（窓）を塞ぎ
之を病者に繫《つな》ぎ
数々《しばしば》其の情を問い
以て其の意に従う
神《シン》を得る者は昌《さか》え
神を失う者は亡ぶ
帝曰く、善し、と

【訳】　岐伯がいう。戸口を閉じ、窓を塞いで、精神を病人に集中し、繰り返し病気の正確な状況を問いただし、病人の心の中まで正確に把握して治療する。

色脈に神気すなわち生命力のある者は生き延びて繁昌し、色艶が悪く、脈状に生気のない者は死亡する。

黄帝は善しといった。

【注】　○病人に神気、生気があるかないかによって予後が決まる。本篇が神重視派であることを示している。**○戸**　家や部屋の出入り口にある片開きの一枚のとびら。**○牖**　壁を打ち抜いて開けた明り取りの窓。**○情**　正確な真実の姿、様子。

湯液醪醴論篇　第十四

本篇は三つの部分から成る。一の所説は前編と同じ。三は一、二と関係のない主題である。

第一　治療の古今。湯液鍼艾という最新の治療法でもよくならないのは精神の不使による。

第二　治療の要諦は標本相得にある。疾患の本態と医師の診断、治療がうまく適合していることである。

第三　水腫の治療法

新校正によれば全元起本では巻五にある。

『甲乙経』には欠く。

『太素』では巻十九知古今、知湯薬にある。

第一章

第一節　湯液醪醴の作り方

一　黄帝問曰	黄帝問うて曰く
爲五穀湯液及醪醴	五穀の湯液及び醪醴《ロウレイ》を為《つく》るには
奈何	奈何にするや
岐伯對曰	岐伯対えて曰く
必以稲米	必ず稲米《トウマイ》を以てし
炊之稲薪	之を炊《た》くに稲薪《トウシン》をもってす
稲米者完	稲米は完《まった》くして
稲薪者堅	稲薪は堅ければなり

【訳】　黄帝が質問していう。五穀の煎じ薬（スープ）や薬酒（濁酒と甘酒）を作るには、どの様にするのか。
岐伯が答えていう。必ず稲米を用い、稲藁《いねわら》でこれを炊く。稲米は完全な食品であり、稲藁は硬くしっかりしているからである。

【注】　**○五穀**　金匱眞言論篇第四は麦、黍、稷、稲、豆を五穀とする。**○醪醴**　醪は濁酒、醴は甘酒。両者とも医学的には薬としての酒である。後世のごとく草根木皮を漬けた酒とは違い、酒そのものが薬として使われたと考えられる。

二　**帝曰**　　帝曰く
何以然　　何を以て然《しか》るか
岐伯曰　　岐伯曰く
此得天地之和
高下之宜　　此れ（稲）は天地の和
高下の宜しきを得《え》たり
故能至完　　故に能《よ》く至完なり
伐取得時　　伐（刈）り取るに時を得たり
故能至堅也　　故に能く至堅なり

【訳】　帝がいう。何故そうなるのか。
岐伯がいう。稲の米は、四季の生長収蔵を経過し、天地の気の調和の結実であり、天の光と熱、地の水と土の適宜の働きの結果である。そこで極めて完全なものになることができる。稲藁《いねわら》は金気の支配する秋に伐採されるが、これは時宜を得ている。金が堅実である様に、稲藁も極めて堅実になることができる。

第二節　古今治療法の変遷

一　帝曰
上古聖人
作湯液醪醴
爲而不用何也
岐伯曰
自古聖人之作湯液醪醴者
以爲備耳
夫上古作湯液故
作而弗服也

帝曰く
上古の聖人が
湯液、醪醴《ロウレイ》を作るに
為《つく》って用いざるは何ぞや
岐伯曰く
古《いにしえ》より聖人の湯液、醪醴を作るは
以て備えと為《な》すのみ
夫れ上古に湯液を作るの故は
作って服さざるなり

【訳】　帝がいう。昔の偉い人は煎じ薬や薬酒を作っても、作るだけで使用しなかった。それは何故なのか。

岐伯がいう。昔から偉い人が煎じ薬や薬酒を作るのは、準備として作るだけである。昔は煎じ薬や薬酒を作っても作るだけで服用はしなかったのである。

二　中古之世
※道徳稍衰
邪氣時至
服之萬全

中古の世には
道徳 稍《ようや》く衰え
邪気時に至る
之を服して万全なり

※道徳稍衰　『太素』巻十九知古今は「徳稍衰也」に作る。

【訳】　中古の時代になって、人々の行動の規律が緩み、それに応じて体力も少し衰えてきた。この体力の衰えに乗じて邪気が時々侵襲する様になったが、煎じ薬や薬酒を服用すれば万全であった。

【注】　**○道**　行動の規範、規律である。**○徳**　本性、まっすぐな心であり、その心を以て正しく行動することである。**○邪氣**　生体に歪みをもたらす物事。例えば細菌の様な病原因子である。**○稍**　「やや」は少し、いくらかの意。「ようやく」は状態、程度が次第に変化すること。ここは後者。

三　**帝曰**
今之世不必已何也
岐伯曰
當今之世
必齊毒薬攻其中
鑱石鍼艾治其外也

帝曰く
今の世、必ずしも已《や》まざるは何ぞや
岐伯曰く
当今の世は
必斉《ヒサイ》、毒薬、其の中を攻め
鑱石《ザンセキ》、鍼艾《シンガイ》、其の外を治するなり

【訳】　帝がいう。今の世の中では、その様にしても、必ずしも病状が止まないのは何故なのか。

岐伯がいう。今の世の中は、薬草の振り出しやグタグタに煎じつめた薬で内部を治療したり、メスや鍼灸で体表に処置を加える。

【注】　○古今治療法の変遷を述べる。上古は、人々が素朴強健で、湯液醪醴を準備するだけですんだ。中古は生活が乱れ出し、体力も衰え始めたが、湯液、醪醴《ロウレイ》の服用で速やかに治癒した。現代は必斉、毒薬という進歩した治療法があるが、病気は治らない。その理由は精神の退歩である。すなわち本篇もまた前篇と同じく神気の重要性を主張している。**○湯**　具を入れた汁物、すなわちスープである。医学的には煎じ薬である。**○必齊**　薬草の絞り汁である。必は両側から締め付ける意。泌は締め付けて絞り出した汁である。ここの必は薬草を絞って出した汁である。齊は薬剤の斉で、数種の薬草を合わせ調えたものをいう。**○鑱石**　鑱石《ザンセキ》と同じで、石鍼、メスのことである。

第三節　今世の治病の功立たざる所以

一　帝曰
形弊血盡
而功不立者何也
岐伯曰
神不使也

帝曰く
形弊《かたちやぶ》れ、血尽《つ》き
而《しか》も功（効果）立たざるは何ぞや
岐伯曰く
神不使なればなり

【訳】　帝がいう。その様な（立派な）治療をしても、からだは疲弊、衰弱し、血液循環は滞り、貧血を起こし、しかも治療の効果が上がらないのは何故であるか。

岐伯がいう。人の神気が働かないからである。

【注】　**○弊**　布を左右に裂いてだめにすることである。シャンと締まっていたものがグッタリとしてしまうことをいう。

二　帝曰
何謂神不使
岐伯曰
鍼石道也
精神不進
志意不治
故病不可愈

帝曰く
何をか神不使《シンフシ》と謂うか
岐伯曰く
鍼石の道や
精神進まず
志意治まらず
故に病愈えざるなり

【訳】　帝がいう。神気が働かないとはどういうことか。
　岐伯がいう。鍼灸や鑱石《ザンセキ》という医療技術の基本的な原則として、病人が肉体的にも精神的にも前向きにしっかりとしておらず、こころが安定していなければ、そのために病は治癒しないのである。

【注】　〇**精神**　精は肉体的な精力、神は精神力。〇**志意**　志は目的に向かう心、意は胸に抱いた思いである。合わせて「こころ」である。

三　今精壊神去　　今、精壊《やぶ》れ、神去り
榮衛不可復收　　栄衛《エイエ》復《また》収《おさ》む可からず
何者　　何となれば
嗜欲無窮　　嗜欲《シイヨク》窮り無くして
而憂患不止　　憂患《ユウカン》止まず
精氣弛壊　　精気弛《ゆる》み壊《こわ》れ
榮泣衛除　　栄、泣《キュウ》し、衛、除かる
故神去之　　故に神之を去り
而病不愈也　　而して病愈えざるなり

【訳】　今の世の中では、人々の精気、スタミナは消耗し、神気、魂は腑抜けとなって締まりがなく、衛気（神経）、栄血（血液）は正常に機能せず、心身ともに収まりがつかず、不安定な状態である。
　何故かといえば、外に向かっては、欲望に際限がなく、内においては憂い煩いが止むことがない。このため、心身の活動を支える精気（スタミナやる気）は弛緩して衰弱し、血液の循環は滞り、神経機能は衰える。それ故に精神力はからだから消え去って、病は治癒しないのである。

【注】　〇病気の治療に当たって、大切なのは病人の精神の力であ

る。精神がしっかりしていれば、肉体も正常、強健で病も治りやすい。王冰以来、神不使すなわち精神進まず、志意治まらずを、医師の態度として読むのは無理があると考える。ここでは病人の態度として解釈した。

現代医学においても、病人の精神、心理の状態が体力、免疫力の強さに影響することが認められてきている。本篇は精神免疫学の先駆といえるであろう。

——第二章　病気が直らない理由　標本不得——

第一節

一　帝曰
夫病之始生也
極微極精
必先入結※於皮膚
今良工皆稱曰
病成名曰逆
則鍼石不能治
良薬不能及也

帝曰く
夫れ病の始生するや
極めて微、極めて精
（邪気は）必ず先ず入りて皮膚に結ぶ（舍す）
今、良工《リョウコウ》（名医）皆称して曰く
病成るを名づけて逆と曰う
則ち鍼石も治する能《あた》わず
良薬も及ぶ能わざるなり、と

※入結　『太素』巻十九知湯液は「入結」を「舍」に作る。

【訳】　帝がいう。病気の起こり始めというものは、大変に微妙精細なものである。邪気は必ず先ず皮膚に入って結すぼれ（宿）る。今、優れた医師たちが皆一様にいう。病邪が皮膚より内蔵に入り込んで病気が完成した状態を、名付けて逆という。すなわち重症で予後不良である。そうなれば鍼灸でも砭石でも治癒させることはできないし、よい薬でも手が届かなくなる、と。

【注】　**○病成**　病症が出揃った状況を病が完成したという。この時は病の最盛期であり、医師は手を出してはいけないとされている。病状としては最悪期である。故に逆という。

二　今良工皆得其法　守其數
親戚兄弟遠近
音聲日聞於耳
五色日見於目
而病不愈者
亦※何暇不早乎

今、良工皆其の法（理論）を得《え》
其の数（技術）を守る
親戚、兄弟、遠近、
音声は日々に耳に聞こえ
五色は日々に目に見ゆ
而も病愈えざるは
亦何の暇ありて早からざらんや（何ぞ早からずと謂う可けん）

※何暇　『太素』巻十九知湯液は「何暇」を「可謂」に作る。括弧内の訓読と訳文はこれに従った。

【訳】　しかし現代は名医たちが皆その方法を会得しており、技術をしっかりと身に付けている時代である（すなわち手近にすぐれた医者がいる）。さらに親戚兄弟や遠近の人々が身の回りに居り、日夜病人の音声を耳に聞いているし、身近にその顔色を目に見ている（すなわち皆が身近に見守っている）。この様な状況で病人が治癒しないのは何故なのか。診断治療の余裕は十分にある。手遅れなどとはいえない状況なのに。

三　岐伯曰
病爲本
工爲標
標本不得
邪氣不服
此之謂也

岐伯曰く
病は本為《ホンた》り
工《コウ》は標為り
標本得ざれば
邪気服さず
此れを之れ謂うなり

【訳】　岐伯がいう。病は根本である。医者（医療）は末梢である。両者が適切に相応しなければ邪気は屈伏しない、すなわち病気は治らない、というのはこの様な事情を意味しているのである。

【注】　○邪気の侵入様式は皮部論篇第五十六、繆刺論篇第六十三に詳しい。皮膚より入って、孫絡、絡脈、経脈を経て腸胃に散じ、五藏を傷るに至る。病が五藏に至れば、予後は不良となり、治癒率50％である。名医、良工の治療も及ばない。手遅れである。しかし早期に診断治療しても、よく治るとは限らない。医療が適切でなければ駄目だというのである。

――第三章　皮膚水腫の病と治療法を述べる――

第一節
一　帝曰

帝曰く

其[※1]有不從毫毛而生
五藏陽[※2]以竭也
津液充郭
其魄獨居
孤[※3]精於内
氣耗於外

其の（病）毫毛《ゴウモウ》よりして生ぜず
五藏の陽以て竭《つ》くること有るなり
津液、郭（肋膜腔）に充ち
其の魄《ハク》（肺）、独り居《キョ》す
精は内に孤となり
気は外に耗《コウ》（すりへる）す

※1　其　『太素』には「其」の下に「病」の字あり。
※2　陽　新校正によると全元起本並びに『太素』は「陽」の字を「傷」に作る。
※3　孤精　『聖済總録』巻七十九「十水」は「精孤」に作る。

【訳】　帝がいう。

邪気が皮膚の毫毛から入って病を起こすのではなく、体内から発生し、そのために五藏の陽気、すなわち活力がなくなってしまうことがある。

水分が胸廓の内の肋膜腔に充満し、肺はその中で孤立している。水穀の精微の気（栄養素）は内にこもって外に巡らず（栄養失調となり）、陽気すなわち体表を巡る衛気（神経機能）は外で消耗し、知覚と運動の機能障害を起こす。

二　形不可與衣相保
此四極急而動中
是氣拒於内
而形施於外
治之奈何

形《からだ》は衣と相保つ可からず
此れ四極（手足）は急にして中に動ず
是れ（精）気は内に拒《こも》り
而して形は外に施《ゆる》む
之を治するには奈何にするか

【訳】　それでからだは痩せ細って衣服はぶかぶかにゆるんでしまう。かくして手足はひきつれて歩行は難く、心臓はひどく動悸する。すなわち精気は内にこもり切りで全身の栄養の役に立たず、そこでからだは顔も手足も痩せてたるんでしまう。この様な病を治療するにはどうするのか。

【注】　○感染性の病気は邪気すなわち病原微生物は体表から侵入して内部へと進展する。しかし内因性の病気は直接五藏から発病する。ここに述べる水腫性の病気もその一つである。

津液充廓の郭を人体の外郭すなわち皮膚とする解釈がある。これでは形不可與衣相保と符合しない。浮腫なら外見は太るからである。魄《ハク》は肺の神であり、それが独居するのだから、ここの郭は肺の外郭で、肋膜腔である。すなわちここの病は肋膜水腫である。これは肺炎、肋膜炎でも、心不全、腎疾患でも起こる。何れも体力を消耗して痩せ細る。すなわち形は衣と相保たずとなる。

『霊枢』の脹論第三十五に「脹は皆藏府の外にあり。藏府を排して胸腹を廓す。云々胸腹は藏府の廓なり」とある。脹とは水腫である。ここでも充廓の廓は肋膜腔ないし腹腔である。

第二節

一　岐伯曰　　岐伯曰く
平治於權衡　　権衡《ケンコウ》を平治し
去宛陳莝※　　宛陳莝《エンチンザ》を去り
微動四極　　微《かす》かに四極を動かし
温衣　　温衣し
繆刺其處　　其の処を繆刺《ビュウシ》し
以復其形　　以て其の形を復す

※莝　新校正によれば『太素』は「莝」を「莖」に作る。

【訳】　岐伯がいう。秤のバランスを取る様に、血気の流通をよくしてその平衡を計る。そのためには、鬱血や皮膚の荒れを取り去り、手足を少し動かして血気の循環をよくし、暖かい衣類を着せて体表の陽気を保たせ、刺絡をしたり左右反対刺をしたりして気血の流通をよくし、そうしてからだの外形を本来の状態に戻す様にする。

【注】　**○去宛陳莝**　この読み方には数通りある。1宛陳莝を去る。2宛（皮膚のしこり）を去り莝《ザ》（皮膚のギザギザ）を陳ず（平らに伸ばす）。3宛せし陳莝を去る（堆積した陳旧の草を取る）。私は1を取る。針解篇第五十四に「宛陳なるは則ち之を除く。悪血を出だすなり」とある。ここの宛陳も同じく悪血すなわち鬱血の意味であろう。陳は陳旧、陳列の陳で古いことである。**○莝**　切ったまぐさである。何かの皮膚病変を意味しているのであろうがよくわからない。

二

開鬼門	鬼門（汗腺）を開き
潔浄府	浄府（膀胱）を潔めれば
精以時服	精は時を以て服し
五陽已布	五陽已《すで》に布《し》き
踈滌五藏	五藏を踈滌《ソジョウ》す
故精自生	故に精自ずから生じ
形自盛	形自ずから盛んなり
骨肉相保	骨肉相保ち
巨氣乃平	巨気乃ち平らかなり
帝曰善	帝曰く、善し、と。

【訳】　汗腺を開いて発汗を促し、膀胱を洗い流して利尿を図れば、精気も時期を合わせて回復し、五藏の活力も十分行き渡り、五藏を

洗い清めて働きを盛んにする。

そこで精気は自然と増産され、栄養も回復し、からだの外形も自然と盛んとなり、皮肉筋骨も均斉がとれ、生気すなわち生命力も次第に正常時の状態に戻る。

帝がいう。よろしい、と。

【注】 **○**病気は胸廓内の水腫である。治療指針は水の排除である。故に発汗と利尿を図るのは当然である。そのためには気血の循環をよくすることが必要である。去宛陳、微動四極、繆刺はその手段である。**○巨氣**　大気である。大気には二つの意味がある。一つは生気すなわち生命力、いま一つは邪気である。ここは前者であろう。

玉版論要篇　第十五

本篇は三つの部分から成る。

第一　診断方法としての揆度《キド》、奇恒《キコウ》について記す。

第二　病の深浅、軽重とその治療法、予後を記す。揆度の例示に当たる。

第三　奇恒の例示に当たると思われる記述である。

奇恒については病能論篇第四十六に「奇恒とは奇病を言うなり。いわゆる奇とは、奇病をして四時の死を以てするを得ざらしむるなり。恒とは四時の死を以てするを得しむるなり」とある。『素問校注』はこの記載を受けて、病状が四時の影響を受けないものを奇病とし、受けるものを恒病としている。

新校正によれば全元起本では巻二にある。

『甲乙経』は欠く。

『太素』では巻十五色脈診にある。

――第一章　診断方法としての揆度奇恒――

第一節

黄帝問曰
余聞
揆度奇恒所指不同
用之奈何
岐伯對曰
揆度者度病之淺深也
奇恒者言奇病也

黄帝問うて曰《いわ》く
余聞く
揆度《キド》、奇恒《キコウ》は指す所同じからず
之を用いるには奈何《いか》にするか
岐伯対《こた》えて曰く
揆度とは病の浅深を度《はか》るなり
奇恒とは奇病を言うなり

【訳】　黄帝が質問していう。
私はこう聞いている。揆度と奇恒とは、意味する所が違う。これを使うにはどの様にするのか。
岐伯が答えていう。
揆度とは、病気の軽重を判断することをいう。重症度ひいては予後の判定をすることである。奇恒とは、奇病かどうかを判断することをいう。

【注】　**〇揆度**　揆はコンパスで、広さを計る道具である。度は物差しで、長さを計る方法である。合わせてものを度量する道具である。医学上では病気の深浅、軽重を判断する方法をいう。**〇奇**　正に対する言葉である。通常の進展をせず、奇妙な経過、症状を示す病が奇病である。繆刺論篇第六十三に、通常の経路を通って発生する病と奇病の違いについての説明がある。逆調論篇第三十四、病能論篇第四十六、奇病論篇第四十七などに奇病の具体的な症例が示されている。

第二節

請言道之至數　　**請《こ》う、道の至数を言わん**
五色脈變　　**五つの色と脈の変**
揆度奇恒　　**揆度《キド》や奇恒《キコウ》**
道在於一　　**道は一に在り**

【訳】　ひとつ医道の重要な道理を述べよう。五藏に対応する色と脈の変化や、揆度《キド》すなわち病の軽重の判断、奇恒《キコウ》すなわち奇病か恒病かの判断についていえば、その道理は一つであり、神気すなわち生命力の存否が大切なのである。

【注】　**〇五色脈變**　五藏には対応するそれぞれの色と脈がある。肝の色は青、脈は弦、という様に。この五つの色と脈の変化ということである。

第三節

神轉不回　神は転じて回《めぐ》らず
回則不轉　回るときは則ち轉《テン》ぜず
乃失其機　乃《すなわ》ち其の機を失す
至數之要　至数の要は
迫近以微　迫近にして以て微なり
著之玉版　之を玉版に著し
命曰合玉機　命《な》づけて玉機に合すと曰う

【訳】　神すなわち生命の機構すなわち生理機能というものは絶えず進展していて停滞することはない。ぐるぐる同じ所を回って停滞すれば物事は進展しない。その様なことになれば、生命の機構は次第に機能を失い死に至る。

　重要な道理の要点は、手近な存在であるが同時に大変に微妙でわかりにくいものである。これを玉で作った版に記録し、名付けて玉機に合するという。

【注】　**○神**　王冰は、神とは血気のことだとしているが、ここでは血気を含めて、生命の機構、生命力の発現、生理機能を意味している。**○回轉**　回は一回りしてもとの所に帰ってくることである。故に進行しない。進展から見れば、停滞ないし逆行になる。轉《テン》（転）はころがって前へ進展することである。**○玉機**　王冰は、玉機を篇名としているが、これは古代の天文観測の機器である璇璣玉衡《センキギョクコウ》の略である。病気の診断方法を重要な観測の機器に準《なぞら》えたのである。

——第二章　病の軽重と治療法並びに揆度、奇恒——

第一節

一　容色見上下左右　　容色、上下左右に見《あらわ》れる
各在其要　　各々其の要に在り

【訳】　いろいろの色が顔面の上下左右に現れるが、その現れる場所は藏府毎に決まった要所である（『霊枢』五色第四十九に詳しく述べられている）。

【注】　**○容色**　顔色、容貌のことである。

二　其色見淺者湯液主治　　其の色の見《あらわ》るること浅き者は湯液が治を主る
十日已　　十日にして已《や》む
其見深者必齊主治　　其の見《あらわ》るること深き者は必斉《ヒサイ》が治を主る
二十一日已　　二十一日にして已む（治癒）
其見大深者醪酒主　　其の見《あらわ》るること大いに深き者は醪酒《ロウシュ》が治を主る
百日已　　百日にして已む
色夭不治　　色夭《ヨウ》し面脱するものは治せず
※(色不夭面不脱)　　（色、夭せず、面、脱せざるは）
百日盡已　　百日にして尽《ことごと》く已む（治癒）

※色不夭面不脱　この六字は本文にはない。しかしここの王注は「色不夭、面不脱、治之百日尽可已」となっている。王冰のよった本にはこの六字があったのではないかと考えられる。この六字がないと、百日尽已は不治に直接つながることになる。不治は予後不良の表現であるのに、「尽已でみんな症状が取れる」では具合が悪い。ここは六字を補って読むべきである。

【訳】　色の現れ方の浅いものすなわち色調穏やかで艶があるものは、病状が軽く、重湯《おもゆ》が治療の主役を勤める。これを十日も服用すれば病状は取れる。

その色の現れ方が深く、色が濁り、艶もないものは、病状が少し進んでおり、薬の絞り汁が治療の主役を勤める。二十一日くらい服用すれば症状は取れる。

その色の現れ方の非常に深いものは、色艶が悪く生気もない。この様なものは重症で、醪酒《ロウシュ》すなわち薬酒が治療の主役となる。これを服用して百日もすれば症状が取れる。

顔色が悪く、頬がこけてやつれた顔の人は、生気がないので、予後が悪く、治療しても治らない。

（色艶が悪くなく、顔がやつれていない人は）百日で悉《ことごと》く症状が取れて治癒する。

【注】　○已　止めることである。病の症状が取れることである。病が完全に消失して治癒することではない。また物事が済む、終わるという意味もある。

三　脈短氣絶死　　脈短にして、気絶するは死す
病温虚甚死　　温《オン》を病みて虚甚だしきは死す

【訳】　脈の打ち方が短く、生気も絶えた様なものは死ぬ。温病に罹患して衰弱の甚だしいものは死ぬ。

【注】　○文章は一つの死兆の例を示している。しかしこの十字の文意は前後とよく連絡しない様に思う。

第二節

一　色見上下左右　　色、上下左右に見わる
各在其要　　各々其の要に在り
上爲逆　　上は逆と為《な》す
下爲從　　下は従と為す
女子右爲逆　　女子では右を逆と為す
左爲從　　左を従と為す
男子左爲逆　　男子では左を逆と為す
右爲從　　右を従と為す

【訳】　顔の上にいろいろの色が上下左右に現れるが、その色の出方には一定の法則があり、藏府毎に決まった要所に出る。

出てきた色が上方に広がるのは病の経過が異常な印である。出てきた色が下方に広がるのは病の経過が順調な印である。

女性の場合は、色が右側に出るのは異常である。色が左側に出るのは正常である。

男性の場合は、色が左側に出るのは異常である。色が右側に出るのは正常である。

二　易　　易して
重陽死　　重陽は死す
重陰死　　重陰は死す
陰陽反他　　陰陽反他《ハンタ》
治在權衡相奪　　治は権衡相奪《ケンコウソウダツ》に在り

奇恒事也　　奇恒の事なり

揆度事也　　揆度の事なり

【訳】　この常態に反して、陽である男子で、陽である左に色が出るのは重陽で、死の転機をとる。陰である女子で、陰である右に色が出るのは重陰で、予後は悪く死ぬ。この様なことは、陰陽のあり方が正常と異なる場合である。この場合の治療の要点は、陰陽のバランスが失われたことにある（のでその回復を図る様に処置すべきである）。このことを判断するのは奇恒の事である。また揆度の仕事である。

【注】　○顔面に現れる色艶とその場所によって病を診断する方法は『霊枢』の五色第四十九に出ている。色の出る場所、艶の善し悪し、また脈を参考にしながら、病の場所や深浅軽重、予後を判断する。「色が（顔の）上下左右に現れるに各々其の要（所）にあり」を具体的かつ詳細に記している。色の広がる方向による予後の変化についても記述がある。男女陰陽の違いも指摘されている。これらのことは、正に、病の深浅を判断する揆度の課題であり、奇病を判定する奇恒の仕事である。

○陰陽反他　陰陽應象大論篇第五に「陰陽反作」とあるのと同じ意味である。**○易**　変易である。常態に反することをいう。

第三章

第一節

搏脈（爲）痺躄
寒熱之交
脈孤爲消氣※
（脈）虚（爲）泄、爲奪血
孤爲逆
虚爲從

搏《う》つ脈は痺躄《ヒヘキ》と為《な》す
寒熱の交なり
脈孤は消気と為す
脈虚は泄《セツ》と為し、奪血と為す
孤は逆と為す
虚は従と為す

※消氣　『太素』巻十五、色脈診には、消気の「氣」の字がない。

【訳】　指に打ち付ける様な脈は、リウマチやいざり等の病気に現れる。これは寒熱の気が交合して起こる。

前後と連続しない孤立した脈は陽気すなわち生気の消耗した状態である。

虚の脈状は、下痢それもコレラの様な激しい排泄であり、また大出血で起こる。

孤立した脈は異常であり、予後不良である。

虚脈は下痢、出血という病状と符合しており、形気相得で予後は比較的には佳良である。

【注】　○前後の文章を考えるに、文字の脱落があるようだ。括弧内の字は原文にはない。これを補って読むと次の様になる。これが本来の文章であろう。
搏脈爲痺躄
脈孤爲消氣
脈虚爲泄、爲奪血
本文のまま読むより、この方が意味がよく通りわかりやすい。
○痺躄　痺は広くは膠原病、ことにリウマチ性疾患群である。躄《ヘキ》はいざり、あしなえのことである。脳血管障害や脳脊髄疾患などで現れる。痺の脈は濇《ショク》（渋）であるが、慢性に経過するうちには、後者と同様、動脈硬化が強くなり、指に搏撃する様な硬い脈状を呈する様になる。**○寒熱之交**は意味未詳。**○孤脈**　平人気象論篇第十八の病脾脈や死脾脈の様に、鳥の啄《つい》ばみ、鳥が蹴爪で跳ねる様な、また屋根漏りがポツンポツンと落ちる様な、前後と整然と連続しない脈の打ち方で、胃気、生気のなくなった場合に見られるものである。予後不良。**○消氣**　消は消渇すなわち糖尿病やその他の消耗性の疾患である。消気でも消でも生気が消耗する点は同じである。**○虚**前後の文章から見て脈状について述べられた言葉であろう。下痢、出血はありきたりの症状である。虚脈を来す病症として挙げるのはコレラの様な死に至る激しいもの、同じく死に至る大出血であろう。

○逆従　逆は重症で予後不良。従は軽症で予後佳良、あるいは重症でもなお活気が認められる場合である。孤脈で消気は心、脾という生命力の根源が消耗してしまっていて、脈も症状も重症なので逆である。虚は下痢、出血とともに未だ回復可能の状態であり、また脈と症状の程度が対応していて、いわゆる形と気と相得ている。そこで予後佳良と判断している。

第二節

行奇恒之法　　奇恒の法を行うには
以太陰始　　太陰を以て始む
行所不勝曰逆　　勝たざる所に行くを逆と曰う
逆則死　　逆なるときは則ち死す
行所勝曰従　　勝つ所に行くを従と曰う
従則活　　従なるときは則ち活《い》く

【訳】　奇病かどうかの判定をする奇恒の法を行うには、太陰肺経の脈所、寸口（また気口）の脈診から始める。

肝木が旺盛で弦脈が出るべき春の季節に、木を克する秋金の浮毛の脈が出るのは異常である。この様な異常な脈を呈する時は予後不良である。秋、肺金が克する肝木の脈である弦脈が出るのは経過順調である。この様な順調な経過を示す場合は生き返る。

【注】　○奇恒の法は、以下の記述を見ると予後判定の方法の様に

見える。

春は肝木の旺盛な季節で、弦脈を呈するのが正常である。この時、例えば浮あるいは毛の脈を呈すれば、これは、肺金の旺盛となる秋の脈である。そこで金克木の法則により、勝たざる所へ行くで、予後不良となる。

夏は洪の脈が季節の正常の脈である。この時、浮毛の脈を呈すれば、火克金で勝つ所に行くことになり、予後は佳良である。


ただしこの判定法は季節の巡りが順調で、夏には夏らしい暑気が盛んでないと使えない。気候不順で夏に秋の気象があったりすると、基準が狂うので相克の法則が適用できない。

〇五行相克の法則に従う時は生き、反する時は死ぬということである。病の経過、予後の法則については玉機眞藏論篇第十九と藏気法時論篇第二十二に詳しい説明がある。

第三節
八風四時之勝
終而復始
逆行一過
不復可數
論要畢矣

八風四時の勝ちは
終わって復《ま》た始まる
逆行一過すれば
復た数う可からず
論要畢《おわ》る

【訳】　この様な八（節の季節）風や四季の脈の相生相克の関係は、季節の循環に対応して、一回りしてまた初めに帰る。異常な気候が一度やって来た時は、現在の気候が基準にならなくなる。そこで正規の法則に従った計算はできなくなる。
以上、揆度《キド》、奇恒《キコウ》の要点を網羅して論じた。

診要經終論篇　第十六

本論篇は三つの部分に分かれる。

第一　四季の刺法を述べる。

人の生理機能は季節的に変動し、生体リズムを刻む。三才的天人対応である。自律神経でいえば、春夏は交感神経が優位となり、秋冬は副交感神経が優位となる。陰陽でいえば春夏は陽実で、秋冬は陰実である。五藏六府についても季節によって機能に盛衰、虚実があり、病の経過、予後を規定する。また季節病はこの基礎の上に成立する。

そこで治療においても、季節についての配慮が必要となる。これが四時刺法である。生体リズムの治療学的応用である。その季節の刺法に反して、他の季節の刺法を行う時は傷害が起こる。この記載様式は『礼記』月令の医学版である。すなわち月令においては、各季節には決まった行事があるが、その季節に他の季節の行事を行うと災害が起こる、という。

四時刺逆従論篇第六十四、八正神明論篇第二十六、水熱穴論篇第六十一も同じ主題を扱っている。相互に参照する必要がある。

第二　刺鍼による医療過誤を述べる。

刺禁論篇第五十二、四時刺逆従論篇第六十四も同じ主題を扱う。

第三　十二経脈の病の末期症状を述べる。

『霊枢』終始第九にほぼ同文がある。ただし文字に若干の出入りがある。経脈の走行上に症状がのっている。これが経脈の病の特徴である。

新校正によれば全元起本では巻二にある。

『甲乙経』では巻五第一上

巻二第一上にある。

『太素』には欠く。

——第一章　人気すなわち人の生理機能の季節的変動——

第一節

黄帝問曰　　黄帝問うて曰く

診要何如　　診要は何如

岐伯對曰　　**岐伯対《こた》えて曰く**

【訳】　黄帝が質問していう。病気の診断治療の要領はどの様にするのか。
　岐伯が答えていう。

【注】　**○本章は診断、治療の一般的要領についての叙述ではない。**四時刺の理論と実際、および過誤についての叙述である。本節においては、その理論的根拠としての天地人三才の対応関係が述べられる。

第二節

正月二月　　**正月、二月には**
天氣始方　　**天気始めて方《ひろが》り**
地氣始發　　**地気始めて発《ひら》く**
人氣在肝　　**人気は肝に在り**

【訳】　正月、二月は孟春、仲春の季節である。天の陽気が広がり始め、日が少しづつ長くなり、冬の陰気が減り、陽気が回復して来る。
　地の陽気も動き出し、草木が芽生え、虫も眠りから醒める。
　人の五藏では肝の働きが盛んとなる。

【注】　**○孟仲季**　兄弟を年齢順に上から孟、仲、季という。孟女は長女。また季節の順序にも使う。一年は四季に分かれる。一つの季節は三つに分かれる。孟、仲、季という。正月は孟春、二月は仲春という。春の初めである。**○天氣始方**　天気とは広く気象をいう。太陽エネルギーのあり様である。太陽は南回帰線から北に引き返し始めたところである。北半球では、日一日と太陽が東の空に上がる時刻が早くなり、明るく暖かくなって来る。これが天気始方である。**○地氣始發**　春は、地下の根に貯え

られた陰気、すなわちエネルギーを使って草木が芽（陽気）生え、地上に生気（陽気）が起こり始める。これが地気始発である。發は「開く」、「放つ」、「起こる」である。ここは「発生」、「発散」である。**〇人氣在肝**　「人気」とは人の生理機能のあり様、状況、水準である。各藏器組織の機能、自律神経系の緊張やホルモン分泌の状況である。肝は春に旺する。機能が亢進する。生物にとって冬は食物の少ない季節であり、あまり活発には活動しない。春、植物や小動物の発生とともに餌あさりが盛んとなり、代謝も亢進する。代謝は主として肝の担当するところである。

第三節

三月四月
天氣正方
地氣定發
人氣在脾

三月、四月には
天気は正に（はっきり）方《ひろが》り
地気は（しっかり）定まり発《ひら》く
人気は脾（脺藏）に在り

【訳】　三月、四月は季春から孟夏にかけての季節である。天気は陽気がどんどん広がり、寒気の戻りもなく、温暖の季節となる。

地気も安定して発散し、草木の新緑は鮮やかで、鳥は歌い、獣は走る。

人の五藏では脾の機能が盛んとなる。

【注】　**〇**春の気配がしっかりと定着する季節である。すべての方面に生気がみなぎって来る。**〇正方**　正は正《まさ》に、ちょうどの意味で、正方とはちょうど春気の広がる季節に当たる、ということである。**〇定**　安定、定着の意味である。春気が落ち着き、定着して、冬の戻りもなくなった季節である。**〇脾**　脾は土に当たるので、土用に機能の亢進を起こす。土用は各季節の終末の十八日に当たる。ここでは春夏の間の土用に当てている様である。生理学的な正当性はなお未定であるが、病理的にはこの季節は消化器傷害の起こりやすい時期である。その点で関連がある。脾は消化器を主る。脾は現代医学の脺藏である。

第四節

五月六月
天氣盛
地氣高
人氣在頭

五月、六月には
天気は盛んにして
地気は高し
人気は頭に在り

【訳】　五月、六月は仲夏、季夏の季節である。真夏の太陽は高く上り、天気は正に真っ盛りである。地気は高揚し、草木は生い茂り、鳥獣は繁殖する。人の内藏では頭の働きが盛んとなる。

【注】　**○人氣在頭**　天気、地気についてはいうことはない。人気を頭に置いたのは頭は人の器官の中で最も陽気が強く、太陽の季節にふさわしいと考えたからであろうか。五行では心に当たる。九月、十月の心とともに五行配当表からは若干ずれた配属である。

第五節

七月八月
陰氣始殺
人氣在肺

七月、八月には
陰気始めて殺《サッ》し
人気は肺に在り

【訳】　七月、八月は孟秋、仲秋の季節である。夏至の後、風も爽やかになり、陰気が兆し始め、葉は落ち始める。人の五藏では肺の機能が盛んになる。

【注】　**○陰氣始殺**　太陽は北回帰線で反転して南に向かい始める。陽気は極点を過ぎて、涼風が起こり始める。すなわち陰気の兆す始めである。**○殺**　減殺で、そぎとる、へらすこと。陰気が減殺されるのではなく、陰気によって陽気が減殺されるのである。**○肺**　肺

は秋金に当たり、この季節に機能が亢進する。また病理的には、秋のおとずれとともに、感冒その他の上気道炎、肺炎、気管支炎も好発してくる。

第六節

九月十月
陰氣始冰
地氣始閉
人氣在心

九月、十月には
陰気始めて冰《こお》り
地気は始めて閉ず
人気は心に在り

【訳】　九月、十月は季秋、孟冬の季節である。陰気の兆しがはっきりして来て、夏の戻りもなく、氷が張り始める。地上では草木は実を結んで落葉し、動物は冬籠りの支度に忙しい。人の五藏では心の機能が盛んである。

【注】　**○心**　一般的には心は夏火に当たり、秋冬の季節には当たらない。心は血を主り、少陰に属する。次の腎は水を主り、これも少陰に属する。少陰は冬に当たるので、心をここに置いたのであろうか。かなり無理な配当の様に思われる。

第七節

十一月十二月
冰復

十一月、十二月には
冰《こおり》は復《おお》い

地氣合
人氣在腎

地気は合《と》ず
人気は腎に在り

【訳】　十一月、十二月は仲冬、季冬の季節である。冬の真っ最中で地上は氷に覆われ、地気は口をぴたりと閉じ、草木は根に精気を貯え、動物は冬籠りの真っ最中である。
　人の五藏では腎の機能が盛んとなる。

【注】　**○復**　被覆の意味である。回復ではない。**○腎**　腎は利尿を通して水分の代謝を担当している。水にはお湯も氷もあるが、熱の方は心が担当し、寒の方は腎が担当している。寒い季節には小便が近くなる。また腎炎、ネフローゼはかぜや咽喉頭炎に続発する病であり、冬に起こりやすい。病理的にも腎は冬に近親性がある。
　以上、天地人三才の対応の状況が述べられている。人も自然の一員として、自然のリズムに同調してその生体リズムを刻んでいる様子がよく把握されている。中国古代医学の特徴の一つである、生気象学ないし気象医学的な面を代表する一章である。また天人対応の生理的側面をよく表現している。

──第二章　四時刺──季節に応じた刺法──

第一節

故春刺散兪及與分理
血出而止
甚者傳氣
間者環也

故に春には散兪《サンユ》と分理《ブンリ》を刺す
血出でて止む
甚《ジン》なるときは気を伝う
間《カン》なるときは環《めぐ》らすなり

【訳】　一般に、春には、人の陽気は経脈にある。そこで治療に当たっては、経脈上に散在する兪穴（ツボ）と筋肉の間の筋目に刺鍼する。出血させたところで処置を終わる。

　病の重い者は鍼を刺した跡を開きっぱなしにして邪気を外に洩らす。

　病の軽い者では鍼して邪気を除いた後、その鍼跡を閉じて、精気が外に漏れない様に、内に還流する様にする。

【注】　**○兪**　鍼灸上の反応点であり、また治療点である。いわゆるツボである。**○分理**　筋肉の間の割れ目である。**○間甚**　甚は病状が甚だしいことで重症。間は症状に隙間すなわち一休みのあることで、軽症の意味である。**○傳氣**　王冰は、邪気を勝つ所へ伝えることだと注している。肝木の病ならばその克するところである脾土へ伝えるのである。藏気法時論篇第二十二の伝病論によれば、病の経過は、勝つ所すなわち克する季節になると緩解し、勝たざる所、すなわち克される季節には重症化する。しかし肝自身は緩解しても、新たに脾が病むのである。全体として軽快したことになるのかどうか、一概にはいえない。王冰のこの解釈は無理である。鍼処の開放と閉鎖にしても、それ程、しっくりする訳ではないが、いま一応この解釈を取っておく。**○人の陽氣**　神経、ことに自律神経や血管運動神経の反応性である。陽気の強い春夏は反応性が亢進しており、体表の浅い部位の刺激にもよく反応する。陰気の強い秋冬には体表の反応性は減って皮膚深部や筋肉の刺激に反応する。これを人気、あるいは陽気の所在という。本章はこの反応発現の季節的推移を問題にしている。

第二節

夏刺絡兪	夏は絡兪《ラクユ》を刺す
見血而止	血を見て止む
盡氣閉環	気を尽くして閉じて環らせば
痛病必下	痛病は必ず下る

【訳】　夏は、人の陽気は体表部に浮き出し、経脈より浅い絡脈、孫絡にある。そこで絡脈（静脈）、孫絡（毛細血管）上の蜘蛛状血

管（拡張）腫を刺し、出血させたところで処置を終わる。邪気を出し尽くして、刺鍼跡の穴を閉じ、正気を環らせば、病気の痛みは必ず軽くなる。

【注】　**〇絡兪**　縦の大すじを経という。動脈である。この大すじを横に連絡するものを絡という。絡は静脈である。なお、毛細血管は孫あるいは孫絡という。**〇見血而止**　「血を見る」とは刺絡を行うことである。刺絡とは毛細血管の蜘蛛状の拡張を刺して血を出す治療法である。多くは鬱血しているので、初めは黒い血が出てくるが、そのうちに赤い鮮血が出てくる。鮮血が出ると、これには凝固因子がたくさん含まれているので自然に止血する。この過程を「見血而止」とか「出血而止」という。止は処置を止めることであるが、また自然に止血するので、そこで処置が終わるということにもなる。刺絡については、繆刺論篇第六十三と『霊枢』の血絡論第三十九に詳しい記載がある。

第三節

秋刺皮膚循理	秋は皮膚、循理を刺す
上下同法	上下、法を同じくす
神變而止	神、変じて止む
冬刺兪竅於分理	冬は兪竅《ユキョウ》を分理に刺す
甚者直下	甚なる者は真っすぐに（鍼を）下す
間者散下	間なる者は散らして下す
春夏秋冬	春夏秋冬
各有所刺	各々刺す所有り
法其所在	其の在る所に法《のっと》る

【訳】　秋は、人の陽気は皮膚にある。そこで経脈に拘らず、浅く皮膚上の兪穴（反応点）や筋肉の間の筋目に沿って刺す。手でも足でも同様の方法で治療する。神すなわち神経の支配状況を示す顔色や脈状が変化して、正常になったら処置を止める。

冬は人の陽気は骨髄にある。そこで筋肉の間の筋目の兪穴を深く刺す。

病の重い者では真っすぐ下に鍼を刺す。病の軽い者では兪穴のまわりに散鍼を行う。

春夏秋冬、四季における天気、地気の推移に応じて、人気のあり場所も変化する。それに応じて季節毎に刺すべき治療点がある。治療点は季節毎の人気のあり場所に応じて選ぶべきである。

【注】　**〇循理**　筋肉の分理（筋目）に従って存在する反応点である。人気は皮膚にあるので浅く刺す。従って血を出さない。神を変ずれば足りる。**〇神**　神経系、ことに自律神経の緊張状態を意味する。それは顔色、脈状、発汗などに現れる。**〇竅**　細く深い穴である。冬の気は深く骨髄にある。ゆえにその刺鍼も骨に達する程に深くすべきだと考えていた様である。

第三章　反四時刺――治療過誤の一形態――

第一節　春	
一　春刺夏分	春に夏の分を刺せば
脈亂氣微	脈は乱れ、気は微となる
入淫骨髄	(邪気は) 入りて骨髄に淫《イン》す
病不能愈	病は愈《い》ゆる能《あた》わず
令人不嗜食	人をして食を嗜《たしな》まざらしめ
又且少氣	又且《か》つ少気せしむ

【訳】　春に夏に刺すべき部位を刺すと心が侵される。心は脈を管理しているので、経脈の流れが乱れ、脈気すなわち脈の働きは微弱となる。心が弱ると同じ少陰の腎も弱り、邪気は深部に氾濫して骨髄にまで入り込む。こうなっては病は治癒しない。

心火（母）が弱ると脾土（子）も弱り、食欲不振を起こし、またその上、脾胃で生産される精気の生成を減少させ、息切れも起こる。

【注】　**〇入淫骨髄**　邪が腎に淫するのは腎が虚しているからである。心が弱ると同じ少陰の腎も弱る。**〇不嗜食、少氣**　脾土を養う母である心火が微弱に止まると、子の脾土も微弱となる。そのため、不嗜食、少気となる。ここの気とは精気（栄養素）である。脾胃三焦で作られる。脾胃が弱るとその生産も減る。精気は肺経を経て全身に運ばれる。そこで少気となる。少気は精気の減少であるとともに肺の機能にも関係しているので息切れともなる。

二　春刺秋分
筋攣逆氣
環爲欬嗽
病不愈
令人時驚
又且哭

春に秋の分を刺せば
筋は（痙）攣し、気は（上）逆す
環《めぐ》って欬嗽《ガイソウ》を為す
病は愈えず
人をして時に驚《キョウ》し
又且つ哭《コク》せしむ

【訳】　春に秋に刺すべき部位を刺すと肺が侵される。肺金は邪実を起こして肝木を傷害する。そこで肝木の主宰する筋が痙攣する。肺が管理する気は上逆し、その結果、咳嗽、喘鳴が起こる。病は治癒せず。肝が侵される時は驚（一過性痙攣）を起こしやすく、肺が侵される時はよく（大声で）哭《な》く（哭くは泣くこと。陰陽應象大論篇第五）。

三　春刺冬分　春に冬の分を刺せば
邪氣著藏　邪気は藏に著《つ》き
令人脹　人をして脹《チョウ》せしむ
病不愈　病は愈えず
又且欲言語　又且つ言語せんと欲す

【訳】　春に冬に刺すべき部位を刺すと腎が侵される。邪気は腎藏に付着して内にこもる。その結果、腹に水が溜まって腹脹となる。病は治癒せず。腎水が弱ると母子関係にある肝木も弱り、錯乱してベラベラあらぬことを喋る様になる。

【注】　○言語　肝は語を主る（宣明五気篇第二十三）。ここに語とか言語というのは、病的な場合で、うわごとや独り言などである。

第二節　夏

夏刺春分病不愈　夏に春の分を刺せば病は愈えず
令人解憜又且哭　人をして解憜《カイダ》し又且つ哭《コク》せしむ
夏刺秋分病不愈　夏に秋の分を刺せば病は愈えず
令人欲心中無言　人をして心中無言ならんことを欲せしむ
愓愓如人將捕之　愓愓《テキテキ》として人の将に之を捕らえんとするが如し
夏刺冬分病不愈　夏に冬の分を刺せば病は愈えず
令人少氣時欲怒　人をして少気し時に怒《ド》せんと欲せしむ

【訳】　夏に春に刺すべき部位を刺すと肝木が侵される。病は治癒せず。からだが崩れ落ちる様にだるくなり、また大声で哭《な》く様にさせる。

夏に秋に刺すべき部位を刺すと肺が侵される。病は治癒せず。何もいいたくない気持ちにさせる。またびくびくと人に捕まりそうな気持ちになる。

夏に冬に刺すべき部位を刺すと腎が侵される。病は治癒せず。腎の精気が減少して気力が衰え、また腎（母）が肝（子）を養えないために肝が衰え、時には怒りやすくなる。

【注】　**○解憜**　解はばらばらになること。憜《ダ》は盛り土が崩れ落ちること、解憜でだるく疲れることである。肝が傷害されると、木克土で脾土も機能不全を起こし、その協同器官である筋肉の緊張が崩れ、倦怠感を生ずるのである。**○愓**　易は平易で低く平らの意を含む。愓は心が低平でビクビクと心細いことである。○肺金が侵されたのにもかかわらず、肺の症状は出ないで肺金が克する肝木の症状が出ている。肝の病では言語が乱れる。故に無言を欲するのである。また肝が病む時は恐怖の感情を起こし、また人に捕まりそうになってびくびくする様になる（藏気法時論篇第二十二）。**○少氣**　精気は脾胃で生成され、肺が輸送し、腎に貯蔵される。故に少気は上の何れの藏の傷害でも起こる。**○怒**　肝が侵されるとよく怒る。

第三節　秋

秋刺春分病不已
令人愓然欲有所爲
起而忘之
秋刺夏分病不已
令人益嗜臥又且善㝱
秋刺冬分病不已
令人洒洒時寒

秋に春の分を刺せば　病は已《や》まず
人をして愓然《テキゼン》として　為す所有らんと欲し
起って之を忘れしむ
秋に夏の分を刺せば病は已まず
人をして益々臥を嗜み　又且つ善く㝱（夢）をみせしむ
秋に冬の分を刺せば　病は已まず
人をして洒洒《サイサイ》として時に寒《さむけ》せしむ

【訳】　秋に春に刺すべき部位を刺すと肝が侵される。病は治癒せず。肝が侵されると心が弱り、びくびくしたり、何かしようと思って立ち上がったが、何をしようとしていたのか忘れてしまう、という症状が起こる。

秋に夏に刺すべき部位を刺すと心が侵される。病気の症状は取れず。ますます臥床したがる様にさせる。またよく夢をみる。

秋に冬に刺すべき部位を刺すと腎が侵される。病は症状が取れず。時にはゾクゾクと寒気を起こさせる。

【注】　**○忘**　肝が傷害されるとその子の心も弱る。心は神を藏するので、精神耗弱してものを忘れるのである。**○嗜臥**　『霊枢』の天年第五十四によると、人は六十歳になると心気が衰え始め、好く臥する様になる、とある。心は少陰に属する。『傷寒論』の弁少陰病脈証并治第十一に「少陰の病為る、脈微細、但だ寐《い》ねんと欲す」とある。**○善㝱**　㝱は音ボウ。夢に同じ。王冰は心は夢を主る、という。**○洒洒**　ゾクゾクと寒気のすることである。**○寒**　悪寒は表の陽気が虚し、陰気が盛んの時に起こる。腎が侵されると、先ず表裏の関係にある太陽膀胱経の陽気が虚し、陰気が増して寒気を起こす。

第四節　冬

冬刺春分病不已　　冬に春の分を刺せ病は已まず
令人欲臥不能眠　　人をして臥せんと欲するも眠ること能はざらしめ
眠而有見　　眠れば見（まぼろし）有らしむ
冬刺夏分病不愈　　冬に夏の分を刺せば病は愈えず
氣上發爲諸痺　　気上り発して諸痺《ヒ》と為る
冬刺秋分病不已　　冬に秋の分を刺せば病は已まず
令人善渴　　人をして善く（のどを）渇かしむ

【訳】　冬に春に刺すべき部位を刺すと肝が侵される。病は症状が取れず。横になって休もうとするが、眠ることができない様になる。

眠っても奇怪な夢、幻を見る。

冬に夏に刺すべき部位を刺すと心が侵される。病は治癒せず。逆上を起こし、諸々の痺病を起こす。

冬に秋に刺すべき部位を刺すと肺が侵される。病状は取れず。渴きを起こさせる。

【注】 **○夢**　『霊枢』の淫邪發夢第四十三によると、正邪が外から内に入り、未だ一定の場所に落ち着かないで、体内を魂魄《コンパク》とともにあちこち飛び回っている時は、臥不得安而夢（臥するも安きを得ずして夢む）という状態になる、とある。邪気が入らなくても肝が侵されると魂はその居場所である肝に落ち着けず、体内を浮遊して同様な症状を起こすのであろう。正邪は正常な風雨寒暑が時によって表す微弱な病因性（邪気）である。そこで正邪という。**○痺**　痺は風寒湿が一緒になって起こす病である。湿は脾と関係の深い病因で、心とは関係がない。心は脈を主るから、逆上は起こる。心が侵されると脈も衰え、血気の流行が悪くなる。従ってここの痺は風寒湿による痺ではなく、血行不全による血痺、しびれである。**○渴**　熱か亡血、亡津液（脱水）で起こる。ここは熱による渴であろう。熱としては中熱すなわち脾胃の熱が普通であるが、血熱（悪血）、肺の熱でも起こる。

――第四章　誤刺の戒め――

第一節	
凡刺胸腹者	凡そ胸腹を刺すときは
必避五藏	必ず五藏を避く
中心者環死	心に中《あた》れば環死す
中脾者五日死	脾に中れば五日にして死す
中腎者七日死	腎に中れば七日にして死す

中肺者五日死　　肺に中れば五日にして死す
中鬲者皆爲傷中　　鬲《カク》に中れば皆傷中と為る
其病雖愈　　其の病、愈ゆと雖《いえど》も
不過一歳必死　　一歳を過ぎずして必ず死す

【訳】　胸や腹に鍼を刺す場合には、必ず五藏は避け、これを刺さない様にする。刺して心に当たれば一昼夜で死ぬ。脾（膵藏）に当たれば五日で死ぬ。腎に当たれば七日で死ぬ。肺に当たれば五日で死ぬ。鬲《カク》、すなわち横隔膜に当たれば皆内藏の傷害を起こす。本来の病が治癒したとしても、内藏傷害のために一年を経過しないで必ず死ぬ。

【注】　**○環**　一昼夜、十二刻、子《ね》の刻より子の刻に至る一巡りである。また『素問校注』によれば、環は還で、還は即である。そこで環死とは即死の意味となる。**○死**　刺して五藏に当たっても、そう簡単には死なないであろう。恐らく太い鍼で、乱暴に刺して大出血などを起こしたのではないだろうか。また現代の膵藏に当たる脾や後腹膜にある腎藏は、体表からは深部にあるので、これを刺すのは難しいと思う。故に次節の記述がある。

第二節

刺避五藏者　　刺して五藏を避ける者は
知逆從也　　逆従を知るなり
所謂從者　　所謂従とは
（知）鬲※與脾腎之處　　鬲と脾と腎の処（を知る）なり
不知者反之　　知らざる者は之に反す

※鬲　『素問校注』は「鬲」の上に「知」の字あるべしという。

【訳】　刺して五藏を避けることのできる者は、五藏の位置関係についての正しい知識を持っているのである。ここに正しい知識とは鬲すなわち横隔膜と脾と腎の位置を知っていることである。知らない者はこの反対で誤刺をすることになる。

【注】　〇五藏の正確な位置を知るには解剖の知識がいる。この記述により、この時代にそれをよく知っている人と知っていない人がいたことがわかる。そして歴史は知らない人が増えていったことをも示している。解剖の知識の消滅とともに古代医学は衰退していった。誤刺が増え、過誤死が増していったからである。やがて鍼に対する恐怖が起こる。『霊枢』の玉版第六十には「(鍼は)能く生人を殺すも死者を生かすこと能わず」とあり、『外台秘要方』はこれによって鍼を放棄した。**〇鬲**　この上に「知」の字を補うべきであろう。**〇逆従**　正常と異常である。ここでは五藏の位置について正確な知識を持ち、刺鍼に際して正しく対応できるのが従で、知識がなく、正しく対応できないのが逆である。

第三節

刺胸腹者　　胸や腹を刺すときは

必以布憿著之　　必ず布を以って之を憿著《キョウチャク》す

乃従單布上刺　　乃ち単布の上より刺す

刺之不愈復刺　　之を刺して愈えざれば復た刺す

【訳】　胸や腹を刺す場合は、必ず乾いた白い布を体に巻き付け、おもむろに布の上から刺す。刺して治癒しない場合はもう一度刺す。

【注】　**〇以布憿著**　布は綿布。憿は音キョウ。『説文』には「幸なり」とある。糸篇の憿《キョウ》には纏繞(まといめぐる)の意味がある。ここは布を巻き付けることであろう。布を介して刺すことの意味が今一つはっきりしない。深刺を避けるには薄いものでは意味がない。厚い布を敷いて刺したのであろうか。

第四節

刺鍼必肅
刺腫搖鍼
経刺勿搖
此刺之道也

鍼を刺すときは必ず粛《シュク》す
腫（はれもの）を刺すときは鍼を揺《ゆる》がす
経刺《ケイシ》するときは揺がすなかれ
此れ刺の道なり

【訳】　鍼を刺す時は必ず厳粛な気持ちを持ち、用心深く緊張して行うべきである。

腫瘍を刺す時には鍼を揺《ゆ》する。排膿を促すのである。

経刺の場合は鍼を揺すってはいけない。経気が洩れるからである。

これが刺鍼の決まりである。

【注】　○本章の三、四節は誤刺には関係ないが、刺鍼上の注意事項を列挙したものである。ただし雑然としていて、体系的、網羅的ではない。○誤刺については刺禁論篇第五十二、四時刺逆従論篇第六十四にも同様な記載がある。また過誤の戒めは本書の随所にあるが、宝命全形論篇第二十五、疎五過論篇第七十七、徴四失論篇第七十八に詳しい。関連して医師の技術水準については『霊枢』の邪氣藏府病形第四、根結第五に上・中・下工についての記載がある。○**肅**　淵に臨んで身を引き締めることである。『素問校注』は『爾雅』釈詁に「粛は速なり」とあるのを引いて、速刺のことだとしているが無理であろう。○**經刺**　症状のある経脈上に治療点としてのツボを取って治療することである。頭痛が太陽膀胱経の上にあれば、委中を取って処置するという様なことである。

第五章　終末期症状

第一節

帝曰願聞
十二經脈之終奈何
岐伯曰
太陽之脈其終也
戴眼反折瘈瘲
其色白
絶汗乃出
出則死

帝曰く、願わくは聞かん
十二経脈の終わりは奈何《いか》なるか
岐伯曰く
太陽の脈、其の終《つ》くるや
戴眼《タイガン》、反折、瘈瘲《ケイショウ》し
其の色は白く
絶汗乃《すなわ》ち出《い》づ
出づるときは則ち死す

【訳】　帝がいう。

十二経脈の病の末期症状はどの様になるのかを聞きたい。

岐伯がいう。

太陽膀胱経の経脈の働きの尽きる末期症状は、眼球が上を向いたままになり、角弓反張や痙攣を起こす。その時の顔色は白い。そして汗が止め所なく出る。この様な汗が出る時は死ぬ。

【注】　**○太陽膀胱経**　この経脈は目に始まり、脳に入り、脳脊髄神経系に関係する。さらに背腰を経て下肢を下り、足の小指に至る。故にその病は、眼球運動の他、脳脊髄の刺激症状を起こし、痙攣を生ずる。**○色白、絶汗**　白は肺の色である。膀胱経は少陰腎経と表裏の関係にあるので黒になるべきである。そのためか、ある本には黒とある（『素問校注』による）。ただし太陽経は体表を司る。体表すなわち皮膚は肺の主るところである。肺が虚する時は色も白くなり、汗も出る。絶とは程度の激しく強いことをいう。汗が止め所なく出るのは死兆である。**○瘈瘲**　瘈は強直性痙攣、瘲は弛緩性痙攣である。

第二節

少陽終者
耳聾
百節皆縦
目※睘絶系
絶系一日半死
其死也色先青
白乃死矣

少陽の終くる者は
耳聾《ロウ》し
百節皆縦《ゆる》む
目睘《モクケイ》絶系す（目系絶す）
絶系するときは一日半にして死す
其の死するや其の色先ず青し
白にして乃ち死す

※目睘絶系　『霊枢』終始第九では「目系絶」に作る。この方がよい。

【訳】　少陽胆経の働きの尽きる末期の症状は、耳が聞こえない、多くの関節が弛緩する。目系すなわち視神経の機能が傷害され、目が見えなくなる。目系の機能が廃絶し、目が見えなくなると一日半で死ぬ。その死ぬ時には先ず顔色が青くなる。白くなるとやがて死ぬ。

【注】　**〇目系**　目系とは視神経である。少陽胆経は肝経と表裏の関係にある。胆経は目と耳に繋がる。肝経は目系に繋がる。**〇百節皆縦**　肝は筋と機能合同の関係にある。節は関節である。そこに付着している筋肉が弛緩するのである。**〇青白**　五行で肝木の色は青、死に当たってはまず青が現れ、次いで肝木を克する肺金の白色が現われると死ぬ。**〇目睘**　睘は音ケイ、瞏の俗省の字（『康熙字典』）。また睘は目驚視なり（『説文』）。睘は『漢語大詞典』には「恐視の貌」とある。柴崎保三氏によれば、目を丸く見開いた状態で、驚いた姿だという。びっくりしたり、恐怖に襲われたりして、目玉を丸くすることであろう。**〇絶系**　系は目系すなわち視神経で、絶は機能廃絶である。

第三節

陽明終者　　陽明の終くる者は
口目動作　　口と目が動作し
善驚妄言　　善く驚し妄言す
色黄　　色は黄なり
其上下經盛　　其の上下の経盛ん
不仁則終矣　　不仁となるときは則ち終わる

【訳】　陽明胃経と大腸経の働きが尽きる末期の症状は、唇や目がぴくぴくと動き、ぴくっと痙攣を起こしやすくなり、意識が乱れてむやみにでたらめをいう。顔色は黄色い。手の陽明経、足の陽明経がともに機能が異常に盛んになって病的な運動昂進を起こす。これが知覚も運動もともに麻痺状態になる時は経気が尽きた時である。

【注】　**○口目動作**　陽明胃経は目から始まり口を巡り足に下る。大腸経は手の人差し指に始まり、口に上って、鼻で終わる。そこでその傷害時には口目が動作する。**○善驚**　陽明経が傷害されると、木音を聞くと「驚」という軽い痙攣を起こすとされている（陽明脈解篇第三十）。「驚」には小児の熱性痙攣や癲癇《てんかん》の小発作なども含まれる。**○妄言**　陽明経が侵されると脳神経系の症状として発狂、妄言する。**○黄**　胃は脾と表裏の関係にあり、脾の色は黄色である。**○上下**　手足のこと。**○不仁**　人並でないこと、麻痺状態のことで、知覚にも運動にも使う。肺は大腸の裏で皮膚と協同関係にある。皮膚不仁は知覚傷害である。脾は胃の裏である。肉を司る。肉不仁は運動傷害である。

第四節

少陰終者　　少陰の終くる者は

面黒歯長而垢
腹脹閉
上下不通而終矣

面黒く歯長じて垢づく
腹は脹り閉じ
上下通ぜずして終わる

【訳】 少陰腎経と心経の機能が廃絶する末期の症状は、顔色が黒くなり、歯は痩せ細って垢がつく。腹は脹り、大便が出ないで便秘する。上（胃、小腸）も不通で食下らず、下（大腸）も不通で大便が出ない。こうしてその機能が尽きる。

【注】 ○腎は骨と合同関係にある。色は黒である。故に歯が痩せ、顔色は黒くなる（アジソン病）。腎経は腹裏を行く。心経は横隔膜を下って小腸に行く。ともに血管系である。腹部の循環障害によって脹、すなわち腹水やガスの貯留を起こし、閉、すなわち大便不通、便秘、腸閉塞となる。これを上下不通という。腎経は衝脈と並走する。衝脈は腹部大動脈とその領域の血管を含む。心経は横隔膜を下って直ちに分岐して上腸間膜動脈となる。ともに腹部の諸藏器の機能に影響を持つ。

第五節

太陰終者
腹脹閉
不得息
善噫善嘔
嘔則逆
逆則面赤

太陰の終くる者は
腹、脹閉《チョウヘイ》し
息することを得ず
善く噫《おくび》し善く嘔す
嘔するときは則ち逆す
逆するときは則ち面赤し

不逆則上下不通　逆せざるときは則ち上下通ぜず
不通則　通ぜざるときは則ち
面黒皮毛焦而終矣　面黒く皮毛焦げて終わる

【訳】　太陰脾経と肺経の機能が廃絶する末期の症状は、腹が脹満（腹水、ガス）、閉塞して大便が出ない（腸閉塞）。腹部が膨満して肺を圧迫し、息ができない。よくげっぷが出て吐き気がする。吐く時は気が上逆する。気が逆する時は顔は赤くなる。気の上逆がないということは、脾胃の気が鬱滞していることである。上にも行かず（不逆）、下にも行かず、大便不通になる。この様に上下不通の時は、顔色は黒くなり、皮膚の毛はやつれた状態で経気は尽きる。

【注】　○太陰脾経は胃腸の機能を支配する。故に上記の症状がある。黒は腎の色で、脾が弱る時はこれが克する腎の色が現れる。肺は皮膚と機能合同関係にあり、太陰肺経が衰える時は皮膚の毛も憔悴する。○本文の「不逆」に対する王冰の注に「不嘔則下已閉上復不通（嘔せざる時は則ち下已に閉じ、上復た通ぜず）」とある。これにより王冰の参考にしたテキストは「不逆」ではなく「不嘔」とあったことがわかる。「不逆」も「不嘔」も上逆していないことなので意味上の違いはほとんどないと考えるが、訳文は王注に従って作った。

第六節
厥陰終者　厥陰の終くる者は
中熱嗌乾　中熱して嗌《エキ》（のど）乾く
善溺心煩　善く溺《ニョウ》（小便）し、心煩す
甚則舌巻卵上縮而終矣　甚だしきときは則ち舌巻き、卵（睾丸）上り縮んで終わる
此十二経之所敗也　此れ十二経の敗《やぶ》る所なり

【訳】　厥陰肝経と心包経の機能が廃絶する末期の症状は、腹（肝、胃腸）に熱を持ち、喉が渇く。よく小便が出て（頻尿、多尿）、胸がいらいらと煩わしい。重症の時は、舌が巻き上がり（奥に引っ込む）、睾丸が縮んで腹に入って経気が尽きる。

以上が十二経脈の機能が廃絶する時の症状である。

【注】　**〇中熱**　中とは腹部のことである。故に胃腸、肝を含む。病気としては、胃炎、肝炎、糖尿病などが考えられる。中に熱があると口が乾く。**〇舌巻卵上縮**　肝経は陰器を巡り、舌本に纏《まと》う。故に排尿傷害が起こり、舌が巻き、睾丸を含む陰嚢が縮む。**〇心煩**　心包経は心に関係する。故に心煩《わずら》わす。

脉要精微論篇　第十七

本篇は九つの部分に分けることができる。その内容を総合すると以下の様である。

第一　診察法の要領
　脈診、（顔）色、精明（目）、五藏の有余不足、六府の強弱、形の盛衰に関する診察法とその所見を述べる。

第二　その細目の説明
　脈、五色、精明、五藏の正常と異常の場合を例示している。

第三　脈診、四時、五藏の脈についての細論
　四季の気象の変化とそれに同調する脈状。

第四　五藏の病脈とその症状

第五　病成りて変ず
　感冒様の症状で始まった病が結局は肺結核となった、という様な事象を論じている。疾病経過論の一部を成すものである。

第六　病因論
　諸々の癰腫、筋攣、骨痛の発生病理を述べる。

第七　病の新旧の判定法
　脈や色の状態によって病の新旧を鑑別する方法を述べる。

第八　六部定位的尺膚診

第九　夢　恐らく錯簡である

以上をまとめると次の四部になる。

一、二、三、七、八→脈論—診断論
四　→病症—疾病論
五　→　疾病経過論
六　→　病因論

新校正によれば全元起本では巻六にある。

『甲乙経』では巻四第一中、下
　巻一第十五
　巻六第八
　巻十一第六、第九下にある。

『太素』では、巻十六　雑説
　巻十四　四時診脈
　巻十五　五藏脈診
　巻二十六　癰疽にある。

第一章

第一節

黄帝問曰
診法何如
岐伯對曰
診法常以平旦
陰氣未動
陽氣未散
飲食未進
經脈未盛
絡脈調勻
氣血未亂
故乃可診
有過之脈

黄帝問うて曰く
診法は何如《いかに》するか
岐伯対《こた》えて曰く
診法は常に平旦を以てす
陰気未だ散ぜず（動ぜず）
陽気未だ動ぜず（散ぜず）
飲食未だ進まず
経脈未だ盛んならず
絡脈調勻《チョウキン》す
気血未だ乱れず
故に乃《すなわ》ち
有過の脈を診す可し

【訳】　黄帝が質問していう。診察はどの様に行うのか。

岐伯が答えていう。診察は決まって夜明けに行う。

この時刻は陰気の盛んな夜から陽気の盛んな昼に転換する時であるが、未だ陰気は減衰に向かって動き出さない。陽気も未だ上昇に向かって散開し始めない。

飲食は未だ取っていないので、内蔵は安静状態にある。

経脈（動脈）の活動は未だ昼間の様に盛り上がってはいない。

絡脈（静脈）は未だ夜間の調子を残していて、全身に均等に行き渡って安定している。
血液循環も神経機能の様子も未だ安静状態で昼間の様に活発ではない。
この様に体の状態が安定している時に診察を行えば、平常とは違う異常の脈が検出され、病の診断ができる。

【注】 **〇陰氣、陽氣** ほぼ現代医学の自律神経に相当する。陰は副交感神経に当たり、夜、安静時に優位となる。胃腸その他の内藏を支配し、消化、吸収、代謝を行う。熱を消費してエネルギーの担体（グリコーゲン）を生産する。陽は交感神経に当たり、昼、活動時に優位となる。筋骨を支配し、グルコースの持つエネルギーを消費して活動を行い、熱を発生する。**〇陰氣未動、陽氣未散** 動と散は入れ替えるべきだという意見がある。夜の陰気は未だ消散してしまわず、昼の陽気は未だ動き出さない、ということで、この方が意味の通りはよい。訓読はこれに従った。**〇經脈** 主として血管系に相当する。時に神経系を含む。絡脈は本来静脈であるが、時に動脈を意味することもある。例えば、少陰の大絡とは、腹部大動脈の分岐で、腎動脈のことである。分岐するので絡というが、動脈なので大を付けたのであろう。ここでの絡脈は静脈である。**〇血氣** 血は血液循環を意味し、気は神経機能を意味する。**〇勻** 均整がとれていること。
〇診察は夜明けに行うのが理想的である。本節はその理由を述べる。一日でいえば夜明け、一年でいえば春は、自然も身体も、陰優位から陽優位に転換する時節である。この時には、健康な人では陰陽は平均しているので、人体に陰陽の有余不足がある病人の場合には、これを検出するのに都合がよい。

第二節

切脈動静	脈の動静を切《セッ》し
而視精明	而《しこう》して精明（目の光）を視る
察五色	五色を察し
觀五藏有餘不足	五藏の有余不足、
六府強弱[※1]	六府の強弱、
形之盛衰[※2]	形の盛衰を觀る

以此参伍　　**此を以て参伍《サンゴ》して**
決死生之分　　**死生の分を決す**

※1　六府　『太素』巻十六、雑診は「五府」に作る。「五府」の方が後文に合う。

※2　形之盛衰　王冰の注においては「形氣盛衰」とある。王冰の見た本では「之」の字が「氣」となっていたと思われる。この方がよい。形とは形態であり、気は機能である。

【訳】　指を皮膚に密着させて脈の打ち方を見る（脈を切す）。目の光を視て、意識の状態や精神の働きを推測する（精明を視る）。顔色や皮膚の色艶を観察する（色を望む）。五藏の機能の亢進と減退、六府の働きの強弱、身体の大小肥痩を観察する（形と気を見る）。

以上の所見を相互に参照して、病名、病情（病理）、予後、転帰を判断する。

【注】　**○切脈**　刃物をぴたりと付けて切る様に、皮膚に指をぴたりとつけて脈を診ること。**○視精明**　視はまっすぐに目を向けて、注意深くみること。精明は視力が明瞭なこと、また瞳に現れた精神状態をいう。**○五色**　色とは顔色のことである。五藏の機能状況は顔の一定部位に現れる。そこでこれによって五藏の病を診断する。『霊枢』五色第四十九を参照。**○形氣**　形は肉体である。大小肥痩などその形態的特徴をいう。対するものは気である。気は機能を意味するがまた精神、心理、神経の機能状況をも示す。**○死生之分**　死生の分とは、生きるか死ぬかをあらかじめ判断することであるが、この予後を判定するためには病の全般を把握していなければできない。故に死生の分には病名、病因、病情、予後、転帰のすべてが含まれる。

【考】　診察の方法には三つある。望問切である。一に色を望み、二に病を問い、三に脈を切することである。

ここではさらに精明すなわち視力の検査、精神状況の判断が付け加えられている。精明とは目である。目は五藏六府の精気の集まる所で（解精微論篇第八十一）、単に視力だけをいうのではない。目は意識の状態を反映しており、精神状態を判断する場所でもある。

第二章

第一節　脈

一　夫脈者血之府也　　夫《そ》れ脈は血の府なり
長則氣治　　長なるときは則ち気治る
短則氣病　　短なるときは則ち気病む
數則煩心　　数なるときは則ち煩心す
大則病進　　大なるときは則ち病進む
上盛則氣高　　上が盛んなるときは則ち気高し
下盛則氣脹　　下が盛んなるときは則ち気脹す

【訳】　脈すなわち経脈あるいは血脈は血の倉庫ともいうべき器官で、血液が充満している。現代医学の血管に当たる。その脈の拍動に藏器組織の機能が反映する。その状況は以下のごとし。

長くゆったりと感ずる脈の時は則ち気、体調は良好で平静の状態にある。

短切に感ずる脈の時は病気の場合で、陰陽のバランスは陽有余に傾いている（平人気象論篇第十八第三章）。

脈の打ち方が数急《サッキュウ》の時は熱のために胸苦しく煩《わずら》わしい。

脈の打ち方が大きい時は、邪気が盛んで、病が進行する。

上すなわち人迎（寸口）の脈が盛んな時は、邪気が上方、胸にあり、気の逆上で咳嗽や喘鳴を起こす。

下すなわち寸口（尺沢）の脈が盛んな時は、邪気が下方、腹にあって、ガスや水で腹が脹る。

【注】　**〇治**　治とは人為、作為を加えることをいう。ここの治はその結果として事態が安定し、正常状態を保っていることである。すなわち治を直の意味に使っている。

元通りに回復することは「直」、「なおる」という。「なおし」とは「真っ直ぐ」の意味である。「なおくす」とは元通り真っ直ぐにすることである。治とは真っ直ぐに現状を回復するために処置、作為を加えること。

逆調論篇第三十四で、王冰は「治とは王なり」と注している。王とは機能が旺盛なことをいう。**〇氣治**　ここの気は藏器組織の機能状況である。体調という言葉で代表させることができる。**〇上盛則氣高**　上とは上半身である。ここでは胸部である。この部位の状況は頚動脈の拍動部（人迎穴）に現れる。そこで気高とは、肺の中から上方（高所）の咽喉に突き上げる気、すなわち咳嗽、喘息などの呼吸器症状を意味する。**〇下盛則氣脹**　下とは下半身。ここでは腹部である。この部位の状況は橈骨動脈の拍動部（寸口穴）に現れる。気脹とは腹にガスや腹水が溜まって膨張することである。

【考】　本節の上下を寸口と尺沢（肘関節の内側の拍動部）とする注釈がある。『素問』、『霊枢』には、寸口を寸関尺に分ける脈診法はないが、尺寸診はある。寸口は陽を見る。尺沢は陰を見る。そこで寸口を上、胸部とし、尺沢を下、腹部とすることもできる。

二　代則氣衰　　代《タイ》なるとき則ち気衰う

細則氣少　　細なるときは則ち気少《へ》る

濇則心痛　　濇《ショク》なるときは則ち心痛む

渾渾革至如涌泉※1　　渾々《コンコン》革々として至ること泉の涌くが如きは

病進而色弊　　病進みて色弊《ヘイ》（つか）る

緜緜其去如弦絶死　　緜々《メンメン》として其の去ること弦の絶するが如きは死す

※1　渾渾革至如涌泉病進而色弊緜緜其去如弦絶死　新校正によると、『甲乙経』は「渾渾革革至如涌泉、病進而色、弊弊綽綽、其去如弦絶者死」に作る、としている。

【訳】　脈が結滞するのは心の働き（心気）が衰えている。脈が細いのは精気、体力が減少している。脈の打ち方が、滑らかでなく、渋滞するのは心痛すなわち狭心症の場合である。

濁水蕩々と流れるごとく、ピンピンと緊張した脈が泉の沸き立つ様に打つとき（各種の不整脈）は病が進行し、顔色はやつれてぐったりする。
脈の打ち方が細々としていて弦が切れる様にプツンと切れる（アダムス・ストークス症候群）のは死兆である。

【注】 **〇氣**　この言葉は多義的である。気治、気病の気は人体の機能の意味である。治は正常、病は異常である。気高、気脹の気は邪気である。気衰の気は心機能、気少の気は体力、精力の意味である。**〇渾**　音コン、濁って乱れる様。**〇革**　動物の頭から尾までの皮膚をピンと張った姿である。ピンと緊張させるという意味を持つ。**〇弊**　弊の異体字である。弊《ヘイ》は『爾雅・釈詁』に「弊は微なり」とある。『素問校注』は「弊弊は有るが如く無きが如く、隠れて見えない状況をいうようだ」といっている。綽《シャク》は『爾雅・釈訓』には「綽は緩なり」とある。「弊弊綽綽」で細々とポツリポツリと打っている脈を形容しているのであろう。これでも通ずる。ただし色の字が宙に浮いている。どういう色なのか説明がない。そこで訳文の様にした。

第二節　色

夫精明[※1]五色者氣之華也　　夫れ（精明）五色は気の華なり
赤[※2]欲如白裹朱　　赤は白（帛）にて朱を裹《つつ》めるが如きを欲す
不欲如赭　　赭《シャ》の如きを欲せず
白[※3]欲如鵝羽　　白は鵝《ガウ》羽の如きを欲す
不欲如鹽　　塩の如きを欲せず
青欲如蒼璧之澤　　青は蒼璧《ソウヘキ》の沢《つや》の如きを欲す
不欲如藍　　藍の如きを欲せず
黄欲如羅裹雄黄　　黄は羅にて裹《つつ》まれたる雄黄《ユウオウ》の如きを欲す
不欲如黄土　　黄土の如きを欲せず
黒欲如重漆色　　黒は重ねた漆の色の如きを欲す

不欲如地蒼[※4]　地（面の）蒼（黒い色）の如きを欲せず
五色精微象見矣　五色の精微の象《ショウ》見《あらわ》る
其壽不久也　其の寿《ジュ》久しからざるなり

※1　精明五色　精明の二字は誤衍。精明については次の第三節に記されている。
※2　赤欲如白　『太素』巻十六、雑診は「白」を「帛」に作る。
※3　白欲如鵝羽不欲如鹽　新校正によれば『甲乙経』並びに『太素』は「白欲如白璧之澤、不欲如堊（白は白璧の澤の如きを欲す、堊の如きを欲せず）」に作る。
※4　地蒼　『太素』巻十六、雑診は「炭」に作る。

【訳】　顔色は五藏の働きが外面に華々しく現れたものである。故にこれによって五藏の機能状況を判断することができる。

赤は白い布で朱を包んだ時の様な色艶があるのが好ましい。赤土の様に色艶のないのはよろしくない。

白は鵝《ガ》鳥の羽の様な色艶があるのが好ましい。塩の様に色艶のないのはよろしくない。

青は碧玉の様な色艶があるのが好ましい。藍の様に色艶のないのはよろしくない。

黄は薄絹の布に包まれた雄黄の様な色艶があるのが好ましい。黄土の様に色艶のないのはよろしくない。

黒は重ね塗りをした漆の様な色艶があるのが好ましい。蒼黒い地面の様な色艶のものはよろしくない。

五色すなわち顔面に現れる五藏の精華が微弱になる様な象徴、症候が現れた、という様な場合、その人の寿命は長いことはない。

【注】　**○雄黄**　鶏冠石。天然の硫化砒素。**○白**　帛、白い絹布。**○羅**　うすい絹織物。

【考】　○顔色は色艶のよいものが精力、体力のある証拠である。くすんだ色合のものはよくないことを述べる。

第三節　目

夫精明者
所以視萬物
別白黒審短長
以長爲短
以白爲黒
如是則精衰矣

夫れ精明は
万物を視て
白黒を別ち、短長を審《つまび》らかにする所以なり
長を以て短と為《な》し
白を以て黒と為す
是の如きときは則ち精衰う

【訳】目の働きは、万物を見て、白と黒（の色彩）を区別し、長と短（の形態）を審査する器官である。

長いものを短いと判断したり、白いものを黒いと判断する様であれば、その時はもう目だけではなく全身の精気が衰えている証拠である。

【注】**〇精衰**　ここの精は眼精である。精衰とは眼の働きの衰弱である。目は五藏六府の精気が集まる所である。故に五藏が衰えれば、目の働きも衰える。

【考】**〇精明五色**　『霊枢』大惑論第八十に「五藏六府の精気、皆上って目に注いで之が精と為る、精の窠を眼と為す」とある。解精微論篇第八十一には「心は五藏の専精なり、目は其の竅なり、華色（顔色）は其の榮なり、是を以て人に徳有るときは則ち氣は目に和す、亡うこと有れば憂いは色に知られる」とある。精明（目）と（顔）五色、五藏と精神状態との関係がよく表現されている。

第四節　藏

一　五藏者中之守也[※1]
中盛（藏）[※2]満

五藏は中の守りなり
中が盛んで（藏が）満ち

氣[※3]（勝）傷恐者
（音）聲如從室中言
是中氣之濕也
言而微
終日乃復言者
此奪氣也

気が（勝って）恐に傷られ（る者）
音声が室中より言うが如きは
是れ中気の湿なり
言（もの言）うて微（かぼそ）く
終日乃ち復た（繰り返し）言う者は
此れ奪気なり

※1　守　新校正によれば『甲乙経』並びに『太素』は「府」に作る。

※2　藏　『太素』巻十六雑診には「藏」の字がない。

※3　氣勝傷恐者　『太素』同所には「勝」の字がない。「傷恐者」の「者」の字を「音」の字に作り、「聲」と続け「音聲」と読んでいる。「氣傷恐、音聲……（氣傷れて恐れるものは、音聲……）とある。何れも『太素』の方が意味がよく通り、わかりやすい。

【訳】　肝心脾肺腎の五藏は、身体の内部にあって一局を担当する役職である。

腹部が（水やガスあるいは腫瘤で）盛り上がって膨満し、精神が傷害されて恐怖に捉われ、室内の言葉を外から聞いている様なこもった声を出す者は、これは内藏が湿すなわち水気に傷害されたのである。

物を言ってもか細い声で力がなく、一日中同じ事を繰り返しいっている者は、これは精神が傷害されて正気がないのである。

【注】　**○守**　職守である。『漢書』芸文志の方技略に「方技は王官の一守なり」とある。医の学術は王室の一官庁が担当する職務だというのである。**○中氣之濕**　中とは脾胃である。湿は水気である。脾胃は湿に傷られやすい。脾胃が侵されると胃腸が傷害され、腹部の膨満を生ずる。胃が傷《やぶ》られると恐を起こす（宣明五気篇第二十三）。**○言**　肝が傷られると言語の傷害を起こす。宣明五気篇第二十三に「五氣病む所……肝は語と為す」とある。ここに語とは妄語、譫語の類である。**○奪氣**　ここの気は意識である。肝の異常によって意識障害を生じ、混迷状態を起こしたのである。

二　衣被不斂
言語善悪
不避親疎者
此神明之亂也
倉廩不藏者
是門戸不要也

衣被、斂《おさま》らず
言語の善悪
親疎を避けざる者は
此れ神明の乱れなり
倉廩《ソウリン》、藏せざる者は
是れ門戸要《しまり》なきなり

【訳】　着物の着方がだらしなく、きちんと前を合わせることができない。言葉の善し悪しもわからず、相手の親疎の区別もつかない。この様な者は精神が錯乱しているのである。
倉廩《ソウリン》の官である脾胃が内容物を貯藏しておけないために、嘔吐や下痢を起こす者は、胃腸の門戸である噴門や肛門の締まりがよくないのである。

【注】　**○衣被**　衣も被もからだを覆うものである。衣服。**○神明**　精神である。神は心の精神的要素である。心が傷られて精神に異常をきたしたものである。**○倉廩**　六節藏象論篇第九に「脾胃……は倉廩の本なり」とある。すなわち脾胃のことである。倉は青い新米や青草をしまう納屋。廩《リン》は米倉。**○要**　腰を細く締めることである。ここの要は締まりの意で、不要は締まりがない意である。

三　水泉不止者
是膀胱不藏也
得守者生
失守者死

水泉止まらざる者は
是れ膀胱藏せざるなり
守りを得る時は生く
守りを失う時は死す

【訳】　小便失禁の者は、これは膀胱が傷害されて、尿を貯蔵しておけないのである。

それぞれの藏の機能すなわち役目をしっかり遂行できるものは生きる。役目をしっかり遂行できないものは死ぬ。

【注】　○**水泉**　河の流れと泉の流れである。また泉水をいう。ここは後者である。膀胱の排尿を泉水の流出に譬えたものである。○**守**　ある役目、また役目を担当する役人。役所の一部局。郡の長官。○五藏の傷害を述べているが、肺に当たる事項がない。五藏すべての病症を網羅しようとしたのであろうから、肺だけ脱落したのである。

第五節　府

一　夫五藏者身之强也　　夫れ五府（藏）は身の強なり
頭者精明之府　　頭は精明の府なり
頭傾視深　　頭を傾け、視ること深きは
精神[※1]將奪矣　　精（神）、将《まさ》に奪せんとす
背者胸中之府　　背は胸中の府なり
背曲肩隨[※2]　　背曲がり肩随うは
府將壞矣　　府、将に壊《くずれ》んとす

※1　精神　『太素』巻十六雑診には「神」の字なし。ない方がよい。

※2　随　『素問校注』によると、肩随の「随」、柯校本では「垂」の字に作る。「垂」の方がよい。

【訳】　頭、背、腰、膝、骨の五つは、身体を強固にする働きを持った所である。

頭は、五藏六府の精気の集まる目の機能の現れる所である。それが頚を傾け、頭を垂れ、目は窪んで光がないのは目の精気が衰え、

物を見る力を失われんとしているのである。

背は胸部の藏器、肺の機能が現れる所である。その背が曲がり、肩が力なく垂れ落ちているのは、胸部の藏器、肺の働きが壊れようとしているのである。

【注】 ○『素問校注』によれば、呉注本は「藏」を「府」に作る。「府」の方がよい。**○強** 硬く丈夫なこと、また丈夫にすること。**○視深** 目がくぼんで光がないことである（張景岳の説）。

二

腰者腎之府
轉搖不能
腎將憊矣
膝者筋之府
屈伸不能
行則僂附
筋將憊矣

腰は腎の府なり
轉搖《テンヨウ》せんとして能《あた》わざるは
腎、将に憊《つかれ》んとす
膝は筋の府なり
屈伸せんとするも能わず
行くときは則ち僂附《ロウフ》す
筋、将に憊れんとす

【訳】 腰は腎の機能の現れる所である。その腰を回転しようとしてもできないのは、腎の働きが疲れ衰えようとしているのである。

膝は足の筋肉の機能の現れる所である。その膝の屈伸ができず、歩いて行こうとすると背が屈み前倒れになって前の人にくっつきそうになる（パーキンソン病様歩行）のは、筋の機能異常である。

【注】 **○僂附** 僂《ロウ》はせむし、曲背である。附は付と同じで、前にくっつくこと。また別に附は俯でうつむくこと。僂俯で背を曲げ頭を垂れて俯くこととする解釈もある。何れでも通ずる。

三　骨者髓之府[※1]
不能久立
行則振掉[※2]
骨將憊矣
得強則生
失強則死

骨は髓の府なり
久しく立つこと能わず
行けば則ち振掉《シントウ》（ゆれる）す
骨、将に憊《つかれ》んとす
強を得るときは則ち生く
強を失うときは則ち死す

※1　骨者髓之府　『太素』巻十六、雜診は「髓者骨之府」に作る。
※2　振掉　『太素』巻十六、雜診は「掉標」に作る。

【訳】　骨は髄の機能の現れる所である。長い時間起立していられない。歩いて行こうとするとふらふらと動揺するのは、骨の機能が疲れ衰えようとしているのである。
　身体を強固にする働きが保持されている時は生きる。これを失う時は死ぬ。

――第三章――

岐伯曰
反四時者
有餘爲精

岐伯曰く
四時《シイジ》に反する時は
有余は精と為《な》す

不足爲消
應太過不足爲精
應不足有餘爲消
陰陽不相應
病名曰關格

不足は消《ショウ》と為す
応《オウ》、太《はなは》だ不足を過ぎるを精と為す
応、有余とするに足らざるを消と為す
陰陽、相応ぜず
病、名づけて関格と曰う

【訳】　岐伯がいう。四季にはそれぞれ定型的な脈状があるが、それに違反する脈を呈する時、その脈状が有余の時は精気が充実している。その脈状が不足の時は精気が消耗している。脈の反応が大いに不足分を超過している者を、精気があるとする。脈の反応が有余とするには不足している者を消耗しているとする。病で陰陽の均衡が破れ、陰も極盛（関）、陽も極盛（格）で、両者が相互に交渉がなくなった状態を関格と名付ける。

【注】　○丹波元簡は、この三十九字は「前後の文と相順承せず、疑うらくは是れ他篇の錯簡ならん」といっている（『素問識』）。そうかも知れない。内容も意味不明である。文章も本来のものから崩れていると思われる。何をいっているのかよくわからない。**○關格**　人迎寸口診で人迎が寸口の四倍以上を格陽と呼ぶ。陽の極盛である。頚動脈硬化で拍動が強いか、撓骨動脈の脈なし病の場合である。寸口が人迎の四倍以上なのを関陰という。陰の極盛である。撓骨動脈の硬化が強い場合である。関格は両者が正常の四倍以上の大きな脈を拍っている状態で、頚動脈も橈骨動脈も硬化を起こしている時である。予後不良である（六節藏象論篇第九参照）。

第四章

第一節

帝曰　帝曰く
脈其四時動奈何　脈、其の四時に動ずること奈何《いかん》
知病之所在奈何　病の在る所を知るには奈何《いか》にするか
知病之所變奈何　病の変ずる所を知るには奈何にするか
知病乍在内奈何　病の乍《たちま》ち内に在るを知るには奈何にするか
知病乍在外奈何　病の乍ち外に在るを知るには奈何にするか
請問此五者　請う、此の五者を問う
可得聞乎　聞くを得べきか

【訳】　黄帝がいう。
脈は季節によってどの様な特徴的な打ち方をするのか。
病の所在（病位）を知るにはどうするか。
病がある病から他の病に変転して行く様子を知るにはどうするのか。
病が短時間のうちに内部に入り込むのを知るにはどうするか。
病が短時間のうちに外部に移動するのを知るにはどうするか。
この五つのことについて伺いたい。聞かせてもらえるだろうか。

第二節　第一問、脈の四時の動を述べる

一　岐伯曰　岐伯曰く

請言
其與天運轉大也※
萬物之外六合之内
天地之變陰陽之應
彼春之暖爲夏之暑
彼秋之忿爲冬之怒
四變之動脈與之上下

請《こ》う
其の天と與《とも》に運転することの大なるを言わん
万物の外、六合《リクゴウ》の内
天地の変、陰陽の応
彼の春の暖は夏の暑と為り
彼の秋の忿《フン》は冬の怒《ド》と為る
四変の動、脈も之と上下す

※大　『太素』巻十四の四時脈診には「大」の字なし。

【訳】　岐伯がいう。

脈が天体の運行とともに転変していくという規模壮大な事柄について説明しましょう。

万物が存在する所、この宇宙空間の内において、天地の四季の推移変動に応じて、陰陽が変化していく様子を見るに、春の温暖な気候は、やがて夏の炎暑となり、憤然として怒《いか》るが如き秋冷の気候は、やがて寒風怒号する冬景色となる。

四季における気候の変動に対応して、脈もまたこれとともに変化するのである。

【注】　**○萬物之外、六合之内**　我々の生存するこの宇宙空間をいう。六合とは四方と上下である。この宇宙のうちにおいて日月星辰の天体が運行し、それに対応して地上の山川草木のあり様が変化し推移する。その中において生活する人間の生理や、その生理の一つである脈状は、この天体の運行、地上の万物の変化に対応して変動する。この関係を陰陽四時の法則という。また天人対応という。その脈の四時の推移が次に述べられる。

二　以
春應中規
夏應中矩
秋應中衡
冬應中權

以て
春の応は規《キ》に中《あた》る
夏の応は矩《ク》に中る
秋の応は衡《コウ》に中る
冬の応は権《ケン》に中る

【訳】　春に対する脈の反応は規《キ》（コンパス）の様にまるく滑らかである。
夏に対する脈の反応は矩《ク》（定規）の様に方正で盛んである。
秋に対する脈の反応は衡《コウ》（竿秤）の棒の様に水平で、かつ軽く浮動する。
冬に対する脈の反応は権《ケン》（秤の重り）の様に重く沈む。

【注】　○ここでは四季の脈を規、矩、権、衡に譬えているが、弦、洪（鈎）、毛、石と表現することもある。春は天気が陰から陽に移動する時で、脈は沈から浮への移行状態を示す。夏は陽の極で盛大である。秋は陽から陰へ移動する時で、浮から沈への移行を示す。
冬は陰の極で脈は沈で石の様に硬くなる。

三　是故
冬至四十五日
陽氣微上
陰氣微下
夏至四十五日
陰氣微上
陽氣微下

是の故に
冬至より四十五日は
陽気微《すこ》しく上り
陰気微しく下る
夏至より四十五日は
陰気微しく上り
陽気微しく下る

【訳】　この様にして、陰の極の冬至の後の四十五日は、陽気が少しずつ増していき、陰気は少しずつ減っていく。陽の極の夏至の後の四十五日は、陰気が次第に増していき、陽気が次第に減っていく。

【注】　○冬至は太陽が南回帰線上にある時で、北半球では太陽エネルギーの最も少ない時期である。すなわち陰の極である。これより太陽が反転して北上するにつれて、陽気が増し、陰気が減る。冬至より四十五日は立春である。夏至の場合はこの逆になる。

四　陰陽有時
與脈爲期
期而相失
知脈所分
分之有期
故知死時

陰陽に時有り
脈と期を為す
期して相失すれば
脈の分れる所を知る
之を分くるに期有り
故に死時を知る

【訳】　陰陽には四季の変化があり、脈はその変化に同調して変化する。同調すべきものが同調しない時（春、弦であるべきものが秋、毛の脈を打つなど）は、脈が正常の状態から分離していることがわかる。分離するにも一定の法則があり（相克関係に変化しているか、相生関係にあるか）、それによって死生を知り、病の予後がわかる。

【注】　○人体の生理には季節的変動がある。脈にも季節的変動がある。季節外れの脈は病気の存在を示す。その外れ方によってその予後がわかる。

五　微妙在脈

微妙、脈に在り

不可不察　察せざる可からず
察之有紀　之を察するに紀（糸口）有り
從陰陽始　陰陽より始む
始之有經　之を始むるに経（筋道）有り
從五行生　五行より生ず
生之有度　之を生ずるに度（法則）有り
四時爲宜※　四時を宜しと為す

【注】　**○微妙在脈**　中国古代医学診断学の要点は脈色証にあることは先に述べた。ここには脈診上、必ず確定しておくべき要点三つが示されている。陰陽、五行（五藏）、四時（季節特性）である。陰陽により病位（表裏）、病状（病理）がわかる。五行によって病位、病期がわかる。四時によって季節にうまく適応しているかどうか、正常との違いがわかる。これだけで病の大体がわかるのである。さらに虚実によって病勢と補瀉何れを取るべきかがわかる。

※宜　『太素』巻十四の四時脈診は「數」に作る。

【訳】　脈の変化は微妙なものである。よくよく慎重に観察してその本質を見抜かなくてはいけない。これを観察して本質を見極めるには一定の手づる、糸口がある。すなわち脈が陰陽の何れに属するかを見極めることから始めるのである。

また脈の本質を見抜くためには一定の筋道、やり方がある。その筋道とは、脈が五行（五藏）のどれに属するかを考えることである。

また脈の本質を見抜くためには一定の法則がある。それには四季の正常の脈を標準として病脈の性質を決めるのが適切である。

六　補寫勿失　　補瀉、失する勿《なか》れ

與天地如一　　天地と一の如し
得一之情※　　一の情を得れば
以知死生　　以て死生を知る
是故　　是の故に
聲合五音　　声は五音に合し
色合五行　　色は五行に合し
脈合陰陽　　脈は陰陽に合す

※情　胡本などは「精」に作る。『太素』巻十四の四時脈診は「誠」に作る。「情」が一番適切である。

【訳】　治療に当たっては、虚実の判断を正確にして、補瀉の選択を間違わないようにする。人の脈も生理も、天地の時間的（日月年）空間的（風土）変化と相関している。この天人対応の法則を会得すれば、病の予後、転帰は一目瞭然に知ることができる。
　診断は切脈、望色、問証によって行うものであるが、質問に答える声は五音の法則に合わせて判断し、顔色の変化は五色の法則に合わせて判断し、脈の変化は陰陽の法則に合わせて判断するのである。

【注】　**○補**　精気の不足を充足し、衰弱を補強することである。**○寫**　邪気を排除し、病変を減弱させることである。**○情**　事柄の神髄、本質を意味する。ここでは天人対応の原理である。**○診断**は脈色証によることは『霊枢』の邪気蔵府病形第四に詳しい。ここではそれぞれの診法を五行の法則に合致させる必要を述べている。

第三節　夢の病理。黄帝の質問にはない問題である。錯簡であろう。

是知　　是れ知る
陰盛則夢渉大水恐懼　　陰盛んなるときは則ち大水を渉って恐懼《キョウク》することを夢む

陽盛則夢大火燔灼
陰陽倶盛則夢相殺毀傷
上盛則夢飛
下盛則夢堕
甚飽則夢予
甚飢則夢取
肝氣盛則夢怒
肺氣盛則夢哭
短蟲多則夢聚衆
長蟲多則夢相撃毀傷

陽盛んなるときは則ち大火の燔灼《ハンシャク》するを夢む
陰陽倶に盛んなるときは則ち相殺、毀傷《キショウ》することを夢む
上盛んなるときは則ち飛ぶことを夢む
下盛んなるときは則ち堕《お》ちることを夢む
甚だしく飽きたるときは則ち予《あた》えることを夢む
甚だしく飢えたるときは則ち取ることを夢む
肝気盛んなるときは則ち怒《ド》することを夢む
肺気盛んなるときは則ち哭《コク》することを夢む
短虫多きときは則ち聚衆《シュウシュウ》を夢む
長虫多きときは則ち相撃、毀傷《キショウ》（いため、やぶる）を夢む

【訳】　そこでこういうことがわかる。

陰気が盛んな時は、大河を徒歩で渡って恐れ懼《おのの》くことを夢に見る。

陽気が盛んな時は、大火が火の粉を散らして赤々と燃え広がる様を夢に見る。

陰陽がともに盛んな時は、互いに殺し合い、痛め傷つけることを夢に見る。

からだの上半身が盛んな時は、空を飛ぶことを夢に見る。

からだの下半身が盛んな時は、墜落することを夢に見る。

腹いっぱい食べて飽食した時は、与えることを夢に見る。

飢えて大いに腹が空いた時は、取ることを夢に見る。

肝の働きが病的に盛んな時は、怒ることを夢に見る。

肺の働きが病的に盛んな時は、大声をあげて泣くことを夢に見る。

からだに短虫（蟯虫）が多い時は、多くの物が群がり集まることを夢に見る。

からだに長虫（回虫、条虫）が多い時は、互いに打ち合い痛め傷つけることを夢に見る。

【注】　○「是知……肺気盛則夢哭」は『霊枢』の淫邪發夢第四十三に略同文がある。この場所にあるのは錯簡であろう。また新校正は、それ以下の文章も他経からの脱簡であろうという。何れにしても本篇の前後と内容的に関連のない文章である。**○聚衆**　大衆、群衆。

第四節　四季の脈状

一　是故
持脈有道
虚靜爲保
春日浮如魚之遊在波
夏日在膚
泛泛乎萬物有餘
秋日下膚
蟄蟲將去
冬日在骨
蟄蟲周※密君子居室

是の故に
脈を持《ジ》するに道有り
虚静を保《ホウ》と為す
春の日には浮かんで魚の遊んで波に在るが如し
夏の日には膚に在り
泛泛乎《ハンハンコ》として万物余り有り
秋の日には膚を下る
蟄蟲《チッチュウ》将《まさ》に去らんとす
冬の日には骨に在り
蟄蟲周密なり、君子は室（一番奥の部屋）に居る

※周　『太素』巻十四は「固」に作る。

【訳】　そこで脈を取るには一定の法則がある。雑念を払って心を虚しくし、静かに落ち着いて行うことが守るべき大切な条件である。

春の季節には、脈は皮膚の上に浮いており、魚が波の間をひらひらと遊泳している様である。

夏の季節には、脈は皮膚の上にあり、樹木の枝や葉が生い茂り、広く地上に覆いかぶさる様に、すべてに余裕があって広大である。

秋の季節には、脈は皮膚の下にあり、冬籠りをする虫が土の中に引っ込もうとしている様である。

冬の季節には、脈は皮膚から沈み込んで、骨にくっつく様にあり、冬籠りの虫が周りをぴったりと閉めて閉じ籠った様である。徳行、身分の優れた人が奥まった部屋に居て寒気を避けている様である。

【注】　**○保**　音はホウ、意味は宝と同じ。大切に守ることである。寶は屋根の下に玉や貝などの様な貴重な財貨を大事に仕舞い込むこと、保はむつきに赤ん坊を包んで大切に守ることである。**○春の脈**

は弦。弦は浮（表、陽）にして緊（寒）である（『傷寒論』弁脉法九）。陰より陽に転ずる季節を象徴する。夏は洪。溢れる様な盛大な陽気を示す。秋は毛。陽より陰へ向かう季節を代表する。冬は石また沈。陰気極盛の象徴である。本項の脈状も略これに準ずる。○

泛泛乎　泛は浮かぶ、覆う意味がある。泛泛も浮かび漂う意味と、一面に広く覆いかぶさる意味とがある。どちらでも意味は通じるが、ここは後者の方が夏の字の原義に近い。

二　故曰　　　　　　　故に曰く
知内者按而紀之　　　内を知る者は按じて之を紀す
知外者終而始之　　　外を知る者は終って之を始む
此六者脈之大法　　　此の六つの者は脈の大法なり

【訳】　そこで一般的に次の様にいう。

内すなわち内藏の様子を知ろうとする時は、脈を按じたり、背兪や募穴を按じたりして、その反応を見て、診断の糸口とする。

外すなわち経脈の状態を知ろうとする時は、肺経から始めて肝経に終わり、また肺経に戻って反復切経して調べる。

以上の春夏秋冬内外の六つは脈の大切な基準である。

―第五章―

第一節
一　心脈搏堅而長　　　心脈搏つこと堅にして長

當病舌巻不能言　当に舌巻き言うこと能わざるを病むべし
其耎而散者　其の耎《ゼン》（軟）にして散なるは
當消環※自已　当に消環して自ずから已《や》むべし
※消環　新校正によれば『甲乙経』は「消渇」に作る。『素問校注』によれば『太素』巻十五の五蔵脈診、『脈経』巻六第三も「消渇」に作る。

【訳】　正常の心の脈は洪である。
その脈の打ち方が硬くて長い時は、心は病んで邪気が実している時である。当然、心経の経脈上に当たる舌が強ばり、はっきりした物言いができなくなる。
その打ち方が軟弱で散漫な時は、心の精気は虚しており、当然のこととして消環して自然に症状はなくなる。
【注】　**○消環**　王注は、消は消散、環は環周であり、経気一周して自然に治癒することだという。心脈虚軟でなぜ自然治癒するのかはわからない。消環が消渇であるとしても、心虚でなぜ消渇になるのか。なぜそれが自然治癒するのか。まして肺脈以下では自然治癒がないのである。合理的な説明がつかない。この五字には錯誤があるのではないかと考えられる。従って理解不能である。
二　肺脈搏堅而長　肺脈搏つこと堅にして長
當病唾血　当に唾血を病むべし
其耎而散者　其の耎にして散なるは
當病灌汗　当に灌《そそ》ぐがごとく汗することを病むべし
至今※1不復散※2發也　今に至るも復せず

※1　今　『太素』巻十五の五藏脈診は「令」に作る。

※2　散發　楊上善の注では散発の二字について解説をしていない。この二字は衍文であろう。今削って読む。

※新校正によれば、心脈、肺脈について色の記載がない。これも後文の例から見て闕文であろう。

【訳】　正常の肺の脈は毛である。

その脈の打ち方が硬くて長である時は、肺に邪気が実している場合である。当然、血痰を病むはずである。

その脈が軟弱で散漫の時は、肺が虚しており、水を灌ぎかける様に汗が出る病状を示す。それが今に至るまで回復しない。

【注】　**○灌汗**　王注は汗に水を灌ぎかけることと解釈している。『脈経』では「漏汗」に作る。『太素』の楊上善の注では「汗出如灌」となっている。ここは肺虚である。肺の合同器官は皮毛である。肺虚につれて皮毛も虚し、皮膚の汗腺が機能不全を起こして脱汗するのである。故に『脈経』、『太素』が正しいと考える。

三　肝脈搏堅而長
色不青
當病墜若搏
因血在脇下
令人喘逆
※1其耎而散
色澤者
當病溢飲
溢飲者渇暴多飲而
※2易入肌皮腸胃之外也

肝脈搏つこと堅にして長
色青からず
当に堕（落）若しくは搏（撃）を病むべし
血、脇の下に在るに因って
人をして喘逆せしむ
其耎にして散
色、澤《タク》なるときは
当に溢飲《イツイン》を病むべし
溢飲なる者は渇いて暴《にわ》かに多飲し（その飲水が）
易《エキ》して肌皮、腸胃の外に入りしなり

※1　其耎而散色澤者　『太素』巻十五の五藏脈診は「若耎而散者色澤」に作る。

※2　易　『甲乙経』は易を「溢」に作る。易でも通ずるが、溢の方がわかりやすい。

【訳】　正常の肝の脈は弦である。

その脈の打ち方が硬くて長で、顔色が正常な肝の場合と違って、青でない時は、肝に邪気が実している場合である。当然、墜落《ツイラク》あるいは打撲による傷害を受けているであろう。外傷による皮下出血が脇の下（肝）に溜り、それが肝経に従って肺に上り、肺を傷めて喘息、咳き込みを起こす。

その脈の打ち方が軟弱、散漫で、顔に艶があって水っぽい時は、肝の機能が虚しており、当然、浮腫を病むであろう。浮腫というのは、咽喉が渇いてやたらに水をたくさん飲み、それが正常の場合と違って（溢れて）、皮膚すなわち胃腸の外に入り込んだものである。

【注】　**○溢飲**　浮腫あるいは水腫の一種である。『金匱要略』痰飲欬嗽病脈証并治第十二に「飲水流れ行きて四肢に帰す、当に汗出づべくして汗出でず、身体疼重す、之を溢飲と謂う」とある。本項の該当する疾患としては多渇多飲から糖尿病なども考えられる。

四　胃脈搏堅而長
其色赤
當病折髀
其耎而散者
當病食痺

胃脈搏つこと堅にして長
其の色赤なるは
当に折髀《セッピ》を病むべし
其の耎にして散なるは
当に食痺《ショクヒ》を病むべし

【訳】　正常の胃の脈は遅緩である。

その脈の打ち方が硬くて長で、顔色が本来の黄色でなく赤（親の色）いのは、胃に邪気が実している場合である。当然、股関節が折れる様に痛む病状を起こす。

その打ち方が軟弱で散漫な時は、胃が虚しており、当然、食痺《ショクヒ》という病にかかる。食痺とは、胃が弱っていて、食物が入って来ても消化できず、痛みを起こしてくる病である（王注）。

【注】　**○折髀**　胃経は髀（股関節）を通過する。そこで折髀を起こす。**○食痺**　痺は閉なりで、狭窄症候群である。血管が閉塞すればしびれる。血痺である。心の経脈が閉塞すれば心痺となる。狭心症である。何れも痛みを伴う。そこで痺は痛なり、という王注が出てくる。しかし痺に痛の意味はない。故に食痺を胃痛とするのは若干問題ではある。なお食痺という言葉はここの他至眞要大論篇第七十四にあるのみで、正確な意味は定め難い。

五　**脾脈搏堅而長**	**脾脈搏つこと堅にして長**
其色黄	**其の色黄**
當病少氣	**当に少気を病むべし**
其耎而散色不澤者	**其の耎にして散、色澤《つややか》ならざる者は**
當病足䯒腫若水状也	**当に足䯒《ソクコウ》腫れ水状の若《ごと》きを病むなり**

【訳】　正常の脾の脈は遅緩である。

その脈の打ち方が硬くて長で、色が黄の時は、脾に邪気が実している場合で、当然、精気すなわち栄養素が減少する病を患う。

その脈が軟弱で散漫で、皮膚の色艶の鮮やかでない場合は、脾の虚している時で、足や脛が腫れて水病の様になる。

【注】　**○少氣**　少気とは短気すなわち息切れではない。それを含む場合もあるが、本態は精気の生成不足にある。精気すなわち津液すなわち営気、衛気は胃の三焦で作られる。そして脾の働きで肺に運ばれ、そこから肺経を経て、経脈によって全身に分配される。脾胃が傷害されると生成も運搬も満足にできなくなる。そこで気すなわち精気が少なくなるのである。これを少気という。肺にも十分行き渡らなくなるから、息切れがするようになるのかもしれない。**○足䯒腫若水状也**　脾は肌肉を栄養する。また脾は湿によって侵され、関節炎を起こしやすい。そこで脾が虚すると手足や関節が腫れて浮腫状になる。䯒《コウ》は脛である。

六　腎脈搏堅而長　　腎脈搏つこと堅にして長
其色黄而赤者　　其の色黄にして赤き者は
當病折腰　　当に折腰を病むべし
其耎而散者　　其の耎にして散なる者は
當病少血　　当に少血を病むべし
至今不復也　　今に至るまで復さざるなり

【訳】　正常の腎の脈は沈もしくは石である。指で強く押さえないと触れない程に沈んでいて、石の様に硬い脈である。

その脈の打ち方が硬くて長で、顔色が本来の黒ではなくて、黄色（脾土）と赤（心火）である時は、腎に邪気が実している場合で、当然、腰が折れる様な強い痛みを患う。

その打ち方が軟弱で散漫な時は、腎の虚であって、当然、少血を病むものである。それが今に至るまで回復しない。

【注】　**〇其色黄而赤**　黄色と赤は脾（土克水）と心（水克火）の色である。**〇折腰**　土克水で脾は腎を克する。そのため、腎が病む。そこで腎の合同器官の骨が病む。腰が痛むのである。**〇少血**　腎は邪気によって実する。水克火で腎は心を克する。心は傷つく。心は脈を主り、脈は血を主る。故に血が減るのである。これが少血である。すなわち貧血である。**〇腎、骨、少血**　腎不全に合併する貧血を腎性貧血と呼ぶ。骨髄における赤血球産生の低下その他の機序による。腎と骨は合同関係にあり、骨髄には造血機能がある。中国古代の医師たちは、この三者に相関関係のあることを認識していたのである。驚嘆すべきことである。

第二節

一　帝曰　　帝曰く
診得心脈而急　　診して心脈にして急なるを得たり

此爲何病
病形何如

此れを何の病と為すか
病の形（病状）は何如

【訳】　帝がいう。診察をしたところ、心の脈が急である、という結果を得た。急とは早急で、強くてひきつれた脈である。陰気の強いことを意味しており、寒が心を犯すことを示している。この様な脈を打つのは何という病気であるか。どういう症状を示すか。

二　岐伯曰
病名心疝
少腹當有形也
帝曰
何以言之
岐伯曰
心爲牡藏
小腸爲之使
故曰少腹當有形也

岐伯曰く
病は心疝と名づく
少腹当に形有るべし
帝曰く
何を以て之を言うか
岐伯曰く
心は牡藏《ボゾウ》と為す
小腸は之が使いと為す
故に少腹当に形有るべしと曰《い》うなり

【訳】　岐伯がいう。病は心疝と名付ける。当然、下腹部には外からそれとわかる症状（有形物）がある。

帝がいう。なぜそういうことがいえるのか。

岐伯がいう。心は牡すなわち陽性の藏器である。陽気が強く、寒邪を受け付けない。そこで邪気は合同器官である小腸に転入し、ここに病を起こす。小腸は下腹部にあり、そこに症状を現すのである。

【注】　〇心疝　心疝は寒気による下腹部の有痛性の疾患である。

腹鳴を伴う。大奇論篇第四十八に「心脈搏つこと滑、急は心疝と為す」とある。また四時刺逆従論篇第六十四には「滑なるときは則ち心風疝を病む」とある。『霊枢』の邪気藏府病形第四には「心疝、臍に引いて小腹鳴る」とある。腸管のガス貯留、腸閉塞、輸尿管結石などがこれに当たる。〇**少腹當有形**　少腹とは下腹部である。大小腸、子宮、卵巣などがある。有形とは腫瘤性の病変である。腸管や子宮、卵巣の腫瘤である。ただし何病とは決めがたい。

三　帝曰
診得胃脈
病形何如
岐伯曰
胃脈實則脹
虛則泄

帝曰く
診して胃脈を得たり
病形は何如
岐伯曰く
胃脈実する時は則ち（腹が）脹る
虚する時は則ち泄《もら》す

【訳】　帝がいう。診察した結果、胃（に異常がある時の）脈が現れた。病状としてはどんなものがあるだろうか。

岐伯がいう。胃の脈が実している時は便秘やガスの貯留で腹が張る。胃が虚している時は下痢を起こす。

【注】　〇**胃**　胃は食物を消化し栄養素を吸収する仕事をしている。上焦で衛気を生成し、中焦で営気を生成する。衛営を生成した後の食物の残滓は糟粕となって下焦、すなわち小腸、大腸に送られ、そこで屎尿に分別される。胃、小腸、大腸の機能を分別的に述べると以上の様になるが、この消化、吸収、排泄の機能を一括して脾胃の働きとすることがある。本節に述べる胃はこの広義の胃である。実する時は、食欲旺盛で、熱気を帯びて胃熱の状態となり、便秘の傾向を示す。虚する時は、胃は冷え、食欲不振、消化不良を起こし、下痢、腸炎から栄養失調となる。〇**脹**　腹が張ることである。ガスあるいは水が腹腔に貯留して生ずる。

第六章

帝曰
病成而變何謂
岐伯曰
風成爲寒熱
癉成爲消中
厥成爲癲疾
久風爲飧泄
脈風成爲癘
病之變化不可勝數

帝曰く
病成りて変ずとは何の謂《イイ》（意味）ぞや
岐伯曰く
風《フウ》、成りて寒熱と為《な》る
癉《タン》、成りて消中《ショウチュウ》と為る
厥《ケツ》、成りて癲疾《テンシツ》と為る
久風、飧泄《ソンセツ》と為る
脈風、成りて癘《レイ》と為る
病の変化、数うるに勝《た》う可からず

【訳】　帝がいう。

発病の初期には甲という病気の様に見えたのに、時間が経って、病状が出揃う中期から末期になると、甲とは違う乙という病気になっていることがある。これはどういうことなのか。

岐伯がいう。

病気を起こす外来の邪気として、風寒暑湿燥の五つの要因がある。このうちで風は軽症一過性の熱性疾患を起こす。病の初期にはこの風だと思ったものが、病の経過中に他の病気の症状を示しはじめ、完成した姿では風より遥に重症の悪寒発熱、弛張熱を示す寒熱の病となることがある。腎盂腎炎、敗血症などこれである。

美食によって肥満と内熱を起こし、そのために口甘と口渇を示す脾《ヒ》癉《タン》は病気が慢性化するにつれて重症化し、大渇、多飲、多食して、しかも次第に消耗し痩せ細っていく消中、すなわち重症、末期の糖尿病となる。

太陽膀胱経の厥逆では、頭に陽気が上り、脳神経系ないし脳血管性疾患として、頭痛、めまいという様な症状を示す。これが慢性、重症化すると、さらに精神の混迷から痙攣発作を起こすに至る。

肺結核が中・末期に腸結核を起こしてくる様に、初期症状としては、軽症の熱性疾患と思われる症状を示していたものが、慢性に経過するうちに、次第に下痢を起こし、重症化することがある。

皮膚の経脈上の発疹性疾患として経過するうちに、重症慢性化した皮膚癘《レイ》あるいは全身性の癘病になる。

この様に、病気の初発症状から考えられた疾患とその末期に完成してくる疾患像との違いはしばしば見られることである。

【注】　**○風**　風は万病のもとという。一般に上気道の炎症を風あるいは感冒と呼ぶ。咽喉頭炎から扁桃炎、中耳炎に進展したり、気管炎、気管支炎、肺炎と蔓延しても、これは局所的病変として処置できる。しかしここにアレルギー性機転が加わり、急性のリウマチ熱を起こしてくると、事態は一変する。急性心炎、急性腎炎、ネフローゼ、関節炎など、血管間葉系のアレルギーの病変が発生し、全身の藏器組織に疾病が広がり、死の転機を取ったり、慢性化したりする。風が万病のもとである所以である。

また、初期軽症の時は一見、風と考えられたのに、病の経過とともに他の病気であることがはっきりしてくることがある。結核、腸チフス、梅毒などその例症はたくさんある。ここに挙げたものもその例である。事情は風論篇第四十二、痺論篇第四十三で詳解する。

○癉　癉《タン》には脾癉、消癉、胆癉などがある。本節の癉はこの脾癉、消癉である。奇病論篇第四十七に「口の甘きを病む者有り……名付けて脾癉と曰う。五味口に入り、胃に藏す。脾は之がために其の精気を行《や》る。津液、脾にあり。故に人の口をして甘からしむるなり。此れ肥美（な食事）の発（起）する所なり。此の人、必ず数々甘美（の物）を食して多肥なり。肥（満）は人をして内熱せしむ。甘は人をして中満せしむ。故に其の気は上に溢れ（て口を甘くし）、転じて消渇と為る」とある。消渇とは現代医学のいう糖尿病である。すなわち癉は美食による肥満を症状とする初期軽症の糖尿病である。それが進行し重症化し、やがて本物の完成した糖尿病になる、というのである。この末期糖尿病では消耗して痩せ細ってしまう場合がある。そこで癉という病名が付いているのである。単とは薄い団扇の象形文字である。薄いことから、痩せて消耗した病気をいう様になった。

『説文』には「癉は労病なり」とある。労とは力を用いて劇しく働くことである。その結果、疲労困憊して起こる消耗性の病気が労病であり、これを癉という。単とは尽きることである。癉とは、労働あるいは病気により、疲労困憊して体力消耗を来す疾病をいう。癉瘧は悪性の消耗性の瘧である。**○厥**　気は原則として上から下へ走る。この気が上へ逆行することを厥という。「のぼせ」はその一例である。今、気が逆上して頭に集まると、頭痛、眩暈、意識混迷から痙攣発作まで、種々の精神神経疾患を起こす。この病理過程が慢性化すれば、重症の脳神経疾患を来たす。厥には三陰三陽の六経脈の厥がある。本節に挙げた厥は、三陽の厥の場合である。ちなみに『史記』扁鵲伝の虢《カク》の太子の病（一過性脳虚血発作）はこの厥である。**○癘**　風論篇第四十二に「癘は……鼻柱をして壊《くず》れ、色敗《やつ》れ、皮膚をして潰瘍せしむ。風寒、脈に客して去らざるは、名付けて癘風と曰う」とある。本節と符合する。ハンセン氏病である。

○飧泄　飧《ソン》は夕食。簡単な食事、湯づけ飯。ここは湯づけ飯のような下痢。

第七章

第一節
帝曰
諸癰腫筋攣骨痛
此皆安生
岐伯曰
此寒氣之腫
八風之變也

帝曰く
諸々の癰腫《ヨウシュ》、筋攣、骨痛は
此れ皆 安《いかに》して生ずるか
岐伯曰く
此れ寒気の腫
八風の変なり

【訳】　帝がいう。諸々の癰腫《ヨウシュ》、筋攣、骨痛はいかにして発生してくるのか。

岐伯がいう。これは寒気（すなわち細菌などの感染）によって起こった（化膿性の）腫れである。季節季節に吹く八方からの風によって起こる病変である。

【注】　**○筋攣**、骨痛を癰腫の症状とする解釈があるが、根拠は薄弱である。三種の病状とするべきである。**○寒氣**　癰腫は寒気によって起こる。この寒気は気象条件としての寒気ではない。現代医学のいう病原微生物である。風がウイルスに比較されるのに対して、寒は細菌に対比される。傷寒を起こす寒は今の腸チフス菌に当たる。

癰腫《ヨウシュ》を起こす寒は化膿性細菌である。**○八風之變**　『霊枢』の九宮八風第七十七に関係文章がある。東南風は肌（皮膚）を傷る。西南風は肉を傷る。癰腫は皮膚、筋肉に生ずる。故に癰腫は東南、西南の風による病変である。東風は筋紐すなわち筋すなわち腱を傷る。故に筋攣は東風による病変である。北風は骨を傷る。故に骨痛は北風による病変である。

【考】　季節に特有の風を季節風という。この季節風によってもたらされる病を季節病という。東風、春に生じ、病は肝にあり。西風、秋に生じ、病は肺にあり、……（金匱眞言論篇第四）。これを八方に広げたものが「八風の変」である。本篇は古代医学の気象医学的一面を示している。

第二節

帝曰

治之奈何

岐伯曰

此四時之病

以其勝治之愈也

帝曰く

之を治するには奈何《いか》にするか

岐伯曰く

此れ四時の病なり

其の勝ちを以て之を治すれば愈《い》ゆるなり

【訳】　帝がいう。これを治療するにはどの様にするのか。

岐伯がいう。これは四季の風によって発生してきた病である。故に五行、五藏の相生相克の法則を利用して治療すれば治癒する。

【注】　**○以其勝治之**　東風は春に吹く。東、春は五行の木に当たり肝、筋が病む。肝木は春に機能が旺盛となり、肝、筋の病も軽快する。秋金は春木を克するので、この季節に肝の病は悪化する。この様な関係を考慮して治療する。これについては藏氣法時論篇第二十二に詳しい。

第八章

第一節

帝曰
有故病
五藏發動
因傷脈色
各何以知
※其久暴至之病乎

帝曰く
故《コ》（ふるい）病有り
（そこに新たに）五藏発動す
因って脈色を傷る
各々何を以て
其の久暴至の病なるを知るか

【訳】　帝がいう。元々持病があった。そこに新しく外邪の侵襲を受け、それに触発されて内藏に病変が起こって来た。そのため、脈が傷害され、顔色が悪くなった。この様な場合、如何にして元々からあった慢性の病と新来の病を分別することができるのか。

※其久暴至之病　『太素』の楊上善の注に「何を以て其の久病、新暴の別を知らんや」とある。楊上善の見た本には「至」の字がなかった様に見える。そこで『素問校注』は「至」の字は衍文であろうという。至はない方がすっきりする。本文は、久病すなわち元々からの病、暴（だしぬけの）病すなわち新たに起こった急性の病の鑑別の話である。

第二節

岐伯曰悉乎哉問也

岐伯曰く、悉《ことごとく》なるかな、問いや

徴其脈小
色不奪者新病也
徴其脈不奪
其色奪者此久病也
徴其脈與五色
倶奪者此久病也
徴其脈與五色
倶不奪者新病也

其の脈を徴《チョウ》するに小
色奪せざる者は新病なり
其の脈を徴するに奪せず
其の色奪する者は此れ久病なり
其の脈と五色を徴するに
倶に奪する者は此れ久病なり
其の脈と五色を徴するに
倶に奪せざる者は新病なり

【訳】 岐伯がいう。詳細な質問である。

脈診をしてみると脈の打ち方が小である。病邪が勝って正気が弱っている状態を示している。しかし、顔色を見るとまだ生気が失われていない。この様な場合は新しい病気である。慢性化すれば顔色も悪くなる。

脈診をしてみると脈の打ち方には生気が失われていない。顔色を見ると憔悴《ショウスイ》して色艶が悪い。この様な場合は慢性の病気である。

脈診でも顔色の色艶でも、どちらも生気の失われているものは慢性の病気である

脈診でも顔色の色艶でも、どちらも生気を失っていないものは新病である。

【注】 **○徴** 上へ引き上げることである。わずかな手掛かりをつかんで取り上げ、表面にのせるという意味を持つ。**○奪** 抜き取ること。顔色の生気が抜き取られたということ。

第三節 肝與腎脈並至 肝と腎の脈が並びに至る

其色蒼赤
當病毀傷
不見血
已見血
濕若中水也

其の色、蒼赤
当に毀傷《キショウ》（いため、やぶる）するも
血を見ざるを病むべし
已《すで》にして血を見るは
湿若しくは水に中《あた》るなり

【訳】　脈診をしてみると、肝の脈弦、腎の脈沈、この二つが一緒に現れた。

顔色は肝の色蒼と心の色赤である。肝腎の病に肝心の色を表している。

これは打撲を受けて内出血を起こした場合である。打撲によって筋骨を傷る。筋傷れる時は筋の合同器官である肝の脈を現す。骨傷れる時は骨の合同器官である腎の脈を現す。内出血で外に出血していない、皮下筋肉に出た血は、汚れた悪血である。心は血を主る。故に悪血が心を侵す。そこで心の色赤を現すのである。

もし外出血のある場合は、局所は出血とリンパ液の漏出のため、湿気を帯びて浮腫状を呈し水気に当たった様になる。

【考】　○病の新旧を脈と色によって分別しようというのである。脈は気（藏器組織の機能、神経の緊張状況）のあり方を示し、色は形（肉体）の状況を示す。気が脱しても形が保たれているのは未だ生気が維持されているからである。故に新病という。色すなわち形が生気を失えば、脈すなわち気が生気を保っていても、新しいとはいえない。久病である。

形と気の相関関係によって死生の判断をすることは玉機眞藏論篇第十九に見える。「凡そ病を治するには、其の形氣色澤、脈の盛衰、病の新故を察し、乃ち之を治す。……形と氣と相得、之を治す可しと謂う。色澤以て浮、之を已み易《や》しと謂う。……形と氣と相失す。之を治し難しと謂う。色夭不澤、之を已み難しと謂う。脈實以て堅、之を益々甚だしと謂う」とある。本文とよく符合する。

第九章

第一節

尺内両傍則季脇也
尺外以候腎
尺裏以候腹
中附上
左外以候肝
　内以候鬲
右外以候胃
　内以候脾

尺の内の両傍は則ち季脇なり
尺の外は以て腎を候《うかが》う
尺の裏《うち》は腹を候う
中の附（皮膚）の上にては
左（手）の外は以て肝を候う
　内は以て鬲を候う
右（手）の外は以て胃を候う
　内は以て脾を候う

【訳】　両手を垂らした時、尺沢の付近の内側すなわち尺骨側（肘窩）は躯幹側の季脇の部分（脇腹の下端、季肋部）に当たる。

（両手とも）尺の外側すなわち橈骨側（親指側、曲池穴付近）の皮膚の所見によって腎の病態を観察し、判断する。

尺の内側すなわち尺骨側（小指側、尺沢付近）の皮膚の所見によって腹の状態を観察し、判断する。

中とは尺と上附の中間の部位を指す。上附とは寸口（橈骨動脈の拍動部）の部位を指す。附とはその部分の皮膚を指す。附上とは皮膚の上の意味で、この部位の皮膚の所見で病状を観察、判断する。この部位のうち、

左手の外（前）側、橈骨側では肝の状況を観察、判断する。

内（後）側、尺骨側では鬲《カク》すなわち横隔膜の状況を観察、判断する。

右手の外側は胃の状況を観察、判断する。

内側では脾の状況を観察、判断する。

【注】　**○尺**　この項は、ここでいう尺がどこであるか、尺の部位を説明している。躯幹の季脇に向かい合った上肢の部分が尺である。

肘関節の内側に当たる。『難経』的六部定位的寸関尺の尺（撓骨動脈の拍動部）ではない。尺寸診的尺である。**〇内外**　自然に手を垂らした状態では、撓骨（親指）側は下肢より前外側に向き、尺骨側は後にあって内を向いて脇腹に付着する。そこで外を撓骨とし、内を尺骨とする。

第二節

上附上　上の附の上にては
右外以候肺　右（手）の外は以て肺を候う
内以候胸中　内は以て胸中を候う
左外以候心　左（手）の外は以て心を候う
内以候膻中　内は以て膻中《ダンチュウ》を候う
前以候前　前は以て前を候う
後以候後　後は以て後を候う

【訳】　上とは中附の上側すなわち手指側すなわち寸口の所である。その部位の皮膚の所見で病状を観察し、判断する。この部位で、右手の外側すなわち橈骨側では肺の状況を観察し、判断する。

内側すなわち尺骨側では胸中の状況を観察し、判断する。

左手の外側では心の状況を観察し、判断する。

内側では膻中の状況を観察し、判断する。

前すなわち前腕の掌側、陰経の支配領域では胸腹部の状況を観察し、判断する。

後すなわち前腕の外側、陽経の支配領域の状況を観察、判断する。

第三節

上竟上者
胸喉中事也
下竟下者少腹腰股膝脛
足中事也

上の竟《キョウ》の上は
胸喉中の事なり
下の竟の下は少腹、腰、股、脛、
足の中の事なり

【訳】　竟《キョウ》とは音楽の一段落をいう。ここでは境の意味である。（両手の何れの場合でも）上の境とは寸口の部位をいう。上竟の上とは寸口の上、すなわち手指側で魚際に当たる所である。ここでは胸や喉の状況を観察、判断する。

（両手何れの場合でも）下の竟とは尺沢の部位である。下竟の下とは尺沢の上腕側の部位である。ここでは下腹部、腰、股、脛、足の中の状況を観察、判断する。

【注】　○本章は尺診を述べている。尺の皮膚上の所見によって病状を判断する方法である。附は皮膚の膚に当たる。四節で示した通り、竟はここでは尺寸診の部位の上限の上、下限の下の意味である。しかし附といい竟といい、ここ以外の所には出てこない表現である。一種の符丁的なものではないかと考えられる。藏府の皮膚上の割当ては難経の六部定位とよく似ている。

第十章

第一節
麤大者

麤大《ソダイ》の者は

陰不足陽有餘
爲熱中也

陰は不足、陽は有余にして
熱中と為すなり

【訳】　脈の打ち方が洪大の者は、病理的には陰不足、陽有余で、病としては熱中の場合である。

【注】　**〇麤大**　麤《そ》は粗である。粗大の脈とは洪大の脈で、季節では夏、藏では心、病では熱に当たる。**〇熱中**　中すなわち腹部、脾胃が熱を帯びていることである。口渇、善飢（食欲亢進）などの症状を示す。現代的の病名としては胃炎、肝炎、糖尿病などが相当する。

『霊枢』五邪第二十に「陽氣有余、陰氣不足なるときは則ち熱中、善飢」とある。また風論篇第四十二に「風（の邪）氣、陽明（胃経）とともに胃に入り、（経）脈に循って上って目の内眥に至る。其の人肥（満）なるときは則ち風氣外に泄れることを得ず（内部に滞留する）。則ち熱中と為って目黄ばむ」とある。これは黄疸を伴う場合である。

第二節

來疾去徐
上實下虚
爲厥癲疾

来ること疾にして去ること徐なるは
上実にして下虚
厥、癲疾《テンシツ》と為す

【訳】　脈の打ち方が、初めはトンと短切で強く指に触れ、その後、ゆっくりと減衰していくように感ずるものは、上方、頭に邪気が盛んで、下方、下半身が虚している時である。このために、気が上逆し、頭の病気として頭痛、眩暈、痙攣、昏迷などの症状を示す。

【注】　**〇癲**　顚《テン》とは頂で、頭のことである。癲《テン》は頭の病気である。癲疾も同じ。頭痛、眩暈、精神異常などの症状を示す。癲癇《テンカン》なども含む。**〇厥**　気の上逆によって生ずる病である。調経論篇第六十二に「血と気と并（並ん）で上に走るときは則ち大厥と為る」とある。

気血が頭に上り、脳の循環障害などの異常を起こすと、脳卒中、癲癇《テンカン》その他の重症の厥を生ずる、というのである。また厥論篇第四十五に「陽明の厥は則ち癲疾にして走ったり呼び叫んだりせんと欲す。腹満して臥することを得ず。面赤くして熱し、妄見（幻覚）し妄言す」とある。精神分裂病の様な一種の精神障害である。

第三節

來徐去疾　来ること徐にして去ること疾なるは
上虚下實　上虚にして下実
爲悪風也　悪風《アクフウ》と為す
※故中悪風者　故に悪風に中る者は
陽氣受也　陽気受けるなり

※故中悪風者陽気受也　この九字は『太素』巻十五の五藏脈診にはない。『素問校注』は傍注の誤入ならんという。ない方がよい。

【訳】　脈の打ち方が、初めはゆっくりと緩和に立ち上がって来て、その後、急に減衰していくのは、上が虚で下が実しており、病としては悪風の場合である。故に悪風が人を侵す時は人の陽気がこれを受けるのである。

【注】　**○悪風**　風を悪（憎）むの悪風《オフウ》（さむけ）ではない。悪性の風である。諸注、癘《レイ》とする。しかしそう解釈する根拠は特になさそうである。癘も含めた悪性、重症の風病である。

第四節

有脈倶沈細數者少陰厥也　脈の倶に沈細数なる者有り少陰の厥なり

沈細數散者寒熱也
浮而散者爲眴仆

沈細数散なる者は寒熱なり
浮にして散なる者は眴仆《ケンボク》と為す

【訳】　脈の打ち方が、沈んでいて、細くて、数が多くて速いという特徴が、別々にではなく一遍に現れる者は、少陰腎経の厥逆の病である。

沈で細で数で（散漫でまとまりのない打ち方の）散の脈を打つ者は寒熱の病である。悪寒発熱を繰り返し弛張熱を示す病気の場合である。

脈の打ち方が浮いていて、かつ散漫なものは眩暈、意識昏迷を伴って倒れる病である。


【注】　**〇脈沈細數**　沈の脈は、強く押さえないと触れにくい。季節では冬、藏では腎に当たる。病としては裏にあって寒の症状を示す。

細は冬の脈の様に気が締まっているか、精気が虚して微細になっているかである。ここは沈細で冬、腎の徴候と見るべきであろう。

數は熱の徴候である。そこで沈細數が一緒に現れるのは、寒熱が錯綜して現れており、少陰腎経の熱候ということになる。

厥論篇第四十五には「少陰の厥は則ち口渇き溺赤し（熱候）。腹満し心痛む」、また「少陰の厥逆は虚満して嘔変し下泄して清《ひ》ゆ」、「手の心主少陰の厥逆は心痛して喉に引き、身熱して死す（熱）。治す可からず」とある。腎炎、心炎、それに伴う胃腸症状である。**〇沈細數散**　沈細は寒、數は熱、散は虚である。これも寒熱が錯雑して現れている兆候である。弛張熱を示す疾患には敗血症、腎盂腎炎、インフルエンザその他がある。**〇浮而散**　浮は陽の脈である。故に病は表、上にある。ここでは頭である。散は気が虚して散漫となっているものである。浮にして散で陽虚の脈である。めまいがして顛《テン》倒する病の場合である。**〇眴仆**　眴、音はケン。眴は眩暈である。仆は顛倒、卒倒である。脳循環障害を示す。

第五節
諸浮不躁者皆在陽則爲熱
其有躁者在手

諸々の浮にして躁ならざる者は皆陽に在り則ち熱と為す
其の躁有る者は手に在り

【訳】　浮大、浮滑など一般に浮の脈を示す場合、脈の打ち方が頻数でもなく、騒がしくもない時、病は陽の部位（頭、体表、手足）にあり、発熱を示す。頻数で騒がしい脈の打ち方をする場合は病は手にある。

【注】　○**躁**　躁は騒がしいことである。脈についていえば、頻数でざわざわして滑らかでなく、落ち着かない打ち方である。人迎と寸口の脈を比較して病状を判定する人迎寸口診の方法によれば、人迎が寸口より大の時は病は原則として足の陽経にある。その打ち方が躁の時は手にある。本項の有躁者則在手はこれに対応する。

前半の不躁の時は、人迎寸口診では、病が足にある場合である。ここでは単に陽にありとしていて、足には言及していない。浮は陽の脈であり、実すれば発熱し、虚すれば悪寒するはずである。躁であるかないかは問題ではない。何かちぐはぐである。

第六節

諸細而沈者皆在陰則為骨痛　諸々の細にして沈なる者は皆陰に在り、則ち骨痛と為す
其有静者在足　其の静有る者は足に在り

【訳】　細沈数、細沈遅など一般に細で沈の脈を示す場合、病は皆陰（腎）の部位にあり、症状としては骨痛を示す。脈の打ち方が静かな（不躁）場合は病は足にある。

【注】　○**細沈**　腎の脈である。故に陰であり、その病は腎の合同器官である骨の痛みを示すのである。

【考】　五節と六節の文章は、前半同士、後半同士を組み合わせると論理的に整合する。

諸浮者皆在陽則為熱中
諸細而沈者皆在陰則為骨痛
諸浮者其有躁者在手
諸細而沈者其有静（不躁）者在足

第七節

數動一代者
病在陽之脈也
洩及便膿血

数動に一度《たび》代（結滞）する者は
病の陽に在るの脈なり
洩《エイ》し及び膿血を便す

【訳】　脈が数回拍動する間に、一回休止して結滞するのは、病気が陽の部位にある時の脈である。この様な時は下痢及び膿血便を示す。

【注】　**〇數動**　數は頻数の数《サク》ではない。回数の数《スウ》である。動は動（という特殊な脈の打ち方）の脈ではない。脈の拍動の動である。数動とは数回の拍動である。**〇代**　代は脈の休止である。結滞である。脈の結滞の臨床的意義については『霊枢』の根結第五に次の様な文章がある。

気血は一日一夜に五十回全身を循《めぐ》る。これにより五藏はその精気（栄養）を受ける。気血の循り具合は脈口すなわち寸口の部位で脈を見ることによって知ることができる。

「五十動にして一代せざる者は五藏皆氣を受く（以て常と為すなり）、
四十動一代の者は一藏に氣なし、
三十動一代の者は二藏に氣なし、
二十動一代の者は三藏に氣なし、
十動に一代の者は四藏に氣なし、
十動に満たずして一代する者は五藏に氣なし。之を短期に予す（余命幾許もない）」。

これを本項に当てはめれば、数動に一代で、五藏に気のない重症の場合となる。ここの下痢、便膿血は軽症とはいえないであろう。しかも胃腸の症状で、裏陰の病である。陽にある病ではない。陽を府ととるにしても、府の病は藏より軽いのだから、この重症性を説明できない。

第八節

※諸過者切之
濇者陽氣有餘也

諸々の過なる者、之を切《セツ》して
濇《ショク》なる者は陽気有余なり

滑者陰氣有餘也
陽氣有餘為身熱無汗
陰氣有餘為多汗身寒
陰陽有餘則無汗而寒

滑なる者は陰気有余なり
陽気有余は身熱して無汗なり
陰気有余は多汗にして身《み》寒《ひ》ゆ
陰陽有余なるときは則ち無汗にして寒ゆ

※諸過者切之　『甲乙経』巻四、経脈第一中にはこの五字なし。

【訳】　正常のものに比べて、虚実、浮沈、滑濇、その他いろいろの点において、行き過ぎのある脈状において、以下の脈状は次の様に判断する。

　濇《ショク》すなわち脈の打ち方が渋る様な場合は陽気が盛んである。滑らかな打ち方の場合は陰気が盛んである。陽気が盛んな場合は身熱があって汗が出ない。陰気が盛んな場合は汗が多くてからだが冷える。陰も盛ん、陽も盛んという場合は汗がなくて寒気がする。

【注】　**○滑濇**　滑は陰とする場合と陽とする場合がある。濇も陰とする場合と陽とする場合がある。

　平人気象論篇第十八に「脈の滑なるは風と曰う。脈の濇なるは痺と曰う」とある。その王注に「滑は陽為《た》り。陽、病を受くるときは則ち風と為す。濇は陰と為《な》す。陰、病を受くるときは則ち痺と為す」とある。本書の中で矛盾している。『霊枢』の壽夭剛柔第六に「病の陽にある者は命じて風と曰う。病の陰にある者は命じて痺と曰う」とある。『霊枢』の邪気藏府病形第四には、「滑なる者は陽気盛んにして微に熱有り。濇なる者は多血少気にして微に寒有り。大なる者は多気少血」とある。ここでも滑は陽で、濇は陰である。本節の場合と陰陽が逆になっている。『傷寒論』の弁脈法第一を見ると、滑は陽であり、濇は陰である。平脈法第二には、「滑は緊の浮の名なり。此れを陰実と為す。其の人必ず股内に汗出で陰下湿る」とあって、本節と一致するが、弁脈法とは陰陽が逆になっている。『傷寒論』の中でも矛盾しているのである。私は平人気象論篇第十八と『霊枢』第四の記述がよろしいと考える。

○次に陰陽の盛衰と身寒、身熱、有汗、無汗の関係について考える。寒熱については、調経論篇第六十二に次の記載がある。

「陽、虚するときは則ち外寒す、
陰、虚するときは則ち内熱す、
陽、盛んなるときは則ち外熱す、
陰、盛んなるときは則ち内寒す」と。

陽有余すなわち陽盛んなる時は、衛気盛んである。衛気は「分肉を温め、皮膚を充し、腠理を肥やし、開闔を司どる所以（『霊枢』

本藏第四十七）」である。開闔とは汗腺の開閉である。衛気が盛んな時はしっかり閉まっていて汗は出ない。また分肉を温めるので身熱となる。すなわち身熱無汗である。陰有余すなわち陰が盛んな時はこの逆になる。身寒して多汗である。陰陽有余の時はこの合成である。陽盛んで無汗であり、陰盛んで身寒となる。理論的には、この逆もあり得るはずである。すなわち陽盛んで身熱、陰盛んで多汗となる。本項の場合はこれで整合するが、一般的には陰陽虚実と寒熱、自汗、無汗の組合せは一筋縄にはうまくいかないのである。

―第十一章―

第一節

一　推而外之　　推して之を外にす
内而不外　　内にして外ならず
有心腹積也　　心腹の積《セキ》有るなり

【訳】　病は外すなわち体表にあると考え、指を浮かべて脈を見た。しかるに脈は沈であって、浮ではなかった。この様な場合は心腹すなわち腹部に積《セキ》すなわち邪気の滞積した腫瘤がある。

【注】　**○推**　推測すること。**○外**　指を浮かして脈を見ること。脈状としては浮。**○内**　指を沈めて脈を見ること。脈状としては沈。**○心腹**　心は心藏ではない。上腹部をいう。心腹で腹部一般を指す。

二　推而内之　　推して之を内にす
外而不内　　外にして内ならず

身有熱也　　身に熱有るなり

【訳】　病は内すなわち裏、内藏にあると考え、指を沈めて脈を見た。しかるに脈は浮で、沈ではなかった。この様な場合は身に熱がある。

三　推而上之　　推して之を上にす
上而不下※　　上にして下ならず
腰足清也　　腰足清《ひ》ゆるなり

※上而不下　新校正によれば、『甲乙経』では、「下而不上」に作る。

【訳】　病は足腰にあるだろうと考え、上すなわち尺沢側（陰）を調べた。病の反応はその通りで、上に現れ、下すなわち寸口側（陽）ではなかった。この様な場合には足腰が冷えるという症状が出る。

【注】　**○上而不下**　上は陰で尺沢側、下は陽で寸口側である。『甲乙経』と逆である。

四　推而下之　　推して之を下にす
下而不上※　　下にして上ならず

頭項痛也　　**頭項痛むなり**

※下而不上　新校正によれば、『甲乙経』では、「上而不下」に作る。

【訳】　病は頭にあるだろうと考えて、下すなわち寸口側を調べた。病の反応はその通り、下に現れ、上すなわち尺沢側ではなかった。この様な場合には頭や項の痛む症状が出る。

五　按之至骨脈氣少者　　**之を按じて骨に至り脈気少きときは**

腰脊痛而身有痺也　　**腰脊痛ん身に痺有るなり**

【訳】　脈を見るのに、脈所を押し下げて、骨に至っても、なお脈の打ち方の弱いものは、（陰の脈であり）腰や背中が痛んだり（腎の病）、からだに痺症すなわちリウマチ性の疾患群（陰の病）がある場合である。

【注】　○本章の文章は暗号である。キーワードの内外上下前後がそれぞれ何を意味するかがわからなければ、結局何をいっているのかわからない。以上の訳文は一つの解釈である。

平人氣象論篇　第十八

本篇は十二の部分に分けることができる。すべて脈に関する論説である。

心尖拍動が胃の大絡の拍動であって、心の拍動ではない、というのは古代の生理学を考える上で重要な問題であろうと思う。

第一　正常の脈拍、遅脈、頻数の脈とその病症。

第二　四季の平脈、病脈、死脈とそれに対応する五藏の病。

平人とは胃気のある人である。胃気とは生気である。生命力である。胃気は水穀より生ずる。脈に胃気のある時は生き、なくなれば死ぬ。

第三　胃の大絡、虚里について。心尖拍動は心の拍動ではない。

第四　寸口の脈状と病症、病位、予後。

第五　脈による病の内外、新旧の判定。

第六　尺（前腕の皮）膚の所見と病症。尺診の一班が示されている。

第七　五藏の眞藏の脈と予後。

第八　脈と病症（水、黄疸他）と病名。

第九　予後不良の脈。反四時あるいは逆四時の脈、病位と脈状の離反その他。

第十　胃気のある脈、眞藏の脈。

第十一　三陽の脈の常態。

第十二　五藏の平脈、病脈、死脈。

新校正によれば全元起本では巻一にある。

『甲乙経』では巻四第一上にある。

『太素』では巻十五尺寸部にある。

―第一章　平人　病脈　死脈　徐脈　頻脈　不整脈―

第一節

黄帝問曰　　黄帝問うて曰く

平人何如　　平人とは何如《いか》なるひとか

岐伯對曰　　岐伯対えて曰く

人一呼脈再動
一吸脈亦再動
呼吸定息脈五動
閏以太息
命曰平人

人、一呼に脈再動
一吸に脈亦再動
呼吸（四動）と定息（一動）で脈五動
閏《ジュン》するに太息《ためいき》を以てす
命《なづ》けて平人と曰《い》う

【訳】　黄帝が質問していう。

陰陽のバランスがよくとれており、血気もよく調和している健常な人とはどの様な人か。

岐伯が答えていう。

人が一回息を吐く間に脈を二回打つ。一回息を吸う間にまた脈を二回打つ。一呼吸の間に脈を四回打つ。呼吸と呼吸の間に息を休む時間がある。この間に脈を一回打つ。一呼吸と一休みで合計五回打つ。規則正しい呼吸の間に時々ため息をつく。この様な脈拍をしている人は健康な人である。

【注】　**○平人**　調経論篇第六十二には「陰陽匀平し、以て其の形を充（実）たし、九候一の如し。命づけて平人と曰う」とある。『霊枢』の終始第九には「形と肉、血と気、必ず相い称《かな》うなり。是を平人と謂う」とある。平とはバランスのとれている様。ここに血気とは血液循環（血）と神経支配（気）である。**○定息**　定は安定ではなく、停止である。定息は呼吸と呼吸の間の息の一休みである。**○閏**　閏とは定数からはみ出た不正規なものをいう。ここでは規則正しい整然とした呼吸の間に入る不規則なため息を月の閏《ジュン》（うるう）に譬えたものである。

第二節

平人者不病也
常以不病調病人
醫不病

平人とは病まざるものなり
常に病まざるを以て病む人を調《ととの》う
医は病まず

故爲病人
平息以調之爲法

故に病人の為に
平息を以て之を調ふるを法と為《な》す

【訳】 血気、形気、陰陽のバランスのとれた人は病のない健康な人である。いつでもこの健康な人を標準とし、病人と比較対照して、病人の異常性を発見するのが診断の方法である。医師は一般に病気を持たない。健康である。そこで規則正しい呼吸をして病人と比較し、その病的所見を診断するという方法をとるのである。

【注】 ○『素問校注』によると、『素問評』は「医不病……調之」は「以不病調病人」の注釈であるという。そして「為法」を「調病人」に続けて読む。「常以不病調病人爲法（常に病まざるを以って病人を調うるを法と爲す）」となる。この方が意味がよく通る。

第三節 徐脈

人
一呼脈一動
一吸脈一動
曰少氣

人
一呼に脈一動
一吸に脈一動
少気と曰う

【訳】 人が一回息を吐く間に脈を一回打つ。一回息を吸う間に脈を一回打つ。この様な脈拍をする人を精気が少ないという。

【注】 ○これは徐脈である。徐脈には洞性不整脈や房室ブロックなどによるものがあり、時に心停止により失神するものもある。程度にもよるが中には危険なものがある。**○少氣** 気とは精気である。胃の上焦から吸収された衛気（リンパ液）、中焦から吸収された営気（乳糜、脂肪に富む）である。営気は鎖骨下静脈角で血管内に入って、営血となる。循環とは、この営気と衛気が経脈すなわち血管の内外を流れることである。この流れを促進する動力は呼吸である。

そこで脈の拍動が少ないのは精気の量が少ないためだと考えたのである。

第四節　頻脈

人	人
一呼脈三動	一呼に脈三動
一吸脈三動而躁	一吸に脈三動にして躁
尺熱曰病温	尺（の皮膚）熱するを温を病むと曰う
尺不熱脈滑曰病風	尺熱せず、脈滑なるを風を病むと曰う
※脈濇曰痺	脈濇《ショク》なるを痺と曰う

※脈濇曰痺　新校正によると、この四字は『甲乙経』にはない。本論篇の第三章四節に同文がある。本節では削るべきである。

【訳】　人が一回息を吐く間に三回脈を打ち、一回息を吸う間に三回脈を打ち、しかも騒がしい打ち方をしている。この様な状態で、尺すなわち前拍部掌側の皮膚が熱しているのを（熱病の一種の）温病《オンビョウ》という。尺が熱せず、脈が躁でなく、滑らかに打つ時は風《フウ》という病である。脈が渋る様な打ち方の時は痺《ヒ》という病である。

【注】　**〇躁滑**　脈の躁も滑も速い打ち方であるが性質が違う。躁はジタバタと不規則な感じがする。滑は多少は不規則でも抵抗感の少ない流れる様な感じである。これが温と風を分ける。**〇病温**　温病（漢音はオンビョウであるが、一般には唐音でウンビョウと読んでいる）は一種の熱病で、ただ熱するだけで悪寒がない。感染症としての風には悪寒も発熱もある。風については風論篇第四十二その他に詳しい。温病については生気通天論篇第三、金匱眞言論篇第四に関連する文章があり、『傷寒論』の傷寒例第三、弁太陽病脈証并治上第五に発生病理についての記述がある。**〇痺**　感染症にアレル

ギー性機転が加わってきた病症で、一般的にはアレルギー疾患群をいう。しかしその他の関連する疾患も含むので、その都度どの様な病症かを注記する。ここではリウマチ性の関節炎などを考えておけばよい。痺論篇第四十三を参照。**○頻脈**　一呼吸に六動は一分間に百以上の脈拍である。温や風の様な熱病にはしばしば現れる。

第五節　発作性頻拍　心房細動

人一呼脈四動以上曰死　　人一呼に脈四動以上は死と曰う

脈絶不至曰死　　脈絶して至らざるは死と曰う

乍踈乍數曰死　　乍《たちま》ち踈《ソ》、乍ち数《サク》なるは死と曰う

【訳】　人が一回息を吐く間に四回以上脈を打つ時は予後が悪く死ぬことがある。脈が暫らく切れて打たなくなる様な場合（暫らく時間を置いてまた打つ）も予後不良で死ぬ。急にゆっくりになったり、急に速くなったりする脈の打ち方をする者も予後は悪く、死ぬことがある。

【注】　**○一呼吸脈八動**　これは一分間に二百前後の脈拍である。発作性頻拍が長く続けば心不全に陥ることがある。脈絶して至らずの例としてはアダム・ストークス症候群があり、脈が戻らなければ死ぬ。多くはまた拍動するが常に死の危険がある。たちまち踈《ソ》たちまち数《サク》には、心房細動とか心室粗動などがあり、後者は予後不良である。

第二章

第一節
平人之常氣稟於胃
胃者平人之常氣也
人無胃氣曰逆
逆者死

平人の常気は胃より稟《う》く
胃は平人の常気なり
人にして胃気無きを逆と曰う
逆なる者は死す

【訳】　健康な人の日常普段の栄養は胃から供給されている。胃の気があるということは、健康な人の日常の栄養が十分に供給されており、生気があるということである。胃の気がない人は生気がないことで、異常な状態である。時には死ぬこともある。

【注】　○氣　精気である。胃の上焦、中焦において水穀すなわち飲食物から吸収される。これを衛気、営気という。また津液という。また精気という。すべて同じ物で、液体である。今のリンパ液、乳糜である。営気は鎖骨下静脈角から血管内に入り、全身に回っていく。これが営血である。衛気は肺を通り、その後、経脈すなわち血管に沿って、その外を営血に伴走する。営血は血液循環を営み、衛気は自律神経機能を営む。この衛営の気、精気は胃から供給されるので、これを胃気という。栄養の根源であり、生命力の基本である。これがなければ死ぬのは必然である。気というと現代人は気体と考える。しかし中国古代医学では、人体の中に気体は存在しない。なお精神、心理、情動、神経機能また機能一般も気という。気は多義的である。その都度、何を意味するかを考える。一律にエネルギーと訳すのは間違いである。

第二節
一　春胃微弦曰平

春は胃にして微弦なるを平と曰う

弦多胃少曰肝病
但弦無胃曰死
胃而有毛曰秋病
　毛甚曰今病
藏眞散於肝
肝藏筋膜之氣也

弦多く胃少なきを肝病むと曰う
但だ弦にして胃無きを死と曰う
胃あって毛《モウ》有るを秋に病むと曰う
毛甚しきを今病むと曰う
藏の眞は肝に散ず
肝は筋膜の気を藏するなり

【訳】　春は肝木の機能が亢進する季節である。この季節と藏器を代表する脈は弦《ゲン》である。この季節には、弱にして滑、徐にして緩和な胃の脈に微かに弦を含む脈状を呈するのが健康である。

弦の気味が強くて胃の脈が少ない脈状を呈するのは肝の病の時である。

専ら弦の脈だけで胃の脈の認められない脈状を呈するのは、肝の病が重く、胃気すなわち生気の絶えたことを示しており、死の転機を取る。

胃の脈に加えて、秋の脈状である毛の認められる時は、秋になって病が起こる。毛の脈が甚だしく強い時は、春に秋の季節の体調になっているわけで、明らかに変調であり、秋を待つまでもなく、今、病が起こる。

胃気すなわち五藏を充実させる精気は肝の七葉（『難経』四十二難）に散じて入り込む。肝はこの精気を貯藏し、必要に応じてその合同器官である筋膜に供給し、その働きを維持する。

【注】　**○弦**　『傷寒論』弁脈法第一に「脈浮にして緊の者を名づけて弦と曰う」とある。浮は春の陽気の発現を示す。緊は冬の陰気の残存を示す。春は冬の陰から夏の陽に移る中間の季節である。故に浮緊二つの脈状を示すのである。肝は春に旺する。故に脈は弦である。**○胃而有毛曰秋病**　秋には肺金が旺する。金克木で肝木の病は悪化する。

二　夏胃微鈎曰平　　夏は胃にして微鈎《ビコウ》なるを平と曰う

鈎多胃少曰心病
但鈎無胃曰死
胃而有石曰冬病
石甚曰今病
藏眞通於心
心藏血脈之氣也

鈎多く胃少なきを心病むと曰う
但だ鈎にして胃無きを死と曰う
胃にして石《セキ》有るを冬に病むと曰う
石甚しきを今病むと曰う
藏の眞は心に通ず
心は血脈の気を藏するなり

【訳】　夏は心火の機能が亢進する季節である。この季節と藏器を代表する脈は鈎《コウ》である。この季節には、弱にして滑、徐にして緩和な胃の脈に微かに鈎を含む脈状を呈するのが健康である。

鈎の気味が強くて胃の脈が少ない脈状を呈するのは、心の病の時である。

専ら鈎の脈だけで胃の脈の認められない脈状を呈するのは、心の病が重く、胃気すなわち生気の絶えたことを示しており、死の転機を取る。

胃の脈に加えて、冬の脈状である石《セキ》の認められる時は、冬になって病が起こる。石の脈が甚だしく強い時は、夏に冬の季節の体調になっているわけで、明らかに変調であり、冬を待つまでもなく、今、病が起こる。

胃気すなわち五藏を充実させる精気は心の七孔を通りながらそこに入り込む。心はその精気を貯藏して、必要に応じて血脈に供給し、その働きを維持する。

【注】　**○鈎**　夏は陽気盛大の季節である。故に盛り上がる様な洪大の脈を示す。鈎は初め盛り上がる様に手に触れ、その後、急速に減衰して行く脈である。若干の陰気を含むのであろうか。**○胃而有石曰冬病**　冬には腎水が旺する。水克火で心火の病は悪化する。

三　長夏胃微耎弱曰平
※1弱多胃少曰脾病

長夏は胃にして微かに耎弱《ゼンジャク》なるを平と曰う
弱多く胃少なきを脾病むと曰う

但代[※2]無胃曰死　　但だ代（弱）にして胃無きを死と曰う
耎弱有石曰冬病　　耎弱にして石有るを冬に病むと曰う
弱[※3]甚曰今病　　弱（石）甚だしきを今病むと曰う
藏眞濡於脾　　藏の眞は脾を濡《うるお》す
脾藏肌肉之氣也　　脾は肌肉の気を藏するなり

※1　弱多胃少　『甲乙経』巻四第一中は「胃少耎弱多」に作る。

※2　代　『素問校注』は「弱」に作るべしという。「弱」の方がよい。

※3　弱　『素問校注』は「石」に作るのがよいという。長夏は脾土が旺する。脾土を克するのは肝木である。肝木の脈は弦である。前例にならえば、ここは「弦」とあるべきではないか。長夏の季節を重視し、土克水で、長夏が克するものとして冬に旺する腎水の石脈をとったのであろう。

【訳】　長夏は脾土の機能が亢進する季節である。この季節と藏器を代表する脈は軟弱である。この季節には、弱にして滑、徐にして緩和な胃の脈に微かに軟弱を含む脈状を呈するのが健康である。軟弱の気味が強くて、胃の脈が少ない脈状を呈するのは脾の病である。

専ら軟弱の脈だけで胃の脈の認められない脈状を呈するのは、脾の病が重く、胃気すなわち生気の絶えたことを示しており、死の転機を取る。

軟弱の脈に加えて、冬の脈状である石の認められる時は、冬になって病が起こる。石《セキ》（原文は弱）の脈が甚だしく強い時は、長夏に冬の季節の体調になっているわけで、明らかに変調で、冬を待つことなく、今、病が起こる。

胃気すなわち五藏を充実させる精気は脾を潤す。脾はこの精気を貯藏し、必要に応じて四傍に灌ぎ、その合同器官である肌肉（筋肉）を栄養して、その働きを遂行させる。

四　秋胃微毛曰平　　秋は胃にして微かに毛《モウ》なるを平と曰う

毛多胃少曰肺病
但毛無胃曰死
毛而有弦曰春病
　弦甚曰今病
藏眞高於肺
以行榮衛陰陽也

毛多く胃少なきを肺病むと曰う
但だ毛にして胃無きを死と曰う
毛にして弦有るを春に病むと曰う
弦甚だしきを今病むと曰う
藏の眞は肺に高し
以て栄衛を陰陽に行《や》るなり
（肺は皮毛の気を藏するなり）

【訳】　秋は肺金の機能が亢進する季節である。この季節と藏器を代表する脈は毛《モウ》である。この季節には、弱にして滑、徐にして緩和な胃の脈に微かに毛を含む脈状を呈するのが健康である。

　毛の気味が強くて、胃の脈が少ない脈状を呈するのは肺の病の時である。

　専ら毛の脈だけで胃の脈が認められない脈状を呈するのは、肺の病が重く、胃気すなわち生気の絶えたことを示しており、死の転機を取る。

　毛の脈に加えて春の脈状である弦の認められる時は、春になって病が起こる。弦の脈が甚だしく強い時は、秋に春の体調になっているわけで、明らかに変調で、春を待つことなく、今、病が起こる。

　胃気すなわち五藏を充実させる精気すなわち栄気と衛気は胃から肺に持ち上げられる。肺はこの精気を貯藏し、身体の陰の部分すなわち内藏、陽の部分すなわち四肢、皮肉筋骨に輸送する。

【注】　**○毛**　秋は陽から陰に移る季節である。故にその脈状において、夏の陽気の名残として軽く浮き、冬の陰気の前触れとして僅かに硬いという性質を示す。毛はこの様な脈である。**○毛而有弦曰春病**　春は肝木が旺する。金克木で肺金の病は軽快する。病が悪化するのは、火克金で心火の旺する夏の鈎の脈を呈する時である。

五　冬胃微石曰平
　　石多胃少曰腎病

冬は胃にして微かに石《セキ》なるを平と曰う
石多く胃少なきを腎病むと曰う

但石無胃曰死　　　　但だ石にして胃無きは死と曰う
石而有鉤曰夏病　　　石にして鉤有るを夏に病むと曰う
鉤甚曰今病　　　　　鉤甚だしきを今病むと曰う
藏眞下於腎　　　　　藏の眞は腎に下る
腎藏骨髓之氣也　　　腎は骨髓の気を藏するなり

【訳】　冬は腎水の機能が亢進する季節である。この季節と臓器を代表する脈は石《セキ》で、沈である。この季節には、弱にして滑、徐にして緩和な胃の脈に微かに石を含む脈状を呈するのが健康である。石の気味が強くて、胃の脈が少ない脈状を呈するのは腎の病の時である。

専ら石の脈だけで胃の脈の認められない脈状を呈するのは、腎の病が重く、胃気すなわち生気の絶えたことを示しており、死の転機を取る。

石の脈に加えて、夏の脈である鉤《コウ》の認められる時は、夏になって病が起こる。鉤の脈が甚だしく強い時は、冬に夏の体調になっているわけで、明らかに変調で、夏を待つことなく、今、病が起こる。

胃気すなわち五藏を充実させる精気は腎に下がって来る。腎はこの精気を貯藏し、必要に応じて、その合同器官である骨髄に供給してその機能を維持する。

【注】　**〇石**　冬は陰気旺盛の季節である。物皆閉蟄し藏匿し、固くこもって沈潜する。故に脈もまた、石のごとく硬く、沈んでいるのである。**〇石而有鉤曰夏病**　夏は心火の旺する時で、水克火で腎水の病は軽快する。悪化するのは土克水で、腎水を克する脾土が旺する長夏の軟弱の脈を呈する時である。

第三節　胃の大絡

胃之大絡　　　胃の大絡は
名曰虛里　　　名づけて虛里《キョリ》と曰う

貫鬲絡肺
出於左乳下
其動應衣※（手）
脈宗氣也

鬲《カク》を貫き肺に絡《まと》い
左の乳の下に出づ
其の動は手（衣）に応ず
脈の宗気《ソウキ》なり

※衣　『甲乙経』巻四は「衣」を「手」に作る。手の方がよい。ここは正常の場合なので「手」に応じ、次の第四節は病的な激しい拍動の場合で「衣」に応ずるのである。

【訳】　飲食物は胃に入った後、三つの部分に分かれる。一つは津液で栄気と衛気である。経脈の内外にあって全身を循環する。二つは糟粕で大小腸を経て、大小便になる。三つ目が宗気である。この宗気は胸中に滞積し、喉嚨《コウロウ》（気管）に出て、心脈を貫き、呼吸を行う（『霊枢』邪客第七十一）。この宗気の存在が外からわかる所が虚里である。それは経脈上ではないので絡という。絡とは静脈である。生命に大きな意義を持っているので大という。胃から横隔膜を貫いて胸中に入り、肺に外からまとった後、左の乳の下に現れ、その拍動は手に触れることができる。呼吸という生命の存続にかかわる重要な気で宗気と呼ばれる。

【注】　**○絡**　静脈である。動脈を経あるいは経脈という。毛細血管を孫脈という。また経脈から横に分枝するものを絡という。この場合、必ずしも静脈ではない。腎動脈は腹部大動脈から横に分枝しており、少陰の大絡と呼ばれている。**○宗氣**　古代医学で最も手薄なのは呼吸の生理学である。酸素についての認識のなかった時代であるから、呼吸の意味がわからなかったのは当然である。鼻から出入りする空気の意味がわからず、呼吸は胃から吸収したもの、ここでは宗気によって行われると考えている。そのために宗気と津液すなわち栄衛の気との区別が曖昧になっている。

また循環に関係する器官は、胃、脾、肺で、心は関係がない。心は現代医学の大脳の機能を担っており、血液循環を主宰するものではない。循環を推進するのは呼吸である。従って心尖の拍動は生命の象徴ではあっても、循環の表現ではない。

第四節　雑

盛喘數絶者
則病在中
結而横有積矣
絶不至曰死
※乳之下其動應衣
※宗氣泄也

盛んに喘して数々《しばしば》絶えるときは
則ち病は中《チュウ》に在り
結して横《オウ》するは積《セキ》有り
絶えて至らざるは死と曰う
乳の下其の動衣に応ずるは
宗気の泄《も》れるなり

※新校正によると、この十一字は全元起本にも『甲乙経』にもなく、上下に文義が通ぜず、当に去るべきであるという。しかし前の一項の後ろにつなげれば文義は通ずる。去る必要はない。ただし『太素』は両方とも「衣」になっている。この場合でも一項は正常な拍動、この二項は病的な拍動として意味は通ずる。

【訳】　脈の打ち方の勢いがよく、ゼイゼイと息忙しい様にセカセカとしており、その上、しばしば断絶する時は病が腹中にある。

脈が結滞してしかもリズムが乱れ、広がって幅広く指先に感ずるのは腹部に腫瘤がある。脈が絶えたままで拍動のないのは死の兆候である（多くの場合はまた拍動が続くが、時にはそのまま、絶えてしまうことがある。すなわち死である）。

乳の下の心尖部の拍動が衣服を動かす様に打ち付けるのは宗気が洩れるのであって、病的である。

【注】　○ここの脈状は寸口の脈状であって、胃の大絡、虚里の動についての記述ではない。**○數**　頻数ではなく、しばしばである。**○中**　一般には腹中である。心の場合は心胸中、胸中という。しかしここでは心胸中の可能性もある。五藏生成論篇第十に「赤脈の至るや、喘にして堅、診して曰く、積気有りて中にあり……名付けて心痺と曰う」とある。心痺は狭心症など胸痛を伴う心疾患である。**○横**　広がるという意味とともにでたらめの意味がある。ここは両方の意味を含む。**○積**　腹部の腫瘤である。血栓、子宮や卵巣の腫瘍とか、また寄生虫の塊などを含む。

第三章

第一節

欲知寸口大過與不及
寸口の大過と不及を知らんと欲す

寸口之脈中手短者曰頭痛
寸口の脈、手に中《あた》って短きときは頭痛と曰う

寸口脈中手長者曰足脛痛
寸口の脈、手に中って長きときは足脛痛むと曰う

寸口脈中手促上撃者曰肩背痛
寸口の脈、手に中って促にして上を撃つときは肩背痛むと曰う

※1寸口脈沈而弱者
寸口の脈、沈にして弱なるときは

曰寒熱及疝瘕少腹痛
寒熱及び疝瘕《センカ》にして少腹痛むと曰う

寸口脈沈而横
寸口の脈、沈にして横《オウ》なるは

曰脇下有積※2腹中有横積痛
脇の下及び腹中に横積《オウセキ》有りて痛むと曰う

寸口脈沈※3而喘曰寒熱
寸口の脈、沈（浮）にして喘なるは寒熱と曰う

※1　寸口脈沈而弱より疝瘕少腹痛に至る十六字は『甲乙経』にはない。
※2　有積　『甲乙経』では「及」に作る。訳文は「及」に従った。
※3　沈　『甲乙経』では「浮」に作る。

【訳】　寸口すなわち橈骨動脈の脈所の脈の打ち方が大過すなわち実の時と不及すなわち虚の時に、どの様な病症を考えたらよいかを示すと以下の様である。

脈の手に応ずる様子がピンピンと短切な場合は頭痛である。

寸口の脈がゆったりと長く手に触れる時は足や脛《すね》が痛む。

寸口の脈がトトトットと次々と打ち寄せる様に促迫して感じ、かつ指に強く打ち当たる場合は肩や背が痛む。

寸口の脈が沈んでいて弱いのは寒熱すなわち弛張熱を示す疾患及び下腹部の有痛性の腫瘤である。

寸口の脈が沈んでいてしかも横に広がり、またでたらめな打ち方をしているのは、脇の下（肝腫脹、脾腫脹）及び腹中に広がった邪

気の凝った腫瘤があり、痛むためである。

寸口の脈が沈（浮）んでいて、せわしない打ち方をするのは寒熱の病である。

【注】 **○頭痛** 足の三陽経のすべてで起こり得る。短脈は陽気不足である。頭は陽である。そこの不足で頭痛が起こる。**○足脛痛** 足の三陽経のすべてで起こり得る。長脈は陰大過である。足は陰である。そこの大過で足脛痛が起こる。**○促** 促脈で強く打つのは心の大過である。故に痛みが肩や背に放散する。**○沈而弱** なぜ寒熱になるのかはわからない。疝瘕は少腹の病気なので脈沈は相当である。**○沈而横** 横積は腹の深部に横に広がった腫瘤である。腹部血管の血栓症、子宮、卵巣の腫瘤などが考えられる。従って脈は沈となり、また横に広がる。横は横行と熱する様にでたらめの意味もある。横の脈には緊の気味がある。緊の脈は痛みのある時に現れる。**○沈而喘** 沈が寒に、喘が熱に対応する。そこで寒熱となる。

第二節　内外

寸口脈沈而堅者曰病在中　寸口の脈、沈にして堅なるときは病は中に在り

寸口脈浮而盛者曰病在外　寸口の脈、浮にして盛んなるときは病は外に在り

脈盛滑堅者曰病在外　脈、盛んにして滑、堅のときは病は外に在り

脈小實而堅者病在内　脈、小実にして堅なるときは病は内に在り

【訳】 寸口の脈が沈んでいて硬い時は病気は内藏にある。

寸口の脈が浮いていて硬い時は病気は皮肉筋骨にある。

脈が盛んで滑らかで硬い時は病気は皮肉筋骨にある。

脈が小さくて緊張が強く、硬い感じの時は病気は内藏にある。

【注】 ○上の二条は第一節の上から五行目、六行目にあったものをここに移した。内容が共通しているからである。寸口の場合は浮沈によって内外を分けている。後の二条では、盛滑と小実の違いである。盛は浮に近く、滑は陽の脈である。故に病は外にある。小は沈に似て、実は濇《ショク》に似る。濇は陰の脈である。故に病は内にある。

第三節　新旧

脈小弱而濇、謂之久病　　脈、小弱にして濇《ショク》なるは、之を久病と謂う
脈滑浮而疾者謂之新病　　脈、滑浮にして疾《シツ》なるは、之を新病と謂う

【訳】　脈の打ち方が小さくて弱いのは慢性病である。外来の邪気は内在の正気の抵抗によって減衰し、正気の方も邪気との戦いに疲労し、両者ともに弱ってきたためである。
濇《ショク》は渋って滑らかでない脈状で、血液の流れが順調でないためである。何れも病が慢性期に入った証拠である。
脈の打ち方が滑らかで浮いているのは、病邪が侵入して間がなく、病はまだ表陽にあるからである。疾は邪気と正気が強くぶつかり合って激しい病変を起こしているためである。すなわち病がまだ新しい証拠である。

【注】　○**脈疾**　疾は頻数で強い脈である。

第四節

脈急者曰疝瘕少腹痛　　脈の急なるは疝瘕《センカ》、少腹痛と曰う
脈滑曰風　　脈の滑なるは風《フウ》と曰う
脈濇曰痺　　脈の濇なるは痺と曰う
緩而滑曰熱中　　緩にして滑なるは熱中と曰う
盛而緊曰脹　　盛んにして緊なるは脹《チョウ》と曰う

【訳】　脈の打ち方がひきつれる様な強い緊張を示すものは冷えによる下腹部の有痛性の腫瘤である。子宮、卵巣の病気や輸尿管や膀胱の結石などを含む。
脈の打ち方が滑らかなのは風という病である。急性、一過性、発

揚性で、熱性、有痛性で、時に麻痺性などの特徴を持つ病である。軽症の感染症、脳神経系疾患などを含む。

脈の打ち方が渋る様なのは痺という病である。リウマチ性の疾患群である。

弛んで緊張感がなく、滑る様に頻数に打つ脈は熱中である。胃腸に熱を持つ病気で、食欲は亢進し、咽喉が渇く。時に黄疸も出る。胃炎、胃潰瘍、肝炎などを含む。

盛り上がる様に勢いがよく、しかも緊張の強い脈は脹の病である。脹は皮膚の水腫、経脈すなわち血管の腫脹（静脈瘤など）、腹水、鼓腸などの疾患を含む。

【注】　○瘕　腹部の腫瘤である。やまいだれの中の字形はものを被覆する意味を持つ。瘕《カ》は腹中で何かに覆われた様に盛り上がったでき物である。子宮、卵巣、腸管の腫瘤である。

第五節　予後

脈従陰陽病易已　　脈、陰陽に従うときは病は已《や》み易《やす》し

脈逆陰陽病難已　　脈、陰陽に逆《さから》うときは病は已み難し

脈得四時之順曰病無他　　脈、四時の順を得るときは病他《タ》無しと曰う

脈反四時※及不間蔵曰難已　　脈、四時に反し、及び間蔵せざるときは已み難しと曰う

※及不間蔵　『太素』巻十五尺寸診にはこの四字がない。訳文では省いた。

【訳】　脈の打ち方における陰陽すなわち浮沈と、病の病状における陰陽すなわち寒熱が正しく対応している時は病気は直りやすい。

脈の打ち方の陰陽と病状の陰陽が相反する時は病気は直り難い。

四季には弦、洪、毛、石という季節特有の脈状がある。病気になってもこの季節特有の脈が現れている時は病には別状なく順調に経過し、予後はよい。

病人の脈状が四季の特有の脈を示さず、他の季節の脈を示している時は病気は直り難い。

第四章

臂多青脈曰脱血
尺脈緩濇曰解㑊安臥
（尺熱）脈盛謂之脱血
尺濇脈滑謂之多汗
尺寒脈細謂之後泄
脈尺麤常熱者謂之熱中

臂《ヒ》（前腕）に青脈多きは脱血と曰う
尺緩にして脈濇《ショク》なるは解㑊《カイエキ》と謂う、安臥す
（尺熱し）脈盛んなるは之を脱血と謂う
尺濇にして脈滑なるは之を多汗と謂う
尺寒にして脈細なるは之を後泄《コウセツ》（下痢）と謂う
脈（滑）尺麤《ソ》（粗）にして常に熱するは之を熱中と謂う

【訳】　臂《ヒ》すなわち前腕の皮膚上の血管が皆青い色を呈しているのは貧血である。

前腕の皮膚が弛んで適当な緊張感がなく（虚）、脈が渋って滑らかに流れない（陰）のは解㑊《カイエキ》の病で四肢倦怠感が強く、横臥することを好む。

（前膊《ハク》の皮膚が熱を持ち）脈が盛んなものは貧血である。

前腕の皮膚の色艶が悪く（陰虚）、脈が滑る様に打っている（陽盛）のは汗がよく出る場合である（陽が陰に加わる）。

前腕の皮膚が冷え（陰虚寒）、脈が細い（虚）のは下痢を患っている場合である。

脈（の打ち方が）滑すなわち陽盛んで、前腕の皮膚が粗造でざらざらし何時も熱感を持っている（熱）のは熱中である。

【注】　**○**この章の文章は「尺・脈・、謂之……」という構造を持っている。この構文に照らして見ると、原文は少し乱れている様に見える。そこで本来そうあったと思われる構造に戻して訓読、訳文を作った。**○（尺熱）**　『素問校注』の注にしたがって挿入した。『霊枢』の論疾診尺第七十四に「尺炬然熱、人迎大者、当奪血（尺炬然として熱し、人迎大なる者は当に奪血なるべし）」とあるのに照応する。この篇には「余は、色を視、脈を持することなく、独り其の尺を調べ、以て其の病を言い、外より内を知らんと欲す。之を為すには奈何にするか」という文章がある。尺の皮膚を見て病を診断する方法である。ここの脈は寸口の脈拍と考える。**○臂**　ここの臂は前腕である。以前は前膊といった。人や動物の上肢をいう言葉には臂、膊、臑などがある。それぞれの言葉が上肢のどの部分を指

すのかはあまり明瞭ではない。『漢語大詞典』などによると、肩に近い所を臂あるいは髆《ハク》といい、肩に遠い所を臑《ドウ》という、とある。

　髆は平らに広がる意味を持ち、肩甲骨あるいは上腕の三角筋、上腕三頭筋の辺りの部分である。臂の意味も同じで、同じ部位を指す。臑は軟らかい肉の部分で、上腕二頭筋の辺りである。しかし『素問』、『霊枢』では、臂は前腕、臑は上腕をいうことが多い。臑は音ジュは、柔かい肉の意味。音ドウは、上腕である。
○多汗　陰陽別論篇第七にいう「陽、陰に加わる、之を汗と謂う」とある。ここの文章とよく対応する。

第五章

肝見庚辛死
心見壬癸死
脾見甲乙死
肺見丙丁死
腎見戊己死
是謂眞藏見皆死

肝、庚辛（金）に見《あらわ》れるときは死す
心、壬癸（水）に見れるときは死す
脾、甲乙（木）に見れるときは死す
肺、丙丁（火）に見れるときは死す
腎、戊己（土）に見れるときは死す
是れ眞藏見れるときは皆死するを謂う

【訳】　肝の眞藏の脈、但弦のみで胃気のない脈が、肝木を克する肺金の旺する庚辛の日に現れる時は、予後不良で死ぬ。

　心の眞藏の脈、但洪のみで胃気のない脈が、心火を克する壬癸の日に現れる時は死ぬ。脾の眞藏の脈、但軟弱緩和のみで胃気のない脈が、脾土を克する甲乙の日に現れる時は死ぬ。

　肺の眞藏の脈、但毛のみで胃気のない脈が、肺金を克する丙丁の日に現れる時は死ぬ。腎の眞藏の脈、但石のみで胃気のない脈が、腎水を克する戊己の日に現れる時は死ぬ。

これは眞藏の脈が現れる時は皆死ぬことを意味している。

【注】 **〇眞藏** あるいは眞藏の脈という。藏の気だけが充実していて、胃気すなわち生気すなわち生命力が認められない脈である。例えば肝なら弦のみあって胃気のないものである。これはその藏の病の重症性を示している。そこで皆死ぬということになる。眞藏と胃気については、本篇の他、陰陽別論篇第七、玉機眞藏論篇第十九、三部九候論篇第二十に関連の文章がある。**〇肝見庚辛死** 肝は五行の木に当たり、金によって克される。金は庚辛の日に王（旺盛）するので、この日に肝の病の人は克されて死ぬことになる。以下の諸藏も同様である。

第六章

頸脈動喘疾欬曰水
[※1]目裏微腫
如臥蠶起之状曰水
溺黄赤安臥者黄疸
已食如飢者胃疸
面腫曰風
足脛腫曰水
目黄者曰黄疸
婦人手少[※2]陰脈
動甚者妊子也

頸の（人迎の）脈が動じ、喘して疾欬するのは水と曰う
目裏《リ》微かに腫れ
臥《ふ》せる蚕《かいこ》の起きるが如き状を水と曰う
溺《ニョウ》（尿）黄ばんで赤く、安臥する者は黄疸なり
已《すで》に食して飢えるが如きは胃疸《イタン》なり
面の腫れるは風と曰う
足脛の腫れるは水と曰う
目の黄ばむは黄疸と曰う
婦人の手（足）の少陰の脈の
動ずること甚だしきは子を妊《はら》むなり

※1　目裏　『素問校注』によると、金本などは「裹《カ》」に作る。『太素』巻十五尺寸診は「果」に作る。「裹《カ》」がよい。

※2　手少陰脈　新校正によると全元起本では「足少陰」に作る。「足」の方がよい。

【訳】　総頚動脈上の人迎の脈が激しく上下に躍動する様に打ち（頚動脈の血栓症、動脈硬化など）、息が喘息の様にゼイゼイして激しく咳き込むのは水症で、鬱血性気管支炎、肺水腫などで起こる。

目蓋が少し腫れ、蚕が起き上がった様に盛り上がるのは水症で、腎炎、ネフローゼなどで起こる。

小便が黄赤色で、（だるさのために）横臥したがるのは黄疸で、急性肝炎などで起こる。

食べ終わってすぐに空腹（病的な食欲亢進）を訴えるのは胃疸で、糖尿病や胃炎などで起こる。

顔面が腫れるのは、風すなわち軽症熱性疾患である感冒などの上気道炎に続発する急性腎炎やネフローゼである。風によって起こる水症なので風水という。略して単に風ともいう。

足の脛が腫れるのは水症状である。心不全、腎傷害などで起こる。

目が黄色いのは黄疸である。急性肝炎、胆石症などで起こる。

女性の足（手）の少陰の脈が激しく拍動するのは、妊娠の兆候である。

【注】　**〇目裏**　裏《リ》（うら）は裹《カ》（つつむ）の間違いである。浮腫で腫れるのは目の裏ではなく、目蓋である。裹は包むことである。そこでここは目裏でなければならない。

―第七章―

第一節

脈有逆従四時　　脈に四時に逆従するもの有り
未有藏形　　未だ藏形有らず

春夏而脈瘦※（沈濇）
秋冬而脈浮大
命曰逆四時也

春夏にして脈瘦（沈濇《ショク》）せ
秋冬にして脈浮大なるは
命（な）づけて四時に逆すと曰う

※瘦　新校正によると、玉機眞藏論篇第十九は「沈濇」に作る。『素問校注』によると『甲乙経』も同じ。ここは「沈濇」の方がよい。

【訳】　脈には四季の定型の脈を現わす場合（従）と四季の定型の脈とは違う脈を現わす場合（逆）がある。いまだ眞藏の脈形を現さない場合でも、春夏の陽気の強い時節に陰性の瘦せた（沈んで渋る様な）脈を打ったり、秋冬という陰気の強い時節に陽性の浮大の脈を打ったりするのは、正常な四季の脈状に反するという。

【注】　**〇藏形**　眞藏の脈状である。

第二節
風※1熱而脈静
泄※2而
脱血（而）脈實
病※3在中脈虚
病在外脈※4濇堅者
皆難治
命※5曰反四時也

風（病）熱にして脈静
泄（下痢や下血）して（脈大）
脱血して脈実
病中に在りて脈虚（実堅）
病外に在りて脈濇堅なる者は（脈実堅ならざる者は）
皆難治なり
命《な》づけて四時に反すと曰う

※1　風　玉機眞藏論篇第十九では、「風」は「病」に作る。
※2　泄而脱血脈實　玉機眞藏論は「泄而脈大、脱血而脈實」に作る。この方がよい。
※3　病在中脈虚　玉機眞藏論は「脈虚」を「脈實堅」に作る。
※4　脈濇堅　玉機眞藏論は「脈不實堅」に作る。玉機眞藏論の方がよい。
※5　命曰反四時也　新校正によると、この六字は応に古の錯簡なるべし。当に去るべしという。また「未有藏形春夏より命曰反四時也」の五十三字は玉機眞藏論篇第十九の文と重なる、とある。

【訳】　風の病で発熱して脈が（浮数になるべきであるのに）静かである。

下痢したり出血したりして脈が（沈小となるべきなのに）強く実している。

病が内藏にある時、脈が（沈遅であるべきなのに）虚である。

病が皮肉筋骨という外表にある時、脈が（浮滑であるべきなのに）渋って硬い。

この様な場合は皆治癒させることが困難で、予後は不良である。四季の正常の定型の脈に違反した脈を示しているからである。

【注】　〇ここには形（症状）と気（脈拍）とが相反する場合を挙げてある。この様な時は予後不良となる。次の玉機眞藏論篇第十九にも形気相得と相失の予後についての記載がある。

――第八章――

人以水穀爲本
故人絶水穀則死
脈無胃氣亦死
所謂無胃氣者

人は水（と）穀（物）を以て本と為す
故に人は水穀を絶つときは則ち死す
脈に胃気無きも亦た死す
所謂胃気無しとは

但得眞藏脈不得胃氣也　但だ眞藏の脈のみを得て胃気を得ざるなり
所謂脈※不得胃氣者　所謂脈に胃気を得ずとは
肝不弦腎不石也　肝弦ならず、腎石ならざるなり

※脈不得胃氣者　『素問校注』によると、『太素』巻十五の尺寸診では六字はない。ない方がよい。

【訳】 人の生命は飲食物を取ることによって保たれる。飲食物は生命維持の基本である。だから人は絶食すればすぐ死んでしまう。同様に脈の場合でも、胃気すなわち生気のない時は、予後不良で、死ぬ。

脈に胃気がないとは、ただ眞藏の脈だけがあって、生気のある脈を触れないことである。例えば、肝で眞藏の弦だけがあって胃気のある微弦でない、腎で眞藏の石だけがあって胃気のある微石でない、という様な場合である。

第九章

太陽脈至洪大以長　太陽の脈の至るは洪大にして以て長なり
少陽脈至乍數乍疎　少陽の脈の至るは乍《たちま》ち数《サク》乍ち疎
乍短乍長　乍ち短乍ち長なり
陽明脈至浮大而短　陽明の脈の至るは浮大にして短なり
(※是謂三陽脈也)　(是れ三陽の脈を謂うなり)

※是謂三陽脈也　『素問校注』によると『太素』巻十五尺寸診にはこの六字がある。

【訳】　太陽の気が旺する五月、六月の脈の打ち方は夏、心の脈に対応し、洪大で長である。

少陽の気が旺する一月、二月の脈の打ち方は春、肝の脈に対応し、数と踈（遅）が入り交じり、長と短が錯雑する。春は陰の季節から陽の季節への移行期で、気象も変化しやすく、それに対応する脈状も安定しないのである。

陽明の気が旺する三月、四月の脈の打ち方は、初夏の脈に対応して、陽気が盛んとなり浮大であるが、未だ陰気の残りもあり、短の脈状を示す（以上が三陽の脈の特徴である）。

【注】　○『難経』七難に「少陽の至る、乍ち小乍ち大、乍ち短乍ち長。陽明の至る、浮大にして短。太陽の至る、洪大にして長。……冬至の後、甲子を得て少陽王（旺）す。復た甲子を得て陽明王す。復た甲子を得て太陽王す」とある。すなわち一年を六〇×六で三六〇日として計算し、初めの六十日すなわち一月、二月を少陽王する時とする。以下同様にして、三月、四月が陽明、五月、六月が太陽である。ただし『素問』、『霊枢』にはここの他にはこの様な三陽の取り方はない。

第十章

第一節

一　夫平心脈來　累々如連珠　如循琅玕

夫れ平らかな心の脈の来《きた》ること
累々《ルイルイ》として珠を連ねるが如く
琅玕《ロウカン》を循《な》ずるが如し

曰心平　　心の平《たいらぎ》と曰う
夏以胃氣爲本　　夏は胃気を以て本と為す

【訳】　健康な時の心の脈の打ち方はコロコロと糸でつながれた珠玉を触れる様であり、玉石をなでる様な感じである。この様な時心は正常であるという。心の機能が旺盛となる夏の脈の打ち方は、胃気のある微鈎で、これが健康であるための基本である。

【注】　**○琅玕**　美しい玉石。また緑の珊瑚。**○循**　楯に寄り添ってゆくことであるが、ここではなぜること。**○累々如連珠**　波状に凹凸のある状態である。**○如循琅玕**　引っ掛かりが少なく、滑らかに触れることである。微鈎の脈の形容である。

二　病心脈來　　病める心の脈の来ること
喘喘連屬　　喘喘として連属し
其中微曲　　其の中で微しく曲る
曰心病　　心病むと曰う

【訳】　心に病のある時の脈は、セカセカと落ち着きがなく、次々とひっつく様に打ってくる状態で、脈の経過中に少し弯曲した感じを与える。この様な場合は心が病んでいるのである。

【注】　**○喘喘連屬**　脈の切れ目がはっきりしないもので、これも数脈である。胃気の少ない脈である。**○微曲**　鈎《カギ》型に曲がっていることで鈎の要素の多いことを意味する。

三　死心脈來　　死（なんとするときの）心の脈の来ること
前曲後居　　前曲り、後居《キョ》す

如操帯鈎　帯鈎《タイコウ》を操《あやつ》るが如し
曰心死　心の死と曰う

【訳】　心の病で死ぬ場合の脈は、前半はゆっくりと盛り上がって来て、後半はストンと尻を下ろす様に直線的に減衰していく打ち方を示す。帯鈎《タイコウ》を操作する時の様な感じであって、この様な脈の時は心の病で死ぬ場合である。

【注】　**○死心脈**　健康な心の脈は微鈎《コウ》で胃気がある。本項の前曲後居は鈎の脈である。そして鈎だけで胃気がない。すなわち心の眞藏の脈である。故に心死という。**○帯鈎**　帯がね、バックルである。

第二節

一　平肺脈來　平らかな肺の脈の来ること
厭厭聶聶　厭厭聶聶《エンエンショウショウ》として
如落楡莢　楡《にれ》の莢《さや》の落ちるが如し
曰肺平　肺の平と曰う
秋以胃氣爲本　秋は胃気を以て本と為す

【訳】　健康な時の肺の脈の打ち方は、樹木の葉がサワサワと微かに動く様であり、楡の莢が風に吹かれてゆらゆらと落ちていく様に、ふわふわとした感じがする。この様な脈の時は肺は正常であるという。肺の機能が旺盛になる秋の脈の打ち方は、胃気のある微毛で、これが健康であるための基本である。

【注】　**○厭厭聶聶**　『素問校注』は莫文泉を引いて、厭も聶も木辺を付けた字に作るべきであるとする。どちらも木の葉が動く様を意味する。

二　病肺脈來　　病める肺の脈の来ること
不上不下　　上《のぼ》らず下《くだ》らず
如循雞羽　　雞の羽を循ずるが如し
曰肺病　　肺病むと曰う

【訳】　肺が病んでいる時の脈は、浮、沈の間位に触れ、鶏の羽をなでる様に感ずる。胃気少なく、毛《モウ》の気味の多い脈である。この様な場合は肺が病んでいるという。

【注】　〇不上不下　脈の打ち方が浮沈の間くらいにあることである。

三　死肺脈來　　死（なんとするときの）肺の脈の来ること
如物之浮　　物の浮かぶが如く
如風吹毛　　風の毛を吹くが如し
曰肺死　　肺の死と曰う

【訳】　肺の病で死ぬ様な場合の脈は、物が水に浮かんでいる様に、また風に吹かれている毛《モウ》の様に、軽々としている。肺の眞藏の脈だけがあって、胃気を感じさせない。この様な脈を打つ時は肺の病で死ぬ時である。

第三節
一　平肝脈來　　平らかな肝の脈の来ること

耎弱招招　　耎弱《ゼンジャク》にして招招《ショウショウ》
如掲長竿末梢　　長い竿の末梢《こずえ》を掲げるが如し
曰肝平　　肝の平と曰う
春以胃氣爲本　　春は胃気を以て本と為す

【訳】　健康な時の肝の脈の打ち方は、手で「おいでおいで」をする様に柔軟で、長い竿を持ち上げた時の先端の動きの様である。この様な時は肝は正常であるという。

肝の機能の旺盛になる春の脈の打ち方は、胃気のある微弦で、これが健康であるための基本である。

【注】　**○平肝脈**　春、肝の脈は弦である。弦は浮にして緊という。浮は陽気の発現、緊は陰気の残存を示す。季節的には陰から陽への移行期で、寒暖も交差、錯綜する。この気候に対応して生体の神経、ホルモンの機能状況も陰陽の間を動揺する。脈もこれに応じて動揺する。長竿の動揺は陽気の現れであり、竿の硬さは陰気の現れである。**○耎**　音ゼン、柔軟である。

二　病肝脈來　　病める肝の脈の来ること
盈實而滑　　盈実《エイジツ》にして滑
如循長竿　　長竿を循ずるが如し
曰肝病　　肝病むと曰う

【訳】　肝が病んでいる時の脈は、器に物がいっぱいに詰まっている様に充実（緊）した感じがし、かつ滑空する様に浮かんでいてなめらか（浮）に触れる。長い竿を撫でる様な硬い感じで、弦の浮緊が目立って、胃気が少ない脈である。この様な脈の時は肝が病んでいるという。

三　死肝脈來　死（なんとするときの）肝の脈の来ること
急益勁　急にして益々勁《つよ》く
如新張弓弦　新たに張れる弓の弦の如し
曰肝死　肝の死と曰う

【訳】　肝の病で死ぬ時の脈は、ひきつれる様に張り切っており、さらに直線状にピンと張って緩みがない。ちょうど張ったばかりの弓の弦の様である。この様な脈を打つ時は肝の病で死ぬ場合である。弦だけあって胃気のない肝の眞藏の脈だからである。

第四節
一　平脾脈來　平らかな脾の脈の来ること
和柔相離　和柔にして相離る
如雞践地　雞の地を践《ふ》むが如し
曰脾平　脾の平と曰う
長夏以胃氣爲本　長夏は胃気を以て本と為す

【訳】　健康な時の脾の脈の打ち方は、穏やかで柔らかく、一つ一つの脈が互いにはっきり離れている。ちょうど鶏が静かに一歩一歩地面を踏んで行く様である。この様な時は脾は正常であるという。
脾の機能が旺盛になる長夏の脈の打ち方は、胃気のある緩和にして遅であり、これが健康であるための基本である。

【注】　**〇長夏**　本来、脾土の旺する時期は四季の終わり十八日間である。しかし五行と整合するために一年を五季とし、長夏を脾の旺時に当てる。陰暦六月である。

二　病脾脈來　　病める脾の脈の来ること
實而盈数　　実にして盈数《エイサク》
如雞擧足　　雞の足を挙げるが如し
曰脾病　　脾病むと曰う

【訳】　脾が病んでいる時の脈の打ち方は、充実していて、ものが溢れる様であり、しかも頻数である。ちょうど、鶏が足を上げて疾走する様である。この様な打ち方をする時は脾が病んでいるという。緩和な胃気のある脈が少ないので病というのである。

三　死脾脈來　　死（なんとするときの）脾の脈の来ること
鋭堅如烏之喙　　鋭堅なること烏《からす》の喙《くちばし》の如く
如鳥之距　　鳥の距《ひづめ》の如く
如屋之漏　　屋《オク》の漏れるが如く
如水之流　　水の流れるが如し
曰脾死　　脾の死と曰う

【訳】　脾の病で死ぬ場合の脈の打ち方は、一方では鋭く、硬いこと、烏《からす》の喙《くちばし》の様であり、鳥の蹴爪《ひずめ》の様である。また一方では、屋根の雨漏りの様に、ポタリポタリと不規則に間隔を置いて打ったり、水の流れる様に数急に打ったりする（不整脈）。この様な脈の打ち方をする時は、脾の病で死ぬ場合である。硬軟、長短不規則で、胃気のない脈である。

【注】　**○喙**　尖ったくちばし。嘴は交差したくちばし。**○距**　鶏などの蹴爪である。

第五節

一　**平腎脈來**　平らかな腎の脈の来ること

喘喘累累如鉤　喘喘累累《ゼンゼンルイルイ》として鉤《コウ》の如く

按之而堅　之を按ずるに堅し

曰腎平　腎の平と曰う

冬以胃氣爲本　冬は胃気を以て本と為す

【訳】　健康な時の腎の脈の打ち方は、ゼコゼコと忙《せわ》しなく、ゴロゴロと重なり合って、鉤《かぎ》の様に曲がっていてひっかかる。押してみると硬く感ずる。この様な時は腎は正常であるという。

腎の機能が旺盛になる冬の脈の打ち方は、胃気のある微石あるいは微沈である。これが健康であるための基本である。

【注】　**○平腎脈**　腎の脈は冬の脈である。冬は陰気が強く、脈は沈んでいる。故に強く押さないと触れない。これが沈である。冬は寒気が強い。脈は緊となる。故に押すと硬く感ずる。これが石である。**○喘喘累累如鉤**　寒の脈は遅である。喘喘と忙しなく打つというのは腎の脈として相応しくない。鉤のごとしというのも冬の脈としては適当とはいえない。本項の平脈には問題がある。『素問攷注』には次の様な考えが述べられている。喘喘《ゼンゼン》は冉冉《ゼンゼン》で、軟弱の様子である。累々は重畳《ちょうじょう》の様子である。鉤は鉤の誤りで、陶器を作るろくろのことである。また均整がとれていて重々しいことである。この様に見れば、本文はよく理解できる。硬い中にも柔軟性を帯びた胃気のある沈にして石なる脈である。

二　病腎脈來　　病める腎の脈の来ること
如引葛　　葛《くず》を引くが如く
按之益堅　　之を按ずるに益々堅し
曰腎病　　腎病むと曰う

【訳】　腎の病んでいる時の脈の打ち方は、葛を引く時の様な抵抗のある強さがあり、押してみると正常に比べて一層硬い感じがする。この様な時は腎の病の場合である。石の要素が多く、胃気が少ない。

三　死腎脈來　　死（なんとするときの）腎の脈の来ること
發如奪索　　発すること索《なわ》を奪《ぬきと》るが如く
辟辟如弾石　　辟辟《ヘキヘキ》として石を弾ずるが如し
曰腎死　　腎の死と曰う

【訳】　腎の病で死ぬ時の脈は、手に触れて去って行く様子が、細い縄を手から抜き取る時の様で、ズルズルと長く硬くザラザラした感じがする。またピンピンと石を弾く時の様な感じである。これは硬いだけで胃気のない腎の眞藏の脈で、死の兆候である。

【注】　**○發**　『太素』の楊上善の注に「發は脈去るなり」とある。發は弓を引いてパッと離すことである。発した後、弓が離れていく様をいうと解釈したものと考えられる。訳文はそれに従った。**○辟**　『漢語大詞典』は象音詞だという。石を弾く時に発する音である。

玉機眞藏論篇　第十九

本篇は玉で作った板に書き付けた生命の枢機と眞藏の脈についての論説を集めている。そこで玉機眞藏と名付ける。

本篇は八つの部分から成る。

第一　四季の脈の大過、不及とその病症。疾病論。

第二　脾の脈の大過と不及とその病症。疾病論。

第三　邪気が五藏の間を伝変する次第、伝病とその病症。病の経過論。

第四　風寒の病が五藏の間を伝変する次第、その病状と治法。経過論。

第五　五藏の病の死兆。予後論。

第六　五藏の眞藏の脈、これも死兆の一つ。予後論。

第七　予後を決める因子。予後論。

形気相得、色澤以浮、脈従四時、脈有胃気、これに反する時は予後不良。

第八　五実と五虚の症状、これも予後論。

新校正によれば全元起本では巻六にある。

『甲乙経』では巻四第一上、第二下

巻六第十一

巻八第一上にある。

『太　素』では巻十四四時脈形　眞藏脈形

巻六　藏府気液

巻十六虚實脈診にある。

――第一章　四季の脈とその大過、不及の病症――

第一節　春

一　黄帝問曰　　黄帝問うて曰く

春脈如弦　　春の脈は弦《ゲン》の如しと

何如而弦　　何如にして弦なるか

【訳】　黄帝が質問していう。

春に生理的に現れる脈状は弓の弦の様であるというが、弦とはどのような脈状をいうのか。

【注】　**○生体リズムと脈状**　人の生理は季節の気候に応じて変化する。四季に応じた生体リズムを刻む。自律神経の支配関係やホルモンの分泌状況を変換して季節の変化に適応する。その一つの現れが脈の打ち方である。四季にはそれぞれの季節の気候に応じた脈状がある。春は弦、夏は洪あるいは鈎、秋は毛、冬は石あるいは沈である。以下にその生理と病理について述べる。**○脈**　脈状である。この経脈は血管神経複合体である。全身には十二の経脈がある。この経脈上には拍動を触れる所が数ヵ所ある。頚動脈の人迎、橈骨動脈の寸口、足背動脈の趺陽の脈などがそれである。ここで春の脈とは、この寸口の脈所に現れる、春の季節を代表する生理的な脈拍の性状のことである。この脈状によって胃気（生気）や藏府経脈の働きの具合を知ろうというのが脈診の目的である。

二　岐伯對曰
春脈者肝※也
東方木也
萬物之所以始生也
故其氣來
耎弱輕虚而滑
端直以長
故曰弦
反此者病

岐伯対《こた》えて曰く
春の脈は肝なり
東方、木なり
万物の始めて生ずる所以《ユエン》なり
故に其の気の来ること
耎《ゼン》（軟）弱軽虚にして滑
端直以て長なり
故に弦と曰う
此れに反する者は病む

※肝　『太素』巻十四、四時脈形では「肝」の下に「脈」の字有り。

【訳】　岐伯が答えていう。

春の脈の打ち方は、五藏についていうと肝の脈と同じである。五行の配当関係についていうと東方、木に対応している。
春は一年の初めの季節であり、東は一日の初めに朝日の昇る方角である。天地間のすべてのものが始発、発生する時である。草木は芽生え、動物は巣籠りから動き出す。この天地の雰囲気を受けて、人の脈の打ち方も影響を受ける。
すなわち春の陽気によって軟弱で軽く浮かび、滑らかであり、冬の陰気の名残で端正でまっすぐにピンと張って硬く指に触れ、そして長く感ずる脈状を示す。その様子が弓の弦の様であるので弦という。これと違反する様な脈を打つのは病気の場合である。

【注】 **○其氣來** この気は胃気と藏府の気である。胃気は胃において水と穀物から消化吸収された衛気と営気すなわち精気である。また穀気ともいう。栄養素を含んだ液体である。これが全身の藏府を循環する間に、それぞれの藏府は精気を取り入れて自己の藏気(機能物質)とする。そこでその「気の来る」とは、胃からの精気と藏府の働きを代表する物質(藏気)が血管の内外を流れて寸口までやって来て、そこで拍動しているということである。その拍動の打ち方によってこの気のあり方がわかる。

三 帝曰
何如而反
岐伯曰
其氣來實而強※
此謂大過
病在外

帝曰く
何如《いか》にして反するか
岐伯曰く
其の気の来ること実にして強
此れを大過と謂《い》う
病は外に在り

※強 周本、『千金方』巻十一第一は「弦」に作る。

【訳】 黄帝がいう。
生理的状態に違反する場合にはどの様な脈状になるのか。

岐伯がいう。
その胃気と肝気が寸口にやって来る時の様子、すなわちその時の脈の打ち方は、実していて強く感ずる。弦の強い張り具合が目立って、胃気の柔軟性に欠けている。弦に過ぎるのでこれを大過、行き過ぎ、実という。病は体表部すなわち、肝の協同器官である筋膜や厥陰肝経にある。

【注】　○實　病は体内の眞気すなわち生命力ないし抵抗力と外から人体を襲う外邪との戦いである。両者ともに強力で力が相拮抗する時はその反応として激しい症状が表れる。この状態を実という。通評虚実論篇第二十八は「邪氣盛んなる時は則ち實す」と表現する。○病在外　病は一般に体表から裏の内藏へと進行する。眞気の抵抗のために邪気は内裏に侵入できない。故に病は外にある。外とは皮肉筋骨、経脈をいう。次項の中とは内藏である。

四　其氣來不實而微　其の気の来ること実ならずして微
此謂不及　此れを不及と謂う
病在中　病は中に在り

【訳】　その胃気と肝気のやって来る様子、すなわちその脈の打ち方が実しておらず、微弱である場合、これを不及、不足、虚という。病は内部すなわち胸腹部の内藏にある。ここでは肝にある。

【注】　○虚　眞気と病邪の戦いにおいて、外邪が強く、眞気が弱い場合は、人体は一方的に衰弱し、激しい反応を示さない。これを虚という。通評虚実論篇第二十八は「精気、奪するときは則ち虚す」と表現する。○病在内　眞気あるいは精気が弱いために邪気は内部に侵入する。そこで病は内にある。

五　帝曰　帝曰く
春脈大過與不及　春の脈の大過と不及と
其病皆何如　其の病は皆何如《いかん》
岐伯曰　岐伯曰く

大過則令人善忘※
忽忽眩冒而巓疾
其不及則令人胸痛引背
下則両脇胠満

大過なるときは則ち人をして善く怒ら（忘れ）しめ
忽忽《コツコツ》として眩冒《ゲンボウ》して巓疾《テンシツ》す
其の不及なるときは則ち人をして胸痛み背に引かしむ
下は則ち両の脇胠《キョウキョ》満つ

※忘　王注にいう。「忘は当に怒《ド》と為すべし。字の誤りなり。霊枢経に曰く。肝氣實するときは則ち怒す、と。肝、厥陰（肝経）の脈は、足（の親指の大敦穴）より上って（陰）毛中に入り、また上って鬲《カク》（横隔膜）を貫き脇肋に布し、喉嚨《コウロウ》（気管）の後に循って上って頏顙《コウソウ》（鼻咽頭部）に入り、上って額に出で督脈（脊椎に相当する経脈）と巓《テン》（頭の頂点）に会す。故に病は是の如し」と。

【訳】　黄帝がいう。

春の脈の打ち方が大過の場合と不及の場合の病状は、それぞれどの様であるか。これらの脈状に対応する病症を聞きたい。

岐伯がいう。

大過の場合は善く怒る（物忘れをする）ようになる。フッと気が遠くなる様に、めまいがしたり、目の前が暗くなったり、頭痛、癲癇《テンカン》などのような頭の病気を起こす。

不及の場合は胸が痛んで背に響いたり（狭心症、肋間神経痛など）、下がっては脇や脇腹の脹満（肝脾腫脹、ガスや水による腫脹）を起こす。

【注】　**○眩冒**　眩は「めくらます」、目の前が真っ暗になること。冒はもので目を覆うことである。目を覆われると見えない。これも目の前が暗くなることである。眩冒で暗黒眩暈である。一過性脳循環障害などで起こる。眩冒は厥陰肝経の他、胃経（胃内停水）、胆経や少陰経の病でも起こる。**○脇**　わきの骨のある所。**○胠**　脇の下、脇腹で、骨のない所をいう。**○癲疾**　癲《テン》は頭である。癲疾は頭痛、その他、頭の病である。癲癇を含む。

第二節　夏

一　帝曰善	帝曰く善し
夏脈如鈎	夏の脈は鈎《コウ》の如しと
何如而鈎	何如にして鈎なるか

【訳】　黄帝がいう。よろしい。夏に生理的に現れる脈の打ち方は鈎《カギ》の様だというが、鈎のような脈とはどのような脈状を示すのか。

二　岐伯曰	岐伯曰く
夏脈者心也	夏の脈は心なり
南方火也	南方、火なり
萬物之所以盛長也	万物の盛長する所以なり
故其氣來盛去衰	故に其の気の来ること盛んにして去るときは衰う
故曰鈎	故に鈎と曰う
反此者病	此れに反するときは病む

【訳】　岐伯がいう。

夏の脈の打ち方は五藏についていうと、心の脈と同じである。五行についていうと、南方、火に対応する。夏は、炎熱の季節で、南方は熱帯で温熱の地域である。地上の植物は繁茂し、動物も活発に活動する。脈の打ち方もこの季節の雰囲気の影響を受ける。

その胃気と心気のやって来る様子、すなわち脈の打ち方は、初め指に触れる時は盛り上がる様に勢いがよく、指から遠ざかる時は急に勢いが衰える。火の燃え上がる状況はその象徴である。この指に触れる様子が鉤《かぎ》の彎曲した形に似ているので鈎《コウ》という。

この打ち方に違反する様な場合は病気である。

三　帝曰　　帝曰く
何如而反　　何如にして反するか
岐伯曰　　岐伯曰く
其氣來盛去亦盛　　其の気の来るとき盛んにして去るときも亦盛ん
此謂大過　　此れを大過と謂う
病在外　　病は外に在り

【訳】　黄帝がいう。

違反する場合はどの様になるのか。

岐伯がいう。

その胃気と心気がやって来る様子、すなわちその脈の打ち方は指に触れ始めも盛り上がるが、指から離れる時も盛り上がって勢いが盛んである。強く実した脈の打ち方で、心における邪気が盛んな証拠である。そこでこれを大過という。症状は体表すなわち心の協同器官である血脈（血管）と少陰心経にある。

四　其氣來不盛去反盛　　其の気の来るとき盛んならず、去るとき反って盛ん
此謂不及　　此れを不及と謂う
病在中　　病は中に在り

【訳】　その胃気と心気がやって来る様子、すなわち脈の打ち方が、指に触れ始める時に盛り上がってこないで、指から遠ざかる時に、正常の場合とは反対に盛り上がる。これは心の精気が衰え、邪気の勢いが盛んな証拠で、不及すなわち精気ないし眞気の衰弱を示している。この場合、病は内藏の心にまで入り込んでいる。

五　帝曰
夏脈大過與不及
其病皆何如
岐伯曰
大過則令人身熱而膚痛
爲浸淫
其不及則令人煩心
上見欬唾
下見気泄
帝曰善

帝曰く
夏の脈の大過と不及と
其の病は皆何如
岐伯曰く
大過なるときは則ち人をして身熱し膚痛ましめ
浸淫《シンイン》を為《おこ》す
其の不及なるときは則ち人をして煩心せしむ
上は欬（咳）唾を見《あらわ》す
下は気泄《キセツ》を見す
帝曰く善しと

【訳】　黄帝がいう。

夏の脈の打ち方が大過の場合と不及の場合の病状はそれぞれどの様であるか。

岐伯がいう。

脈の打ち方が過剰の反応を示して、実の場合には、身熱と皮膚の疼痛を起こし、浸淫瘡という天疱瘡《テンポウソウ》に似た皮膚病を発生させる。

精気が衰えを示す虚の場合には、心臓部が胸苦しく熱感があり、その上、胸部では咳嗽を示し、腹部では放屁を起こす。

黄帝はいう。よろしい、と。

【注】　**○身熱、膺痛**　『霊枢』の経脈第十にいう。「心、手の少陰の脈は……是れ主心生ずる所の病は、臑《ドウ》（上腕）臂《ヒ》（前腕）の内後の廉《かど》痛み厥《ケツ》す。掌中熱し痛む」と。これは本文の身熱、膺痛に相当する。**○氣泄**　放屁である。手の少陰心経の脈は、胸部大動脈から横隔膜を下って腹部大動脈に入ると、すぐに上腸間膜動脈を分岐し、小腸や大腸の一部を灌流する。小腸に傷害があるとガスの吸収が悪くなり、貯留し放屁となる。心経の第二枝はいったん心から大動脈弓に出た後、逆行して肺に入る。そこで上では咳嗽（鬱血性気管支炎など）を起こし、下では放屁を起こすことになる。すなわち経脈の経路上に症状を現すのである。

第三節　秋

一　秋脈如浮　　秋の脈は浮《フ》の如しと

何如而浮　　何如にして浮なるか

岐伯曰　　岐伯曰く

秋脈者肺也　　秋の脈は肺なり

西方金也　　西方、金なり

萬物之所以収成也　　万物の収成する所以なり

故其氣來輕虚以浮　　故に其の気の来ること軽虚にして以て浮

來急去散　　来るとき急にして去るとき散なり

故曰浮　　故に浮と曰う

反此者病　　此れに反するときは病む

【訳】　秋に生理的に現れる脈状は物が浮いている様だというが、浮とはどの様な脈状をいうのか。

岐伯がいう。秋の脈の打ち方は、五藏についていうと、肺の脈と同じである。肺は秋の清爽の気の許でその機能が亢進する。故に脈も季節に同調する。五行の配当関係についていうと、西方、金に対応している。

秋は陽気が衰え始める季節で、清涼の気がみなぎり、草木の葉は凋落する。動物は巣籠りの準備に忙しい。太陽の高さは低まり、夕方、西方の落日が目立つ。西方は中国においては金玉の地である。金玉の冷涼の姿は秋にふさわしい。もの皆冬の寒さに備えて生活を収斂《シュウレン》する姿勢を示している。脈もこの雰囲気に影響を受ける。

故に胃気と肺気が寸口にやって来る様子すなわち脈の打ち方は、軽く指に触れ、浮いた感じである。これは夏の陽気の名残である。押してみるとうつろで中身が充実していない。いまだ冬の厳しい寒さが到来していない状況を反映している。指に触れ、初めは引き締まった感じがするが、指から遠ざかる時は散漫になる。そこでこの状況を浮というのである。

脈の打ち方がこれと違反する時は病気の場合である。

二　帝曰
何如而反
岐伯曰
其氣來毛而中央堅
両傍虚
此謂大過
病在外
其氣來毛而微
此謂不及
病在中

帝曰く
何如にして反するか
岐伯曰く
其の気の来ること毛《モウ》にして中央堅く
両傍は虚
此れを大過と謂う
病は外に在り
其の気の来ること毛にして微
此れを不及と謂う
病は中に在り

【訳】　黄帝がいう。

違反する場合はどの様になるのか。

岐伯がいう。

その胃気と肺気のやって来る様子、すなわち脈の打ち方が毛の様に軽く浮いているが、脈の中央が硬く、脈の両脇が空っぽの感じのする時は、肺に邪気が充実していることを示す。これを大過という。病は肺の協同器官である皮毛や太陰肺経にある。

その胃気と肺気のやって来る様子すなわち脈の打ち方が、毛の様に軽虚にして浮いた感じがし、かつ微細に触れる場合は、肺の精気が減弱していることを示す。これを不及という。病は内藏すなわち肺にある。

【注】 **○毛而中央堅** 毛は秋の脈の正常の成分である。中央堅が正常からの偏奇で、実の徴候である。**○毛而微** 毛は正常成分である。微が不及の部分で、虚の徴候である。

三　帝曰	帝曰く
秋脈大過與不及	秋の脈の大過と不及と
其病皆何如	其の病は皆何如
岐伯曰	岐伯曰く
大過則令人逆氣而背痛	大過なるときは則ち人をして逆気して背痛むこと
慍慍然	慍慍然《ウンウンゼン》たり
其不及則令人喘※	其の不及なるときは則ち人をして喘せしむ
呼吸少氣而欬	呼吸に気少なくして欬《せき》す
上気見血	上気《ジョウキ》して血を見《あらわ》し
下聞病音	下には病音《ビョウオン》を聞く
帝曰善	帝曰く善し

※喘呼吸少氣而欬　『太素』巻十四、四時脈形には「吸少氣」の三字なく、「喘呼而欬（喘呼して欬す）」に作る。この方が意味がよく通る。

【訳】　黄帝がいう。

秋の脈の打ち方が大過の場合と不及の場合の病状はそれぞれどの様であるか。これらの脈状に対応する病症を聞きたい。

岐伯がいう。

大過の場合はのぼせて気が上逆し背中がズキンズキンと痛む。不及の場合はゼイゼイと息切れがして咳嗽を起こす。咳き込んで喀血したり血痰が出たり、肺の中でゼロゼロという病に伴う音が聞こえる（肺炎、肋膜炎など）。

帝は善しといった。

【注】　**○愠**　怒り。胸に思いがつかえ、こもって怒ること。愠の字のつくりはものが内にこもることを示す。ここは背中に邪気がこもってズキンズキンと痛むことである。**○上氣**　のぼせ、咳き込みなど気が上逆することをいう。

第四節　冬

一　冬脈如營　冬の脈は営《エイ》の如しと

何如而營　何如にして営なるか

岐伯曰　岐伯曰く

冬脈者腎也　冬の脈は腎なり

北方水也　北方、水なり

萬物之所以合藏也　万物の合蔵する所以なり

故其氣來沈以搏　故に其の気の来ること沈《チン》以て搏《ハク》

故曰營　故に営と曰う

反此者病　此れに反するときは病む

【訳】　冬に生理的に現れる脈状は営のごとしというが、営とはどのような脈状をいうのか。

　岐伯がいう。冬の脈の打ち方は、五藏についていうと、腎の脈と同じである。五行の配当に関連していえば、北方、水に対応している。

　冬は陽気が潜伏し、陰気が盛んで、もの皆入口を閉じて内にこもり、沈潜している時である。水は氷雪となって硬く凝結し、寒冷の季節を演出している。この天地の雰囲気に人の脈の打ち方も影響される。すなわち冬の沈潜を受けて沈んで強く押さなければ触れず、氷結の硬さを受けて強く指を打ち、石の様な感じである。その様子が瑩《エイ》の様なので営という。これと違反するような脈を打つのは病気の場合である。

【注】　**○營**　冬の脈は石あるいは沈である。『素問校注』は「營」は「瑩《エイ》」の仮字であるとする。「瑩」は『説文』に「玉の色なり。一に曰く。石の玉に次ぐ者なり」とある。瑩は玉の様に美しい石である。

二　帝曰	帝曰く
何如而反	何如にして反するか
岐伯曰	岐伯曰く
其氣來如弾石者	其の気の来ること石を弾《はじ》くが如きものは
此謂大過	此れを大過と謂う
病在外	病は外に在り
其去如數者	其の去ること数の如きは
此謂不及	此れを不及と謂う
病在中	病は中に在り

【訳】　帝はいう。

違反する場合はどの様になるのか。

岐伯がいう。

その胃気と腎気のやって来る様子、すなわち脈の打ち方が、石を弾《はじ》く様な（大変硬い）感じのする時は、これを大過という。病は体表部すなわち腎の協同器官である骨や腎経にある。

その脈が指から遠ざかる時の触れ方が、発熱して陽気の強い時の様に頻数ではある（が、虚弱な感じを与える）。この様な時は不及という。病は内蔵すなわち腎にある。

三　帝曰
冬脈大過與不及
其病皆何如
岐伯曰
大過則令人解㑊
脊※脈痛而少氣不欲言
其不及則
令人心懸如病飢
眇中清脊中痛
少腹満小便變
帝曰善

帝曰く
冬の脈の大過と不及と
其の病は皆何如
岐伯曰く
大過なるときは則ち人をして解㑊《カイエキ》せしむ
脊の脈が痛んで少気し言うことを欲せず
其の不及なるときは則ち
人をして心懸《かか》り飢えを病むが如く
眇中《ビョウチュウ》清《ひ》え、脊中痛み
少腹満ちて小便変ず
帝曰く善し

※脊脈　『太素』巻十四の四時脈形は「腹」に作る。

【訳】　黄帝がいう。
冬の脈の打ち方が大過の場合と不及の場合の病状はそれぞれどの

ようであるか。これらの脈状に対応する病症を聞きたい。

岐伯がいう。

大過の場合は、身体怠惰、無気力で安臥したくなる。背中の脈（腹）が痛み、息切れがして物をいうのも物憂い。

不及の場合は、病的な飢餓感に悩まされる時の様に、心蔵が宙ぶらりんになって頼りない感じがし、脇腹が冷えて背中が痛み、下腹が張っていっぱいになり、小便の色も変わる。

帝は善しといった。

【注】　**〇脊脈痛**　太陽膀胱経に沿った背痛あるいは脊椎痛であろう。脊脈について、『素問校注』は「腹」の方がよいというが、大過の病は外にあるのだから背脈でよいのである。腹では中の病になってしまう。**〇少氣**　精気の減少である。胸背における精気の減少で息切れとなる。**〇眇**　胠と同じで脇腹の骨のない所である。

第五節　脾論

一　帝曰　　帝曰く

四時之序　　四時の序

逆従之變異也　　逆従の変異なり

然脾脈獨何主　　然らば脾脈は独り何を主《つかさど》るか

岐伯曰　　岐伯曰く

脾脈※者土也　　脾脈は土なり

孤藏以灌四傍者也　　孤蔵以て四傍に灌《そそ》ぐ者なり

※脈　『太素』巻十四、四時脈形には「脈」の字なし。

【訳】　黄帝がいう。

以上に述べた所は、四季の脈状が季節の推移とともに段々とその形を変えて行く次第であり、正常の場合と大過、不及という病的な場合との変化の様子である。ところでこの中には土用の時期や脾については何もいってないが、脾が主宰する場合の脈状や病はどうなるのか。

岐伯がいう。

脾の脈は五行の配当関係では土に対応している。脾は他の四藏がそれぞれ四季のどれか一つを主宰しているのに対して、専一に主宰する季節を持っていない。四季の末、十八日を主宰している。そこで他の藏との関係からいうと、孤立した藏である。そして胃が吸収した衛気と営気すなわち津液すなわち精気を肺に輸送し、そこから経脈を通して全身の藏府に配給するという機能を担当している。

二　帝曰　　帝曰く
然則脾善悪　　然らば則ち脾の善悪は
可得見之乎　　之を見ることを得可きか
岐伯曰　　岐伯曰く
善者不可得見　　善は見ることを得《う》可からず
悪者可見　　悪は見る可し

【訳】　黄帝がいう。

それでは脾の正常な場合と病的な場合の脈状がどうなるか、見ることができるだろうか。

岐伯がいう。

脾には担当する季節がない。正常な場合はその季節の脈の中に埋没してしまっているので、脾に特有な季節的に現れる生理的な脈状は見られない。しかし病的な場合は見ることができる。

三　帝曰　　帝曰く
悪者何如可見　　悪いときは何如に見る可きか

岐伯曰
其來如水之流者
此謂大過
病在外
如鳥之喙者
此謂不及
病在中

岐伯曰く
其の来ること水の流れるが如きときは
此れを大過と謂う
病は外に在り
鳥の喙《くちばし》の如きは
此れを不及と謂う
病は中に在り

【訳】　黄帝がいう。

病的な場合はどの様に見ることができるか。

岐伯がいう。

その胃気と脾気のやって来る様子が水の流れる様な場合は大過という。病気は体表部で、脾の協同器官である肌肉や脾経にある。鳥の喙《くちばし》の様に硬い場合は不及という。病気は内藏に入って脾にある。

【注】　**○脾の太過と不及の脈**　平人気象論篇第十八にいう。「平脾脈の来る、和柔にして相離る。雞の地を践むが如し。……死脾脈の来る、鋭堅なること烏の喙の如く、……水の流るる如し」と。

正常な場合は一つ一つの脈がはっきり分かれて触れる。水の流れる様というのはその区別ができないということである。滑に近い脈状であろうか。それなら陽の脈なので、病は外にある。「鳥の喙の如し」とは鋭く硬い状態である。緊に似た脈状であろうか。それなら陰の脈なので、病は中すなわち脾にある。

四　帝曰
夫子言
脾爲孤藏

帝曰く
夫子言う
脾は孤藏為《た》り

中央土以灌四傍
其大過與不及
其病皆何如

中央、土、以て四傍に灌ぐ、と
其の大過と不及と
其の病皆何如

【訳】　黄帝がいう。

先生はいう。脾は他の四藏と違って専門に担当する季節を持たない孤立した藏器である。五行の配当関係では中央（脺臓の位置）、土に対応している。胃の上焦、中焦で吸収した精気を四方の藏器組織に配送する機能を担っている、と。それではその大過と不及の場合の病状はどの様であるか。

五　岐伯曰
大過則令人四支不擧
其不及則令人九竅不通
名曰重強

岐伯曰く
大過なるときは則ち人をして四支挙がらざらしむ
其の不及なるときは則ち人をして九竅通ぜざらしむ
名づけて重強《チョウキョウ》と曰う

【訳】　岐伯がいう。

大過の時は、脾は邪気に侵されて、十分の精気を手足に配送することができない。そのため、手足がだるくて力が入らず、持ち上げることができない。

不及の時は、脾の協同器官である口や唇が強ばるようになる（口内炎など）。そこでこれ等の傷害を重強《チョウキョウ》と名付ける。からだが重く、口が強ばるという意味である。

【注】　**〇九竅**　キュウキョウ。目、耳、鼻、口と前陰、後陰の九つの穴である。ここは脾の傷害時の症状なので、口の病であろう。大小腸も広義には脾胃に属するので、胃腸の病状として便秘や下痢も含むかもしれない。

第六節

帝瞿然而起　帝は瞿然《クゼン》として起ち

再拜而稽首曰善　再拝し稽首《ケイシュ》して曰く、善しと

吾得脈之大要天下至數　吾は脈の大要、天下の至数を得たり

五色脈變　五つの色と脈の変（化）

揆度奇恒　揆度《キド》奇恒《キコウ》

道在於一　道は一に在り

神轉不迴　神《シン》は転じて迴《めぐ》らず

迴則不轉　迴るときは則ち転ぜず

乃失其機　乃ち其の機を失す

至數之要迫近以微　至数の要は迫近にして以て微なり

著之玉版藏之藏[※1]府　之を玉版に著し、之を府に藏し

毎旦讀之名曰玉[※2]機　毎旦之を読まん、名づけて玉機と曰う

※1　藏　『太素』巻十四、四時脈形は「於」に作る。「於」の方がよい。

※2　玉　『太素』巻十四、四時脈形は「生」の字に作る。楊上善は「摂生の機要」と解釈している。王注には「是れ玉版、生気の機を言う」とある。

【訳】　黄帝はビクッとして立ち上がり、二度お辞儀をし、さらに手を膝まで下げる丁寧なお辞儀をした後、こういった。善し。私は脈診に関する重要な事項や医学上の最高の法則を了解することができた。五藏や四季における顔色と脈状の変化についての認識とか、病の深浅と奇病の診断に関する方法というものには共通の道理が一貫している。それは陰陽四時の法則である。すなわち太陽エネルギーの地上における存在様式である陰陽は、四季の推移に伴って消長する。この陰陽の消長に伴って自然の景観も人体の生理も変

化する。色脈も病の姿もこの陰陽四時の変化に同調する。

この人体における生命現象は、車が転がって一定方向に進む様に進行し、逆転して停滞することはない。逆転して停滞すれば次第に生理機能は失われてしまう。

生命現象の最高の法則、真理はごく身近にあるが、また微妙なものである。そこでこの真理を玉版に書き付け、書庫に大切に保管し、毎朝これを読むことにしよう。本に名付けて「玉版に書き付けられた生命の機構に関する真理の書物」という。

【注】　○本節の文章は玉版論要篇第十五にほぼ同文がある。○**玉版**　版は板切れ、玉版は玉で作った板切れである。○**數**　物事を順序よく並べること。方法、法則、道理の意味になる。

――第二章　伝気　伝病――

第一節

一　五藏受氣於其所生　　五藏は（邪）気を其の生ずる所より受く
傳之於其所勝　　之を其の勝つ所に伝う
氣舍於其所生　　（邪）気は其の生ずる所に舎す
死於其所不勝　　其の勝たざる所に於いて死す
病之且死　　病の且《まさ》に死せんとするや
必先傳行至其所不勝　　必ず先ず伝え行きて其の勝たざる所に至って
病乃死　　病みて乃ち死す
此言氣之逆行也　　此れ（邪）気の逆行を言うなり
※故死　　故に死す

※故死　『素問校注』はこの二字は疑うらくは衍文《えんぶん》であるとしている。王注もこの二字には注を加えていない。

【訳】　五藏は、自分を傷害する外因性の因子すなわち邪気を、五行の相生関係で子に当たる藏から逆行する形で受け取る。この邪気を相克関係で自分が勝つ所の藏に伝える。邪気は相生関係を逆行して母に当たる藏に至った時、病勢は一休みする。さらに邪気が相克関係で自分に勝つ藏に至ると病勢は悪化して死ぬ。病気でやがて死のうとする時は、必ずまず自分が克される藏に伝わっていってそこで病が重くなって死ぬ。

以上の記載は邪気が相生関係を逆行性に伝病する場合の法則を述べたものである。以下にはその具体例が五藏それぞれに即して記されている。

【注】　**○氣**　本章は病の伝わり方について述べる。故にここの気は精気ではない。邪気である。**○所生**　前の所生は己が生ずる所すなわち子である。後の所生は己を生ずる所すなわち母である。**○所勝**　己が克する所である。**○所不勝**　己が克される所である。**○舍**　一休みである。

【考】　相克関係にある藏への伝病については、本章の第三節に述べられている。相生相克関係における病の四季の推移は、藏気法時論篇第二十二に記されている。

邪気は表から入って裏に伝わる。まず四肢体表の皮肉筋骨に入り、次いで経脈に入る。経脈から藏に入る所には強い抵抗力がある。邪気は経脈には簡単に入れるが藏にはなかなか入れないのである。

大部分の病は経脈の所で頓挫し、快復に向かう。いわゆる風引き、腹痛、腹下しなどはこの経過をとる。傷寒すなわち腸チフスは重大な伝染病であるが、『傷寒論』には六経脈の病として記述されている。

邪気が経脈の抵抗を突破すると裏すなわち内藏に侵入する。藏に入った邪気は相生相克関係に基づいて五藏の間を伝わっていく。本篇に述べられる所はこの藏の内部における病の伝わり方である。

化膿症を例にとると、化膿菌はまず皮膚に入って膿瘍を作る。皮膚面に排膿されれば、ここで治癒である。進んで皮下から筋肉に入れば大きな蜂窩織炎を起こす。骨に入れば骨髄炎となる。ここで経脈すなわち血管に侵入すれば敗血症となる。血液には強い免疫力があるが、ここを突破されると藏の病となり、ことは重大となる。

肺に飛んで肺膿瘍《ノウヨウ》、肝に入って肝膿瘍、腎に至ってここにも膿瘍を作る。昔は多くはこの過程中で死亡した。今では幸いに抗生物質があって治癒可能になっている。この様な経過を古代の医師も経験し法則化した。それが本篇及びその他の諸篇に述べられている。

疾病の経過論は予後を判定するために必要な知識である。予後不良の病人は原則として扱わないというこの時代の風潮からいって大切な問題であったと考える。相克関係による伝病という理論については、その客観的合理性については検討を要するが、頭から非合理と決め付けることができない面を持っていると考える。

二　肝受氣於心　　肝は気を心より受く
傳之於脾　　之を脾に伝う
氣舍於腎　　気は腎に舎《やど》る
至肺而死　　肺に至りて死す
心受氣於脾　　心は気を脾より受く
傳之於肺　　之を肺に伝う
氣舍於肝　　気は肝に舎る
至腎而死　　腎に至りて死す

【訳】肝（木）は邪気を心（木生火）から受け取る。その邪気を脾（木克土）に伝える（病は軽快する）。邪気は腎（水生木）で一休みする（病は中休み）。邪気が肺（金克木）に至ると病は悪化して死ぬ。

心（火）は邪気を脾（土）から受け取る。これを肺（金）に伝える。邪気は肝（木）で一休みする。邪気が腎（水）に至ると死ぬ（水克火）。

三　脾受氣於肺　　脾は気を肺より受く
傳之於腎　　之を腎に伝う

氣舍於心　気は心に舎る
至肝而死　肝に至って死す
肺受氣於腎　肺は気を腎より受く
傳之於肝　之を肝に伝う
氣舍於脾　気は脾に舎る
至心而死　心に至って死す

【訳】　脾は邪気を肺から受け取る。これを腎に伝える。邪気は心で一休みする。邪気が肝に至ると死ぬ。

肺は邪気を腎から受け取る。これを肝に伝える。邪気は脾で一休みする。邪気が心に至ると死ぬ。

四

腎受氣於肝　腎は気を肝より受く
傳之於心　之を心に伝う
氣舍於肺　気は肺に舎る
至脾而死　脾に至って死す
此皆逆死也　此れ皆逆死なり
一日一夜五分之　一日一夜、之を五分す
此所以占死生之早暮也　此れ死生の早暮《ソウボ》を占う所以なり

【訳】　腎は邪気を肝から受け取る。これを心に伝える。邪気は肺で一休みする。邪気が脾に至ると死ぬ。

以上に述べた所は、皆邪気が五藏の間を相生関係の逆の順序で伝わっていった結果生ずる死亡についての話である。故に逆死という。一日一夜を五等分してこれに五行、五藏を割り当てる。今は卯の刻、肝木の時である。今は午の刻、心火の時である等として、上に述べた伝病の法則を当てはめると、病気の予後がわかる。何時病になり、何時病が一服し、何時病で死ぬかが予測できるのである。

第二節

一　黄帝曰　　黄帝曰く
五藏相通移皆有次　　五藏相通じ移るに皆次《ついで》（順序）有り
五藏有病則各傳其所勝　　五藏に病有るときは則ち各々其の勝つ所に伝う
不治　　治せざれば
法三月若六月　　法として三月若しくは六月
若三日若六日　　もしくは三日もしくは六日
傳五藏而當死　　五藏に伝えて当に死すべし
是順傳所勝之次　　是れ順に勝つ所に伝うるの次なり

【訳】　黄帝がいう。五藏の間には相関関係があり、病邪が転移していく場合にはそれぞれ一定の順序がある。五藏に病がある時、各々その藏が相克関係で勝つ所に伝える。

この時、うまく処置できなければ、法則として三の倍数、三ヵ月もしくは六ヵ月、もしくは三日もしくは六日の経過で五藏の間を次々に伝わっていき、当然の転機として死ぬことになる（なぜそうなるのかは未詳）。これが相克関係の伝病の順序である。

二　故曰
別於陽者知病從來
別於陰者知死生之期
言知至其所困而死

故に曰く
陽を別《わか》つ者は病の従《よ》りて来るところを知る
陰を別つ者は死生の期を知る
其の困《くるし》む所に至って死することを知るを言うなり

【訳】　そこで一般的にこういわれている。

どの藏の脈で胃気に異常があるかという、五藏の脈の胃気（陽）のあり方を弁別できれば、侵されている藏がわかる。すなわち病位がわかる。

陰すなわち眞藏の脈がどの藏の脈に現れているかが弁別できれば、何時死ぬか、何時直るかという病気の予後、転帰がわかる。

すなわち胃気と眞藏のあり方を知ることによって、何時自分が克される所に至って死ぬかということがわかるのである。

第三節
一　是故
風者百病之長也
今風寒客於人
使人毫毛畢直
皮膚閉而爲熱
當是之時
可汗而發也
或痺不仁腫痛

是の故に
風は百病の長なり
今、風寒（の邪気）が人に客《やど》るや
人をして毫毛を畢《ことごと》く直《なお》くせしめ
皮膚をして閉じて熱を為《おこ》さしむ
是の時に当たっては
汗して発す可きなり
或は痺し不仁し腫れ痛む

當是之時
可湯熨及火灸刺而去之

是の時に当たって
湯熨《トウイ》（温罨法）し及び火灸し刺して之を去る可し

【訳】　さて一般的にいうと、風は百病を起こす原因の中でも頭株であり、多くの病が風によって起こってくる。

今、風と寒という邪気（病原因子）が外からやってきて人の体内に寄生すると、寒気のために総毛立ち、皮膚の汗腺は閉じ、陽気は発散を妨げられて欝滞し、そのため発熱する。この時、邪気は皮毛にある。そこで治療法としては発汗を行い、邪気を汗とともに排出すべきである。

あるいはさらに邪気が進んで経脈に入ると、血行傷害によってしびれを起こしたり、神経障害によって知覚麻痺になったり、皮膚の腫脹や疼痛を生じたりする。

この時には温湯で罨法したり、灸をすえたり、鍼を刺したりして経脈を温めて流通をよくし、精気を呼び寄せ、病邪を立ち去らすべきである。

【注】　**〇風者百病之長**　風論篇第四十二に詳しい記載がある。**〇風寒**　風も寒もここでは気象条件ではない。それは感染性の病原体である。風はウイルスに相当し、寒は細菌に相当する。本例は風寒併せ侵入した場合で、普通感冒の様な軽い病ではない。腸チフスやインフルエンザのような重症性の疾病が考えられる。

【考】　本項に述べる所は伝染病の初期症状であるが、後段の「痺し不仁し腫れ痛む」については皮下の血管系に病原菌が侵入して生じた静脈炎、毛細血管炎なども考えられる。

二　弗治
病※1入舎於肺
名曰肺痺
發※2欬上氣

治せざれば
入りて肺に舎る
病は名づけて肺痺《ハイヒ》と曰《い》う
欬《ガイ》（咳）を発し上気す

※1　病　名曰の上に「病」の字を付け、病名曰肺痺とすべし。以下の例に合う。

※2　發欬上氣　この後に「當此之時、可……（治法）」の文があるべきである。脱落であろう。

【訳】　この状態を適切に処置できないと、病邪はさらに奥に入り込み、肺で一休みする。その状態を肺痺と名付ける。咳嗽を発し、咳き込んだり喘息を起こしたりして逆上するという様な症状を示す。皮膚は肺の協同機関である。故に皮膚の病が肺に伝わったのである。

【注】　**○痺**　風は上気道炎、いわゆるかぜの様な軽症の熱性疾患を起こす。寒は腸チフス（傷寒）、赤痢の様な重症の熱性疾患を起こす。痺は、風と寒が人体を侵襲した後、さらに湿が加わって生じてくる病である（痺論篇第四十三）。上気道炎にアレルギー性機転が加わって急性リウマチ熱が発症してくる状況と同じである。すなわち湿はアレルギー機転に相当する。ここの肺痺も風寒の病の単なる延長上の病症ではなく、湿を得て変化して起こってきたものである。いわゆる大葉性肺炎などに相当する。故に痺というのである。

三　弗治　　治せざれば
※1肺即傳而行之肝　　肺より即ち伝えて行きて肝に之《ゆ》く
病名曰肝痺　　病は名づけて肝痺と曰う
一名曰厥　　一名厥《ケツ》と曰う
脇痛出食　　脇痛み食を出だす
當是之時　　是の時に当たっては
可按※2若刺耳　　按じ若しくは刺す可きのみ

※1　肺即傳而行之肝　『永楽大典』巻一万三八七七の引用では「肺伝之肝（肺より伝えて肝に之く）」に作る。以下の例にならえばこれが正しい。訳文はこれに従った。

※2　若刺耳　『甲乙経』巻八第一は「可刺（刺す可し）」に作る。以下の例に合う。

【訳】　この状態を適切に処置できないと、金克木の関係で、邪気は肺から伝わって肝にいく。この病は肝痺と名付ける。一名厥という。脇腹が痛んだり、嘔吐を起こしたりする。この時には按摩をしたり鍼を刺したりするべきである。

【注】　**○厥**　気の上逆を示す病である。厥については厥論篇第四十五、『霊枢』の厥病第二十四に詳細な記述がある。主として神経ことに脳神経系及び血管系の器質的機能的な病である。そのために、藏府の厥はない。すべて経脈（血管及び神経）の厥である。本項の厥は肝経に沿った逆上の症状であろう。怒りっぽい、いらいらする、更年期障害様の顔面の火照りなどである。

【考】　各種の伝染病の経過中にはよく肝の傷害を起こす。ここに肝痺は肝藏の病であり、厥は厥陰肝経の病症である。

四　弗治
肝傳之脾
病名曰脾風
發癉
腹中熱
煩心出黄
當此之時
可按可薬可浴

治せざれば
肝より伝えて脾に之く
病は名づけて脾風と曰う
癉《タン》を発し
腹中熱し
煩心して黄を出だす
此の時に当たっては
按ず可く薬す可く浴す可し

【訳】　この状態を適切に処置できないと、木克土の関係で、病邪は肝から脾に伝わっていく。この病症を脾風と名付ける。黄疸を起こし、腹の中に熱を持ち、胸苦しく、小便が黄色になる。この時には按摩をしたり、薬を飲んだり、沐浴をしたりするべきである。

【注】　**○癉**　一般には消耗性の疾患であるが、ここでは黄疸である。黄疸を起こす肝炎、肝硬変や肝癌などでは末期には強い消耗を示す。**○脾**　現代医学の膵藏に当たる。

【考】　肝の疾病時、門脈系でつながる諸藏器に傷害を来す。ことに脾胃（消化器）は門脈系で肝の上流にあるため傷害を受けやすい。

五　弗治	治せざれば
脾傳之腎	脾より伝えて腎に之く
病名曰疝瘕	病は名づけて疝瘕《センカ》と曰う
少腹冤熱而痛	少腹冤熱《エンネツ》して痛む
出白	白を出だす
一名曰蠱	一名蠱《コ》と曰う
當此之時	此の時に当たっては
可按可藥	按ず可く薬す可し

【訳】　この状態を適切に処置できないと、土克水の関係で、病邪は脾から腎に伝わっていく。この病症を疝瘕《センカ》と名付ける。下腹に熱がこもり痛みがあり、白濁した化膿性の小便を出す（膀胱炎）。一名蠱《コ》（寄生虫性膀胱炎か）という。この時には按摩をしたり、服薬したりすべきである。

【注】　**〇疝**　寒冷による下腹部の有痛性の疾患である。輸尿管結石、腸管のガス膨満、腸閉塞など、これに属する。**〇瘕**　腹部の腫瘤である。子宮筋腫などがこれに相当する。

【考】　ここの腎傷害は腎そのものではなく、腎の共同器官である膀胱の疾病で、膀胱炎である。

六　弗治
腎傳之心
※1病筋脈相引而急
※2病名曰瘛
當此之時
可灸可薬

治せざれば
腎より伝えて心に之く
病は筋脈相引いて急《ひきつ》る
病は名づけ瘛《セイ》と曰う
此の時に当たっては
灸す可く薬す可し

※1、2　病筋脈相引而急病名曰瘛　『素問校注』は、上の諸藏の例にならうと「病名曰瘛、筋脈相引而急」に作るべしという。妥当な意見である。

【訳】　この状態を適切に処置できないと、病邪は腎から心に伝わっていく。筋脈が互いに引き合ってひきつれ、痙攣を起こす。この病症を瘛《セイ》（痙攣）と名付ける。この時には灸をすえたり、服薬すべきである。

【注】　**○瘛**　『説文』には「小児の瘈瘲《セイショウ》病なり」とある。子供のひきつけである。ここは痙攣一般である。瘛は瘈と同意。音はセイあるいはケイである。

【考】　肺肝脾腎と全身の諸藏器が疾病に巻き込まれると、心も無傷ではいられない。化膿性心炎を起こしたり、循環動態的に負担を被り、心傷害を生ずる様になる。

七　弗治
満十日法當死
腎因傳之心
心即復反傳而行之肺

治せざれば
満十日、法として当に死すべし
腎より因って伝えて心に之く
心より即ち復反《また》って伝えて行きて肺に之く

發寒熱　　　寒熱を発す
法當三歳死　　　法として当に三歳にして死すべし
此病之次也　　　此れ病の次なり

【訳】　この状態を適切に処置できない時は、法則として満十日で死ぬであろう。（死なない場合には）そこで病邪は腎から心に伝わっていく。しかし邪気は心に止まっていないですぐにまた伝わって肺にいく。火克金の関係による。そこで寒熱を起こす。法則として満三年で死ぬであろう。以上が病邪が伝わる順序である。

【注】　○**寒熱**　敗血症、腎盂炎、あるいは悪性腫瘍など、その他悪寒発熱を繰り返す重症の熱病である。予後はよくない。

第四節

一　然其卒發者　　　然れども其の卒《にわ》かに発する者は
不必治於傳　　　必ずしも伝（次の法則通り）に（は）治せず
或其傳化有不以次　　　或は其の伝化に次を以てせざるもの有り
不以次入者　　　次を以て入らざる者は
憂恐悲喜怒　　　憂恐悲喜怒が
令不得以其次　　　其の次を以てするを得ざらしむ
故令人有大病矣　　　故に人をして大病有らしむなり

【訳】　しかし突然に発病する場合には必ずしもこの様な病の伝達の仕方の上で治療するとは限らない。またその伝わり方もこの様な順序でいかないことがある。この順序通りに伝わらない場合には、憂恐悲喜怒といった感情が干渉して病の伝達を順序通りにさせないのである。そのために大病を起こさせることがある。

二　因而	因って
喜大虚[※1]則腎氣乘矣	喜びて（心が）大いに虚するときは則ち腎気乗ず（水克火）
怒則肝[※2]氣乘矣	怒れるときは則ち肝気（肺気）乗ず（金克木）
悲[※3]則肺氣乘矣	悲しむ（思する）ときは則ち肺気（肝気）乗ず（木克土）
恐則脾氣乘矣	恐れるときは則ち脾気乗ず（土克水）
憂則心氣乘矣	憂えるときは則ち心気乗ず（火克金）
此其道也	此れ其の道なり
故病有五	故に病には五有り
五五二十五變	五五二十五変
及其傳化	其の伝化に及ぶ
傳乘之名也	伝は乗の名なり

※1　大虚　『素問校注』は衍文ならんという。他の藏の場合からみて、ない方がよい。
※2　肝　肺とすべきである（張志聡）。肺の方がよい。
※3　悲　思とすべきである（張志聡）。思の方がよい。

【訳】　ところで、喜は心の志である。喜び過ぎると心を傷る。心が傷られると腎気が乗り掛かって来て（水克火）、心はさらに傷られる。

怒りは肝の志である。怒りが過ぎると肝を傷る。肝が傷られると肺気が乗り掛かって来て（金克木）、肝はさらに傷られる。

思いは脾の志である。思いわずらい過ぎると（鬱病）脾を傷る。脾が傷られると肝気が乗り掛かって来て（木克土）、脾はさらに傷られる。

恐れは腎の志である。恐れ過ぎると腎を傷る。腎が傷られると脾気が乗り掛かって来て（土克水）腎はさらに傷られる。

憂いは肺の志である。憂い過ぎると肺を傷る。肺が傷られると心気が乗り掛かって来て（火克金）肺はさらに傷られる。

以上が感情が病の経過に干渉する筋道である。一般に、病は風寒暑湿燥という五つの病因によって分類されて五種類となる。これらの病因によって起こされる病はそれぞれ五藏の間を伝わっていく。故に五つの病と五藏の組合せで二五種類の病変となる。五藏の間を相克関係で伝わっていく場合が伝化であり、感情の激発によってその関係が乱されるのが伝乗である。

【注】 **○志** 『説文』には「心の之《ゆ》く所なり」とある。何かを目標とする心である。しかしここでは精神作用一般をいっている様である。「思は脾の志」とは、「思い煩うのは脾の精神作用である」という様なことである。思い煩いが過ぎると欝病になる。

——第三章　五藏の死兆——

第一節

一　大骨枯槁　大骨枯れ槁《かわ》く
大肉陥下　大肉 陥《おちこ》み下《へこ》む
胸中氣満　胸の中に気満つ
喘息不便　喘息して便ならず
其氣動形　其の気、形を動ず

期六月死
眞藏脈見
乃予之期日

六月を期して死す
眞藏の脈見《あらわ》るれば
乃ち之が期日を予《あらかじめ》す

【訳】　骨は痩せ細り、肉は落ちくぼみ、胸には邪気が満ちて、ゼコゼコと息が切れ、肩で息をする有様である（肺病む）。この様な状態が続けば予後は不良で、六ヵ月を期限として死ぬ。また、この様な状態で、胃気が衰え肺気のみ顕著な肺の眞藏の脈が現れる時は死期を予見することができる（間もなく死ぬ）。

【注】　**〇不便**　便とは物事がすらすらと進行することをいう。不便で機能障害である。ここでは肺の機能がうまくいかないこと。**〇其氣動形**　気は邪気である。形は身体である。邪気のために肩で息をする様子をいう。

二　大骨枯槁
大肉陥下
胸中氣滿
喘息不便
内痛引肩項
期一月死
眞藏見
乃予之期日

大骨枯槁《ココウ》し
大肉陥下《カンゲ》し
胸中に気満ち
喘息して便ならず
内痛んで肩項に引く
一月を期して死す
眞藏（の脈）見るれば
乃ち之が期日を予す

【訳】　骨は痩せ細り、肉は落ちくぼみ、胸には邪気が満ちて、ゼコゼコと息が切れ、胸内（心）痛んで肩や頚に響く（心の放散痛）。この様な状態が続けば、一ヵ月を期限として死ぬ。この様な状態で胃気が衰え、心気のみ顕著な心の眞藏の脈が現れる時は死期を予見することができる。

三　大骨枯槁
大肉陷下
胸中氣滿
喘息不便
内痛引肩項
身熱脱肉破䐃
眞藏見
十月之内死

大骨枯槁し
大肉陥下し
胸中に気満ち
喘息して便ならず
内痛み肩項に引く
身熱し、肉は脱《こけお》ち、䐃《キン》を破る
眞藏見るれば
十月の内に死す

【訳】　骨は痩せ細り、肉は落ちくぼみ、胸には邪気が満ちて、ゼコゼコと息が切れ、胸内（心）痛んで肩や頚に響く。身熱して肉は痩せ落ち、盛り上がった二の腕やふくらはぎの筋肉は軟弱になる（肉、脾病む）。この様な状態で胃気が衰え、脾気のみ顕著な脾の眞藏の脈が現れる時は、十ヵ月の内に死ぬ。

【注】　**○䐃**　肘や膝の付近の肉の塊をいう。二の腕や「ふくらはぎ」の肉である。

四

大骨枯槁
大肉陷下
肩髄※1内消
動作益衰
眞藏來※2見
期一歳死
見其眞藏
乃予之期日

大骨枯槁し
大肉陷下し
肩髄内に消え
動作益々衰う
眞藏未だ見れざれば
一歳を期して死す
其の眞藏を見せば
乃ち之が期日を予す

※1　髄　『太素』巻十四の眞藏脈形は「随」に作る。
※2　來　『太素』巻十四の眞藏脈形は「未」に作る。「來」では意味が通じない。「未」がよい。訓訳ともにこれに従った。

【訳】　骨は痩せ細り、肉は落ちくぼみ、肩の骨髄は内部で消耗し、からだの動きはますます衰える（骨髄、腎病む）。この様な状態では眞藏の脈が現れなくても一年を期限として死ぬ。胃気が衰え、腎気のみ顕著な腎の眞藏の脈が現れる時は死期を予見することができる。

五

大骨枯槁
大肉陷下
胸中氣満
腹※1内痛
心中不便

大骨枯槁《ココウ》し
大肉陷下《カンゲ》し
胸中に気満ち
腹の内痛み
心中便ならず

肩項身熱[※2]
破䐃脱肉
目匡陥
眞藏見
目不見人立死
其見人者
至其所不勝之時則死

肩項、身熱し
䐃《キン》破れ肉脱《ダツ》し
目の匡《キョウ》（わく）陥る
眞藏見《あらわ》れ
目、人を見ざれば立ち所に死す
其の人を見るときは
其の勝たざる所の時に至る時は則ち死す

※1　腹内痛　『太素』巻十四、眞藏脈形は「腹内」を「肉」に作る。

※2　肩項　『素問校注』はこの二字、恐らく衍ならんという。ない方がよい。

【訳】　骨は痩せ細り、肉は落ちくぼみ、胸中には邪気が満ち、腹の内痛み、心はドキドキして落ちつかない。（肩項）身熱し盛り上がった二の腕やふくらはぎの肉は軟弱になり、肉が痩せ落ち、目の隈は落ちくぼむ（目、肝病む）。胃気が衰え、肝気のみ顕著な肝の眞藏の脈が現れ、かつ視力が衰えて人を見ることができない時は直ぐに死ぬ。人を見ることができる時は肝木を克する（肺金の）時期（秋など）に至って死ぬ。

【注】　○『素問』には疾病の終末期の症状を述べたものが幾つかある。診要経終論篇第十六と本篇はその代表的な論篇である。この種のものではヒポクラテス顔貌が有名である。次にその翻訳を掲げ、比較検討に供する。

ヒポクラテス顔貌

鼻がとがり、目は落ちくぼみ、こめかみがへこんでしまって、耳は冷たく縮み上がり、耳たぶは外側に反り返り、顔の回りの皮膚は硬くこわばってかさかさしており、そして顔全体の色が黄色か、どす黒いか、蒼白いか、鉛色になっている（『ヒポクラテス全集』第二巻一三一頁、エンタプライズ、１９８５、東京）

第二節

一　急虚身中卒至　急に虚し、（邪気が）身に中《あた》ること卒《にわか》に至り
五藏絶閉　五藏（の気）が絶えて（五藏の脈が）閉じ
脈道不通　脈の道が（閉塞して）通ぜず
氣不往來　（血）気が（経脈の中を）往来せず
譬於堕溺　堕《ダ》（おち）たり溺《デキ》（おぼ）れたりに譬《たと》う
不可爲期　期を為す可からず

【訳】　それまで健康であった人が、精神的肉体的な悪い条件が重なって急速に体力が虚脱の状態になったり、邪気が急激に侵襲して身に当たり、藏府に至るなどした時は、急性のショック状態となり、五藏の機能は廃絶し、藏府の経脈は閉塞してしまう（神経支配は虚脱状態となり、血液循環は停滞してしまう）。その結果として経脈は不通となって、その中を流れる血気は循環しなくなる。この様な場合の予後は、墜落の打撲や溺死と同様、予測困難である。

【注】　**〇不可爲期**　急性ショック時の予後判定は各種の条件が錯雑しており、一義的には記述できない。

二　其脈絶不來　其の脈絶えて来たらず
若人一息五六至　若しくは人一息に五六至するときは
其形肉不脱　其の形《からだ》の肉脱《おち》ず
眞藏雖不見　眞藏見《あらわ》れずと雖《いえど》も
猶死也　猶《な》お死するがごとくなり

【訳】　脈拍が断絶してしまったり（アダム・ストークス症候群）、あるいは一呼吸に五、六回脈を打つ様な頻脈性不整脈の場合は、からだの筋肉が痩せこけてしまわず、（胃気が減衰してその藏の脈だけが顕著に現れる）眞藏の脈が未だ現れなくても、予後は悪く、死ぬ場合がある。

第四章　眞藏論

第一節

一　眞肝脈至
中外急如循刀刃
責責然※如按琴瑟弦
色青白不澤
毛折乃死

眞の肝脈の至ること
中外急にして刀刃を循《な》づるが如し
責責然として琴瑟《キンヒツ》の弦を按ずるが如し
色青白くして澤（艶やか）ならず
毛折れるときは乃ち死す

※如按琴瑟弦　『素問校注』によると、『病源』巻十五、肝病候は「如新張弓弦（新たに張れる弓の弦の如し）」に作る。この方がよろしい。平人気象論篇第十八に「死肝脈の来る、急益勁、新たに張れる弓の弦の如し」とある。本文の琴瑟《キンヒツ》の弦は肝の正常の場合である。死候とはいえない。

【訳】　肝の眞藏の脈の寸口の脈所での打ち方は、脈の中部も外側も、ひきつれて刀の刃を撫でる様に鋭く硬い感じがする。また琴瑟《キンヒツ》の弦を押さえる（張ったばかりの弓の弦の）様に引き締まって硬い感じがする。この様な脈状で顔色が青白く（白の肺金は青の肝木を克する）しかも色艶のよくない場合で、髪の毛のコシ・ハリがない時は予後不良でやがて死ぬ。

【注】　**○責責然**　『漢語大詞典』には本書の例を引いて「急勁の貌」とある。

二　眞心脈至　　眞の心脈の至ること
堅而搏　　堅にして搏《う》つ
如循薏苡子累累然　　薏苡子《ヨクイシ》を循づるが如く累々然たり
色赤黒不澤　　色赤黒にして澤ならず
毛折乃死　　毛折れるときは乃ち死す

【訳】　心の眞藏の脈の寸口の脈所での打ち方は、硬くてドキンドキンと打ちつける様である。ヨクイニン（はとむぎ）の種子を撫でる様にゴロゴロと重なり合った感じである。この様な脈状で顔色が赤黒くて（黒の腎水は赤の心火を克する）、しかも色艶のよくない場合で、髪の毛のコシ・ハリがない時は予後不良でやがて死ぬ。

三　眞肺脈至　　眞の肺の脈の至ること
大而虚　　大にして虚
如以毛羽中人膚　　毛羽を以て人の膚《はだ》に中《あ》つるが如し
色白赤不澤　　色白赤にして澤ならず
毛折乃死　　毛折れるときは乃ち死す

【訳】　肺の眞藏の脈の寸口の脈所での打ち方は、大きくて空虚な感じである。羽の毛で人の皮膚を触る様な感触である。この様な脈状で顔色が白赤まだらで（赤の心火は白の肺金を克する）しかも色艶がよくない場合で、髪の毛のコシ・ハリがない時は予後不良でやがて死ぬ。

四　眞腎脈至
搏※而絶
如指彈石辟辟然
色黒黄不澤
毛折乃死

眞の腎脈の至ること
搏《ハク》にして絶（沈）
指にて石を弾くが如く辟辟然《ヘキヘキゼン》たり
色黒黄にして澤ならず
毛折れるときは乃ち死す

※搏而絶　『素問校注』は『太平聖恵方』巻七、腎藏論を引いて「堅而沈」に作るという。この方が意味がよく通る。

【訳】　腎の眞藏の脈の寸口の脈所での打ち方は、ドキンドキンと打ちつけるようでしかもプツンと絶える様な感じである（硬くて沈んでおり、脈所を下まで押さないと触れない）。指で石を弾く様で、パチパチという壁を打つ感じがする。顔色が黒黄で（黄の脾土は黒の腎水を克する）色艶がよくない場合、髪の毛のコシ・ハリがない時は予後不良でやがて死ぬ。

【注】　**〇辟辟然**　『漢語大詞典』には本書を引いて「象声詞」とある。石を打つ音の擬音詞である。

五　眞脾脈至
弱而乍數乍踈
色黄青不澤

眞の脾の脈の至ること
弱にして乍《たちま》ち数乍ち踈
色黄青にして澤ならず

毛折乃死　　毛折れるときは乃ち死す
諸眞藏脈見者　　諸々の眞藏の脈の見れるときは
皆死不治也　　皆死して治せざるなり

【訳】　脾の眞藏の脈の寸口の脈所での打ち方は、弱くてしかも頻数になったり疎《まば》らになったり変わりやすい脈状である。顔色は黄青で（青の肝木は黄の脾土を克する）色艶がよくない場合で、髪の毛のコシ・ハリがない時は予後不良でやがて死ぬ。
五藏の眞藏の脈が現れる時は、予後不良で皆死んでしまって治せないものである。

第二節

一　黄帝曰　　黄帝曰く
見眞藏曰死何也　　眞藏見るるは死と曰うとは何ぞや
岐伯曰　　岐伯曰く
五藏者皆稟氣於胃　　五藏は皆気を胃より稟《う》く
胃者五藏之本也　　胃は五藏の本なり
藏氣者　　藏の気は
不能自致於手太陰　　自ら手の太陰（寸口）に致ること能わず
必因於胃氣　　必ず胃気に因って
乃至於手太陰也　　乃ち手の太陰に至るなり
故五藏各以其時　　故に五藏は各々其の時を以て
自為而至於手太陰也　　自ら為《な》して手の太陰に至るなり

【訳】　黄帝がいう。

眞藏の脈が現れる時は死ぬというのは何故であるか。

岐伯がいう。

五藏は皆精気を胃から受け取っている。従って胃は五藏の機能を維持存続させる本家の役割を務めている。胃から供給された精気は藏に至ってその藏の機能を遂行するための物質に変化する。この各藏に特異的に変化した精気を藏気という。藏気は自力では手の太陰肺経の脈所である寸口に到達することができない。必ず胃気と手を携えて手の太陰に至るのである。こういう訳で五藏の藏気は、肝は春、心は夏という様に、それぞれ自分の機能が亢進する、担当の季節に、春は弦、夏は鈎《コウ》という様に、自己の脈状を作って、手の太陰にやって来るのである。

【注】　**○胃氣**　胃の機能を遂行するための物質、精気である。胃は全身を栄養する精気を作る。故に生命のもとである。**○以其時**　五藏それぞれの機能が旺盛となる季節を「其の時」という。

二　故邪氣勝者　　故に邪気勝つときは
精氣衰也　　精気は衰えるなり
故病甚者　　故に病甚だしきときは
胃氣不能與之俱　　胃気は之と俱に
至於手太陰　　手の太陰に至ること能《あた》わず
故眞藏之氣獨見　　故眞藏の気独り見《あらわ》る
獨見者病勝藏也　　独り見るときは病（の邪気）が藏（気）に勝つなり
故曰死　　故に死と曰う
帝曰善　　帝曰く、善しと

【訳】　邪気は外から人体を襲撃して内部に侵入する。人体の精気は迎え撃って、これを無毒化して体外に排除する。この邪気と精気の戦いが病である。この戦いにおいて、邪気の力が強くて精気に勝つ時は、病は重症化し、胃で生産される精気は減少し衰弱する。そこで胃気は藏気とともに手を携えて手の太陰、寸口に到達できない。そのために真のすなわち純粋の藏の脈だけが単独で寸口に現れる。真の純粋の藏脈だけが単独で現れる時は、病の邪気が藏の精気に勝ったのである。そこで死というのである。帝はよろしいといった。

【注】　**○眞藏脈**　藏気は本来単独の自力では寸口に到達することはできないはずである。従って眞藏の脈とは生理的な正常な藏気ではない。邪気によって干渉され修飾された藏の気であり、かつ邪気と手を携えて寸口に現れた藏の気である。故に正常時の春は胃微弦という弦とは全く姿形の違う、病的な弦を現すのである。

――第五章　予後論――

第一節　形氣相得と相失　難治と易治

一　黄帝曰　　黄帝曰く
凡治病　　凡そ病を治するには
察其形氣色澤　　其の形気色澤《シキタク》
脈之盛衰　　脈の盛衰
病之新故　　病の新故《シンコ》を察し
乃治之　　乃《すなわ》ち之を治す
無後其時　　其の時に後れること無《なか》れ

【訳】　黄帝がいう。

病気の治療をするには、病人の形態（症状）と機能（脈状）のバランスがとれているかどうか、顔の色艶はよいか悪いか、脈の虚実、有余不足といった脈状、病が最近発生したものか、以前からあったものかという病気の経過をよく観察し、その本質を洞察し、慎重に考察を行い、それから治療するものである（診断をいい加減にして、軽率に治療を急いではいけない）。また適時、適切な処置を行うべきで、手遅れにならぬ様に注意する。

【注】　**〇形氣**　形は形態、気は機能であるが、ここでは形は症状、気は脈状や顔色をいう。この両者が相応している時は直りやすく、バランスが崩れている時は難治である。**〇色澤**　色澤《シキタク》は皮膚に現れた神経、ホルモンの状況を示しており、これにより全身の体力や栄養の状態がわかる。脈は気の盛衰を見るもので、これによって胃気の有無、藏の機能を知ることができる。病の新旧を問うのは、それによって病の経過、体力消耗の程度などを検討するためである。

二　形氣相得、謂之可治
色澤以浮、謂之易已
脈従四時、謂之可治
脈弱以滑
是有胃氣
命曰易治
取之以時

形と気と相い得《う》、之を治す可しと謂《い》う
色沢以て浮、之を已《や》み易《やす》しと謂う
脈は四時（四季）に従う、之を治す可しと謂う
脈弱以て滑なるは
是れ胃気有り
命《な》づけて治し易しと曰う
之を取るに時を以てす

【訳】　形態すなわち症状と機能すなわち脈の状態がよく一致している。激症の時は脈の反応も強いという様に。この様な時は治る可能性があると判断する。

顔の色艶がよく、体表に浮き出ている様な時は症状がとれやすいという。

病人の脈状が四季の生理的脈状とよく一致している。春は弦、夏は鈎という具合に。この様な時は治る可能性があると判断する。

脈が軟弱で滑らかに打っているのは胃気（精気）がある証拠である。この様な場合は治癒しやすいと判断する。治癒させるには適時適切な治療をすることである。

【注】　**○形氣相得**　慢性病で体力の弱っている時は脈も微弱である。急性病で病状の激しい時は脈も強く反応する。この様な状況を形と気と相得という。どちらも病邪と体力のバランスがとれている状態である。体力が回復すれば病状も改善する可能性がある。

三　**形氣相失**
謂之難治
色夭不澤
謂之難已
脈實以堅
謂之益甚
脈逆四時
爲不可治
必察四難而明告之

形と気と相い失す
之を難治と謂う
色夭《いろヨウ》し澤ならず
之を已《や》み難しと謂う
脈実にして以て堅
之を益々甚だしと謂う
脈、四時に逆《さから》う
治す可からずと為《な》す
必ず四難を察して明らかに之を告げよ

【訳】　症状と脈状の対応関係が崩れている時、これを難治と判断する。顔色が勝れず、色艶の悪い場合は症状が取れ難いと判断する。

脈が実していて硬く感ずる場合、（邪気が実している徴候で）病は一層悪くなると判断する。脈の打ち方が四季の生理的な打ち方と違って、相克関係にある脈状（春に弦ではなくて、秋の毛の脈）を示す場合は予後不良で治療できないと判断する。

脈診をする時は必ず以上の四つの難治の状況があるかどうか、よく観察力を働かせて判断し、明確に表明すべきである。

【注】　**○夭**　しなやかあるいは若死である。色夭、王注には「不明にして悪し」とある。顔色の勝れないことである。**○已**　音イ。止める、中止する意味。ここは病が中止することで、病症が取れることである。完全に治癒しているかどうかは問わない。**○脈実堅**　この場合は邪気も精気も盛んで、相い拮抗して戦っており、激しい症状を示している。すなわち重症である。故に病ますますはなはだしという。

第二節　逆四時の脈

一　所謂逆四時者　　所謂《いわゆる》四時に逆するとは
春得肺脈　　春に肺の脈（秋）を得
夏得腎脈　　夏に腎の脈（冬）を得
秋得心脈　　秋に心の脈（夏）を得
冬得脾脈　　冬に脾の脈（長夏）を得るなり
其至皆懸絶沈濇者　　其の至ること皆懸絶沈濇《ショク》（しぶる）なるものは
命曰逆四時　　命《な》づけて四時に逆すと曰う

【訳】　脈状が四季の生理的なものと違反しているとは、「春は弦の脈であるべきなのに、これを克する秋の肺の毛の脈が現れ、夏は鈎《コウ》の脈であるべきなのに、これを克する冬の腎の石の脈が現れ、秋は毛の脈であるべきなのに、これを克する夏の心の鈎の脈が現れ、冬は石の脈であるべきなのに、これを克する長夏の脾の脈が現れる」ということである。
そしてそれらが寸口の脈所に現れる時、宙ぶらりんで不安定であり、糸がプツンと切れる様に頼りなく、沈んでいてしかも渋って滑らかでない脈の打ち方をする。この様なものを四季に違反しており、予後不良であると判断する。

二　未有藏形　　未だ藏形（眞藏の脈）有らざるも
於春夏而脈沈濇　　春夏に於いて脈沈濇《チンショク》
秋冬而脈浮大　　秋冬にして脈浮大なるは
名曰逆四時也　　名づけて四時に逆すと曰うなり

【訳】　未だ眞藏の脈が現れない時期でも、春夏の陽気が盛んな季節に沈んで渋る様な陰気の強い脈を打ったり、秋冬の陰気の盛んな季節に浮いて大きい陽気の強い脈を打ったりするのは、四季の生理的な正常な脈状に違反すると判断する。

第三節　形と脈の相得失

病熱脈静	熱を病んで脈静か
泄而脈大	泄（下痢）して脈大
脱血而脈實	脱血にして脈実
病在中脈實堅	病中に在りて脈實堅
病在外脈不實堅者	病外に在りて脈実堅ならざるは
皆難治	皆治し難し

【訳】　病気で発熱している時は陽気を示す浮大の脈を打つべきであるのに、陰気の強い静かな脈を打ったり、下痢をしていて陰気の強い沈渋の脈を打つべきであるのに、陽気を示す大の脈を打ったり、出血して虚渋の脈であるべきなのに、実した脈を打ったり、病が内藏にあって邪気が盛んな徴《しるし》である実で硬い脈を打つ、病が外にあり、浮で実で硬い脈を打つべきであるのにそうではない、という様な場合は皆治癒し難い。

――第六章　五実五虚――

第一節

黄帝曰余聞　　黄帝曰く、余聞く
虚實以決死生　　虚実は以て死生を決す、と
願聞其情　　願わくは其の情を聞かん
岐伯曰　　岐伯曰く
五實死五虚死　　五つの実は死す、五つの虚も死す

【訳】黄帝がいう。
私の聞いているところでは、脈や証（症状）の虚実はそれによって死生すなわち予後、転帰の判定ができるという。その実情を聞きたい。

岐伯がいう。
実を意味する五つの症状がある時は死ぬ。虚を意味する五つの症状がある時も死ぬ。

第二節

一　帝曰願聞　　帝曰く、願わくは
五實五虚　　五実五虚を聞かん
岐伯曰　　岐伯曰く
脈盛　　脈盛ん

皮熱
腹脹
前後不通
悶瞀
此謂五實

皮熱す
腹脹《は》る
前後（大小便）通ぜず
悶瞀《モンボウ》す
此れを五実と謂う

【訳】　帝がいう。

五実と五虚について聞きたい。

岐伯がいう。

脈の打ち方が強くて盛んである（心の実）。皮膚に熱がある（肺の熱）。腹が膨満している（脾、腹水、鼓腸）。大小便が出ない（腎、尿閉、腸閉塞）。胸苦しく意識が混迷している（肝）。この五つの病状がある時、五実と判定する。

【注】　**○悶瞀**　悶《モン》は胸につかえてむかむかすること。瞀《ボウ》はくらい、目がよく見えない、また乱れる、どうしたらよいかわからず、こころが動揺すること。

二　脈細
皮寒
氣少
泄利前後
飲食不入
此謂五虚

脈細し
皮、寒《ひ》ゆ
気少し
前後に泄利す
飲食入らず
此れを五虚と謂う

【訳】 脈の打ち方が細くて弱い（心の虚）。皮膚に冷えがある（肺の虚）。精気が少ない（肝の虚）。大小便の失禁がある（腎の虚）。食欲がなかったり、ものが咽を通らなかったりして、飲食が入らない（脾の虚）。この五つの病状がある時、これを五虚と判定する。

【注】 **○氣少** 気とは精気である。胃の上焦、中焦で作られる。これが五藏に至って藏気となる。この精気を貯藏して生体の活動に備える藏が肝と腎である。腎は比較的長期のスタミナ維持に関係し（蟄、封藏の本、作強の官）、肝は比較的短期のエネルギー供給を担当する（罷極の本）。「氣少」とは肝に貯藏された精気が減少し、エネルギーの供給が続かず、スタミナ切れで疲労困憊の状態になることである。

三 帝曰
其時有生者何也
岐伯曰
漿粥入胃
泄注止
則虚者活
身汗得後利
則實者活
此其候也

帝曰く
其の時に生くる者有るは何ぞや
岐伯曰く
漿粥《ショウシュク》 胃に入り
泄注（下痢）止まるときは
則ち虚なる者は活《い》く
身に汗いでて後利（大便）を得るときは
則ち実なる者は活く
此れ其の候なり

【訳】 帝がいう。

五実五虚でも、場合によっては回復するものがあるのは何故であるか。

岐伯がいう。

飲み物やお粥が胃に入り、下痢が止まる時は、虚の場合でも回復する。高熱で無汗のものが、発汗して解熱し、大小便不通であったものが通利を得る様になれば、実のものも回復する。これが回復する場合の兆候である。

《著者略歴》

家本誠一（いえもと　せいいち）

1923年、神奈川県横浜市生まれ。1947年、千葉医科大学（現・千葉大学医学部）卒業。1951年、千葉大学医学部病理学教室入局。1956年、医学博士を取得後、横浜で内科医院を開設。龍野一雄氏に漢方を学ぶ。1960年、井上恵理氏に師事し経絡治療を学ぶ。1971年、柴崎保三氏の素問講読に参加、『素問』を読む。1982年、東京で中国古典医学研究会を設立、会長就任。『素問』『霊枢』『鍼灸資生経』などを読む。横浜では、素問を読む会を設立。『素問』『傷寒論』『金匱要略』『神農本草経』を読む。2003年、長期間一貫した『素問』『霊枢』、その他の研究などで間中賞（医道の日本社主催）を受賞。

黄帝内経素問訳注［第1巻］

2009年 2月15日　第1版第1刷発行
2023年10月 5日　第1版第5刷発行

著　書　家 本 誠 一

発行者　戸 部 慎 一 郎

発　行　株式会社医道の日本社
〒237-0068　横須賀市追浜本町1-105
電話（046）865-2161　FAX（046）865-2707

編集・製作協力　フルサイズイメージ
印刷・製本　横山印刷株式会社
ISBN978-4-7529-6056-0 C3047